Carl-Auer

Für meine Eltern,
für Barbara, Caro, Johannes, Mia, Paula und Philip

Rudolf Klein

Lob des Zauderns

Navigationshilfen für die systemische Therapie von Alkoholabhängigkeiten

2014

Umschlaggestaltung: Uwe Göbel
Umschlagfoto: Uwe Göbel
Satz: Drißner-Design u. DTP, Meßstetten
Printed in Germany
Druck und Bindung: Freiburger Graphische Betriebe, www.fgb.de

Erste Auflage, 2014
ISBN 978-3-8497-0020-1

Bibliografische Information der Deutschen Nationalbibliothek:
Die Deutsche Nationalbibliothek verzeichnet diese Publikation in der Deutschen Nationalbibliografie; detaillierte bibliografische Daten sind im Internet über http://dnb.d-nb.de abrufbar.

Informationen zu unserem gesamten Programm, unseren Autoren und zum Verlag finden Sie unter: www.carl-auer.de.

Wenn Sie Interesse an unseren monatlichen Nachrichten aus der Vangerowstraße haben, können Sie unter http://www.carl-auer.de/newsletter den Newsletter abonnieren.

Carl-Auer Verlag GmbH
Vangerowstraße 14
69115 Heidelberg
Tel. 0 62 21-64 38 0
Fax 0 62 21-64 38 22
info@carl-auer.de

Inhalt

Dank

Mehrere Menschen waren am Zustandekommen dieses Buches beteiligt. Bei ihnen möchte ich mich an dieser Stelle bedanken.

Zuallererst danke ich meiner Frau Barbara. Und das gleich zweifach: Zum einen tolerierte sie mit Geduld und Humor, dass ich wieder einmal über eine längere Zeitspanne hinweg »die Tinte nicht halten konnte« (O-Ton) und das Projekt in Angriff nahm. Zum anderen setzte sie sich mit dem Manuskript auseinander und lieferte in zahlreichen Diskussionen wertvolle Hinweise zur Differenzierung meiner Gedanken. Wir haben uns wieder einmal als ein sehr gutes Team erwiesen.

Auch meinem langjährigen Freund und ehemaligen Kollegen Thomas Diehl möchte ich an dieser Stelle danken. Er war an meiner ersten Arbeitsstelle – einer Fachklinik für Alkoholabhängige – als Diplom-Soziologe tätig und damals ähnlich fassungslos über den State of the Art der Alkoholismustherapie – freilich ohne eine Alternative zu kennen. Er las als Erster das gesamte Manuskript, gab mir wichtige Hinweise zur Textgestaltung und machte mir vor allem mit der Aussage Mut: »Jetzt habe ich nach nunmehr 20 Jahren endlich Erklärungen dafür, weswegen mir die damalige therapeutische Haltung ein solches Unwohlsein bereitet hat.«

Ein großes Dankeschön gebührt meinem Kollegen und Freund PD Dr. Arnold Retzer. Er hat sich spontan bereit erklärt, das Manuskript kritisch gegenzulesen. Daraus ergaben sich Hinweise auf Textstellen, die eine gewisse gedankliche Klarheit vermissen ließen. Mich mit diesen Unklarheiten auseinanderzusetzen war für meine theoretischen Überlegungen enorm hilfreich. Sie haben nicht nur den Text deutlich verbessert, sondern auch meine therapeutische Arbeit bereichert. Besonders schätze ich seine unbestechliche Art der Kritik, die stets von Wohlwollen, Respekt und unnachahmlichem Humor durchwebt ist.

Und ich danke an dieser Stelle den Klientinnen und Klienten, die sich im Laufe der Jahre meiner therapeutischen Arbeit anvertraut, sich Ideen zunutze gemacht und sich in berührender Art und Weise mit ihrem bisherigen, gegenwärtigen und zukünftigen Leben auseinandergesetzt haben. Ich bin ihnen aber auch dafür dankbar, dass sie sich mutig manchen therapeutischen Ideen widersetzten, sich wenig von scheinbar überzeugenden Methoden und Strategien beeindrucken ließen und sich ausschließlich am eigenen Veränderungstempo orientierten. Ein Lernfeld für meine therapeutische Arbeit, das ich auch in Zukunft nicht missen möchte.

Rudolf Klein
Merzig, im März 2013

1 Einleitung

Das Phänomen der Alkoholabhängigkeit ist ein Massenphänomen. Nach Angaben der Deutschen Hauptstelle für Suchtfragen leben in der Bundesrepublik Deutschland ca. 3,3 Millionen Menschen mit einem behandlungsbedürftigen Alkoholkonsum. Davon gelten 1,3 Millionen als abhängig und 2 Millionen als alkoholmissbrauchend (DHS 2011).

Man nimmt darüber hinaus an, dass diese behandlungsbedürftigen Menschen mit ca. 5–7 Millionen Angehörigen zusammenleben. Davon sind ca. 2,5 Millionen im Kindesalter. In der Bundesrepublik Deutschland sind damit zwischen 8 und 10 Millionen Menschen direkt von den biologischen, psychischen, sozialen und ökonomischen Folgen einer Alkoholabhängigkeit betroffen (ebd.).

Obwohl die Alkoholabhängigkeit ein so verbreitetes Phänomen ist, existieren bei den Abhängigen und ihren Angehörigen noch immer enorme Schuld- und Schamgefühle, die ein Leben im Geheimen fördern. Entsprechend erscheinen nach Schätzungen auch nur etwa 5–10 % der behandlungsbedürftigen Trinkerinnen und Trinker in ambulanten und/oder stationären Spezialeinrichtungen.

Das ist zu bedauern, weil eine Behandlung durchaus die Chance einer positiven Veränderung nach sich ziehen kann. Dadurch lassen sich die immensen körperlichen, seelischen, sozialen und ökonomischen Belastungen aller Beteiligten reduzieren.

Es sollte aber auch bedacht werden, dass relativ wenig über diejenigen bekannt ist, die nach offiziellen Diagnosekriterien einen behandlungsbedürftigen Alkoholkonsum praktizierten, ihn jedoch ohne professionelle Unterstützung positiv beeinflussen konnten. Sei es in Richtung moderaten Trinkens, sei es in Richtung Abstinenz.

So wird in einer kanadischen Studie (Klingemann 2001) festgestellt, 78 % der Betroffenen hätten ihre Alkoholprobleme ohne jegliche Hilfe überwunden. Davon haben es 38–68 % geschafft, den Konsum auf ein moderates Trinken zu reduzieren. Eine andere Studie (Bischoff u. Rumpf 2011) gibt eine Selbstheilungsrate von 53 % an, sagt aber nichts über die damit erreichten Trinkstile aus.

Man kann bei solchen Zahlen nur über die Veränderungsfähigkeiten von Trinkerinnen und Trinkern staunen und sich fragen, ob diese Menschen die Veränderungen gerade deshalb geschafft haben, weil sie nicht in professionellen Behandlungen waren.

Wie auch immer die Zusammenhänge sein mögen: Diese Veränderungsmöglichkeiten fordern dazu auf, über alternative Erklärungs- und Behandlungsmöglichkeiten und über unterschiedliche Zielvarianten einer Therapie nachzudenken.

Dazu ist es nötig, sich von einer traditionell medizinisch dominierten Sicht- und Umgangsweise – wie sie im System der offiziellen und durch Kranken- und Rentenversicherungen finanzierten Suchtkrankenhilfe noch immer gang und gäbe ist – kritisch zu distanzieren und andere Wege einzuschlagen.

Im Mittelpunkt der folgenden Überlegungen stehen daher systemtheoretische und systemtherapeutische Sichtweisen, die sich in mehreren Punkten von traditionellen Ansätzen zur ambulanten Therapie Alkoholabhängiger unterscheiden.

Die dargestellten Überlegungen und Vorgehensweisen sind in einer langjährigen ambulanten Praxis entstanden. Unter diesen Bedingungen konnten zwei unterschiedliche Perspektiven miteinander verknüpft, reflektiert und weiterentwickelt werden: einerseits konkrete therapeutische Erfahrungen mit abhängig trinkenden Menschen, ihren Schicksalen, Bewältigungsversuchen, Hoffnungen und Enttäuschungen; andererseits theoretische und therapeutische Vorannahmen über das Phänomen der Alkoholabhängigkeit. Durch die Reibung dieser beiden Perspektiven entstand ein Ansatz, der sowohl theoretische als auch praktisch-therapeutische Zugänge bietet.

Im folgenden Text werden die therapeutischen Verläufe von vier erwachsenen Klienten – Frau Müller, Herrn Meier, Herrn Hans und Herrn Hoffmann – dargestellt. Obwohl die vier Klienten auf den ersten Blick sehr unterschiedliche Lebensverläufe und Lebensbedingungen aufweisen, lassen sich bei genauerem Hinsehen doch erstaunliche Ähnlichkeiten finden, die für die theoretischen Annahmen relevant sind. Trotz, besser: wegen dieser erstaunlichen Ähnlichkeiten erfordert jedoch jeder therapeutische Prozess einen individuell angepassten und zugeschnittenen Weg der Veränderung und Wandlung.

Beides will und soll dieses Buch liefern: Die individuellen Unterschiede werden in einem übergeordneten Konzept integriert, und das übergeordnete Konzept wird im therapeutischen Verlauf individualisiert. Das Buch strebt dreierlei an:

zum einen Menschen Anstöße für die Reflexion des eigenen Trinkverhaltens geben und damit einen Beitrag zu ihrer Entscheidung für oder auch gegen eine Veränderung liefern;

zum zweiten Menschen ermutigen, den Weg in professionelle Therapien einzuschlagen, auch wenn sie diesen Weg zwischenzeitlich als untauglich bewertet oder ihn aus anderen Gründen bislang vermieden haben;

und drittens Kolleginnen und Kollegen neugierig auf die Arbeit mit süchtig Trinkenden machen und dadurch die Angebotspalette für alkoholabhängige Menschen erweitern – über die oft stark eingefahrenen theoretischen Sichtweisen und praktischen Angebote der traditionellen Suchtkrankenhilfe hinaus.

2 Vom Ende, das ein Anfang ist

Eine Alkoholabhängigkeit, so leidvoll sie für alle Beteiligten ist oder gewesen sein mag, kann immer auch als Anfang eines bedeutsamen Wandels im Leben eines Menschen und seiner Angehörigen verstanden werden. Eines Wandels, zu dessen Entscheidung ein Mensch Zeit benötigt und der nicht frei von Ambivalenzen ist. Eines Wandels, der gut überlegt, in Zweifel gezogen und mit Skepsis überprüft werden sollte. Eines Wandels, der aus Menschen, die scheinbar an einem Endpunkt angekommen sind, Menschen werden lässt, die sich erneut auf den Weg wagen. Einen Weg vom bekannten Jetzt mit allem, was an eigener Identität und bisheriger Gewordenheit dazugehören mag, hin zu einem weitgehend unbekannten anderen Sein, das weder für den trinkenden Menschen noch für seine Umgebung in allen Einzelheiten einzuschätzen ist. Auf dem Weg hin zu einer Veränderung befinden sich Hürden und Hindernisse, die es zu überwinden gilt.

Eine erste Hürde besteht darin, sich mit dem bisherigen Trinkverhalten auseinanderzusetzen. Einem Verhalten, welches bei allen damit verbundenen Risiken und Gefahren auch Sicherheit und Milderung geboten hat – und auch weiterhin bieten könnte.

Immerhin konnten Ängste und Unsicherheiten durch gut dosiertes »Vorglühen« reduziert, morgendliche Entzugserscheinungen durch »Zündkerzen« behoben und gute Stimmungen noch gesteigert werden. Mit »Zündkerzen« sind Underberg-Fläschchen gemeint, wie ein Klient berichtete. Ein anderer setzte morgens ein sogenanntes Konter-Bier ein.

Nicht zuletzt konnte sogar der soziale Rückzug, die konsequente Vermeidung sozialer Kontakte, um den Preis einer zunehmenden Isolation mit »Freund Alkohol« durchgestanden werden. Diese ganz spezielle Liaison – übrigens über lange Zeiträume hinweg besser kontrollierbar als jede menschliche Beziehung – führt im Laufe der Jahre zu einer engen Bindung an das Suchtmittel. Treffend heißt es in dem Song »Alkohol« von Herbert Grönemeyer: »Alkohol ist dein Fallschirm und dein Rettungsboot.«

Entsprechend fordert die Veränderung des Trinkens den Verzicht auf eine bewährte Möglichkeit, sich Situationen erträglicher zu trinken, sich »davontrinken zu können«, wie dies Martin Walser (2006) in seinem Roman »Angstblüte« formuliert. Insofern konfrontiert die Veränderung des Trinkverhaltens die Trinker mit neuen Herausforderungen, wobei es zunächst unerheblich ist, ob sich die Veränderung des Trinkverhaltens in einer Abstinenz oder einem reduzierten Trinken auszudrücken beginnt.

Obwohl die Änderung des Trinkverhaltens von positiven Erfahrungen begleitet sein kann, indem sich die körperliche Situation verbessert, die Konzentrationsfähigkeit steigt, soziale Konflikte sich reduzieren, konfrontiert sie die Trinker doch auch mit Gefühlen von Unsicherheit, Angst und Traurigkeit. Gefühle, wie sie für Situationen, bei denen etwas zurückgelassen, beendet und verabschiedet wird, zwar normal, aber dennoch höchst unangenehm sind und ausgehalten werden müssen. Entsprechend nachvollziehbar ist es, dass der Kontakt mit solchen Gefühlen immer auch das süchtige Trinken als alternative Möglichkeit wiederum auftauchen lässt.

Die zweite Hürde betrifft die Beziehung der trinkenden Menschen zu sich selbst. Mit der Veränderung des Trinkverhaltens drängen sich Fragen auf, wer man selbst war, ist und werden will. Sie umschließen Auseinandersetzungen mit der eigenen Gewordenheit und den oftmals schmerzlichen Erinnerungen an biografisch belastende Gegebenheiten. Sie eröffnen Reflexionen hinsichtlich der gegenwärtigen Lebenssituation: Kann und will ich das Leben auf diese Art weiterleben? Und sie verweisen auf Unwägbarkeiten, Risiken und Chancen eines möglichen neuen Lebensentwurfs.

Eine dritte Hürde besteht darin, dass die Veränderungen des Trinkens und der Beziehung zu sich mit den sozialen Beziehungskonstellationen nicht immer in einen harmonischen Einklang zu bringen sind. Dabei gibt es große Unterschiede, ob die sozialen Beziehungen wie Partnerschaft oder Familie noch bestehen, gerade in Auflösung sind, vor langer Zeit verloren gingen oder noch nie bestanden haben.

Bei den noch bestehenden Beziehungen haben die wechselseitigen Zumutungen der Partner, das Ausgeliefertsein der Kinder sowie die oft jahrelangen erfolglosen Veränderungsversuche nachhaltig am Vertrauen in die Tragfähigkeit der Familienbeziehungen gezehrt. Misstrauen, Schuldvorwürfe und Schamgefühle stellen eine weitere Herausforderung für die Transformation und den Wandel dar. Sich diesen Themen zu stellen bedeutet auch, zu prüfen, ob ein weiteres gemeinsames Leben möglich ist oder doch eher eine Trennung die nützlichere, weil lebbarere Zukunftsoption darstellt.

Angesichts gescheiterter Partnerbeziehungen, Abbrüchen der Beziehungen zu Kindern, Eltern und Geschwistern tauchen Fragen auf, ob und, wenn ja, um welchen Preis wichtige Beziehungen wieder aufgenommen werden oder neue Beziehungen eine Chance auf Beständigkeit haben können.

Chancen und Risiken liegen auch hier eng beisammen. Und es scheint, als ob süchtig trinkende Menschen zu Beginn einer möglichen Veränderung v. a. abwägen müssen, ob sie sich eher für das Risiko des weiteren Trinkens und damit der Nichtveränderung oder eher für das Risiko der Veränderung entscheiden.

Natürlich greifen die angedeuteten Themenbereiche eines Wandlungsprozesses ineinander bzw. verlaufen teilweise parallel. Sie bergen sowohl Entwicklungsoptionen als auch Anlässe zum Abbremsen, Beenden und Scheitern. Insofern sollte man der Ambivalenz, dem Zögern, Zaudern, dem Noch-nicht genügend Raum geben, um sorgfältig den vorhandenen und bislang übersehenen Wirrnissen und Ungeklärtheiten auf die Spur zu kommen. Erst daraus ergibt sich eine Suche nach alternativen Umgangsformen.

Es muss also nicht verwundern, dass Menschen angesichts dieser Aufgabe Pausen einlegen, Therapien mehrfach abbrechen, sie wieder aufnehmen oder aber auch eine Veränderung für immer verwerfen.

Umso größer sind der Respekt und die Bewunderung für diejenigen, die sich dieser Herausforderung stellen – auch wenn es dazu mehrmaliger Anläufe bedurfte – und sie zu einem für sie befriedigenden Ergebnis führen. Und das sind wahrlich nicht wenige.

3 Systemische Reflexionen

Wenn man sich mit unterschiedlichen Definitionen der Alkoholabhängigkeit bzw. der Sucht beschäftigt und die einschlägigen Texte miteinander vergleicht, ergibt sich folgende zusammenfassende Beschreibung des Phänomens: Die Abhängigkeit von Alkohol bezeichnet ein Phänomen, das durch verschiedene Reaktionen des Verhaltens, Denkens, Fühlens und des Körpers gekennzeichnet ist und nach wiederholter Einnahme von psychotropen Substanzen eintreten kann. Sie ist durch ein unabweisbares Verlangen nach einem bestimmten Erlebniszustand gekennzeichnet, dem die Kräfte des Verstandes untergeordnet werden. Dies führt zu Bewusstseins- und Persönlichkeitsveränderungen, die von dem Betroffenen nicht wahrgenommen, also auch nicht verändert werden können. Als Folge davon werden die sozialen, zwischenmenschlichen Beziehungen sukzessive zerstört, und eine Vereinsamung tritt ein. Körperliche Anzeichen sind Toleranzentwicklungen und in manchen Fällen körperliche Entzugssymptome (Wanke 1986).

Solchen Beschreibungen folgen oft Aufzählungen diagnostischer Kriterien, wie sie beispielsweise in der *Internationalen Klassifikation psychischer Störungen*, der ICD-10 (Dilling, Mombour u. Schmidt 2000), nachzulesen sind. Man geht danach davon aus, dass eine Alkoholabhängigkeit vorliegt, wenn drei oder mehr der aufgezählten Kriterien innerhalb eines Zwölf-Monats-Zeitraums auftreten bzw. aufgetreten sind:

- ein starker Wunsch oder eine Art Zwang, Alkohol zu sich zu nehmen
- eine reduzierte Kontrollfähigkeit im Hinblick auf Beginn, Beendigung und Menge des Alkoholkonsums
- die Entwicklung eines Entzugssyndroms, das sich bei Reduzierung oder Beendigung der Alkoholzufuhr körperlich bemerkbar macht
- eine Toleranzentwicklung gegenüber der Alkoholmenge
- eine Vernachlässigung sozialer, beruflicher oder privater Interessen zugunsten des Alkoholkonsums

- der fortgesetzte Gebrauch trotz Kenntnis anhaltender oder wiederkehrender sozialer, psychischer oder körperlicher Probleme.

Diese Definitionen, Kriterien und Empfehlungen haben dazu geführt, dass ein sehr spezielles »Wissen« über die Alkoholabhängigkeit inzwischen in breiten Teilen der Bevölkerung vorhanden ist. Es wird medial verbreitet und scheint kaum noch reflektiert zu werden. Zwei Beispiele mögen dies illustrieren.

Beispiel

Als vor etwa zehn Jahren bei dem Fußballbundesligaklub Bayer Leverkusen bekannt wurde, dass sein Trainer Christoph Daum seiner Leistungsfähigkeit angeblich durch Kokainkonsum nachzuhelfen versucht hatte, waren das öffentliche Interesse und die Entrüstung groß.

Im Rahmen des *ZDF-Sportstudios* vom 21.10.2000 fand aus diesem Anlass ein Interview mit dem Manager des Klubs, Reiner Calmund, statt, nachdem vom Trainer eine zur eigenen Entlastung gedachte und von ihm selbst öffentlich eingeforderte Haaranalyse den chemischen Beweis seines Kokaingebrauchs erbracht hatte.

Reiner Calmund betonte: »Wir haben sicherlich keine Kontakte ansonsten zu Drogenszenen und Drogenabhängigen. [...] Das Präsidium und das Unternehmen Bayer haben ihm [dem Trainer; R. K.] dringend von der Haaranalyse abgeraten. [...] Die Frage, die man sich stellen kann: Warum hat er es dann gemacht? [...] Das ist etwas anderes als bei einer Dopingprobe, einer Dopingkontrolle. Da muss der Athlet hin. Aber hier braucht der gar nicht hin. Das hätte keiner von ihm erwartet. [...] Da geht der mit dem Elan an die Haaranalyse und versteht sie gar nicht. Und sagt dann: ›Das kann überhaupt nicht sein. Das ist nicht meine Haarprobe. Das ist eine Manipulation.‹ [...] Aber ich glaube, die Sachlage ist anders. Ich habe keine Erfahrung damit. Der zuständige Mediziner hat gesagt, er kennt viele dieser Fälle. Es gibt einen Realitätsverlust. Die Leute glauben das einfach nicht mehr. Sie sind krank.«

Einen ähnlich medienwirksamen Auftritt hatte in der Sendung »Menschen bei Maischberger« vom 2.12.2008 eine seit vielen Jahren abstinent lebende und nach eigenem Bekunden alkoholabhängige ältere Frau. Seit Jahren mit großem Einsatz und durchaus verdienstvoll in der Selbsthilfebewegung engagiert, schaltete sie

> sich in die Diskussion um das Thema »Volksdroge Nummer 1« ein. Vorausgegangen war das Statement eines Therapeuten, der einen Therapieansatz mit dem Ziel des kontrollierten Trinkens vertrat. Sie kommentierte diesen Beitrag wie folgt: »Ich bin abhängig krank. Sie [zum Therapeuten] sagen, abhängig Kranke könnten auch das kontrollierte Trinken lernen. Würden Sie mir jetzt empfehlen, bei Ihnen jetzt ein Seminar zu machen gegen Entgelt, damit ich das wieder lernen kann? Ich habe gelernt, und da werde ich unterstützt von der Weltgesundheitsorganisation, durch das Bundessozialgericht, durch das Bundesarbeitsgericht. Wenn einmal jemand einen Kontrollverlust erlitten hat, dann bleibt er sein Leben lang Alkoholiker und kann nie wieder kontrolliert trinken. Was ich Ihnen zum Vorwurf mache, ist, dass Sie diesen Begriff verwenden: ›kontrolliertes Trinken‹. Weil das eine Definition für die Krankheit ist, für die Alkoholabhängigkeit. Jemand, der den Kontrollverlust erlitten hat, bleibt ein Leben lang Alkoholiker, kann nie wieder kontrolliert trinken. […] Ich will Ihnen auch noch aus einem anderen Grund diesen Vorwurf machen: Wir wissen, dass überall die Leistungen abgebaut werden im deutschen Sozialrecht. Wenn Sie jetzt das propagieren mit dem kontrollierten Trinken, könnten die Rentenversicherungsträger vielleicht auf die Idee kommen: ›Wir bezahlen gar keine Entwöhnungstherapien, […] das kontrollierte Trinken […] wird viel billiger als solche Leistungen in Fachteams.«

Dieses propagierte »Wissen« über Abhängigkeit hat den großen Vorteil, Orientierung für das eigene Handeln im Zusammenhang mit Abhängigen zur Verfügung zu stellen. Es gibt Sicherheit dort, wo bislang Unsicherheit, Angst und Ratlosigkeit herrschten. Es liefert Erklärungen für das auf den ersten Blick Nichtverstehbare und suggeriert stattdessen Klarheit und Eindeutigkeit. In diesem Sinne schreibt Siri Hustvedt (2003) in ihrem Roman *Was ich liebte* über den Sohn der Hauptfigur:

> »›Sucht‹ konnte viel von Marks Verhalten erklären, und die bloße Tatsache, dass ein Problem nun einen Namen erhielt, beruhigte einige meiner Ängste. Als Mark nach seinem Martyrium im Krankenhaus erwachte, war er ein neuer Mensch geworden. Ein Jugendlicher mit einer anerkannten Krankheit, der in einer Klinik behandelt werden konnte, in der die Spezialisten alles über Leute wie ihn wussten« (S. 378).

Der Nachteil dieser Konzepte besteht allerdings darin, dass sie die Welt in zwei Teile zerfallen lassen: in eine gesunde Seite der Angehörigen und Behandler und eine kranke Seite der Trinker. Die Deutungsmuster der Nichtabhängigen und die davon abgeleiteten Verhaltensweisen erscheinen als richtig und wahr. Demgegenüber werden andere Versionen der abhängig Trinkenden als falsch und unwahr interpretiert.

3.1 Eckpfeiler eines traditionell-medizinischen Suchtmodells

Die zitierten Statements im Fernsehen folgen strikt einer Sicht auf Alkoholabhängigkeit, wie sie eingangs in der Definition und den Diagnosekriterien erwähnt wurde. Sie baut auf den Eckpfeilern eines traditionellen medizinischen Modells zur Sucht auf und begrenzt und beeinflusst nicht nur die Möglichkeiten professioneller Therapieangebote, sondern zementiert auch das Alltagsverständnis in der Bevölkerung bezüglich des Umgangs mit trinkenden Menschen. Sie gehört damit zum Allgemein-»Wissen« und postuliert im Wesentlichen drei Thesen (Körkel u. Lauer 1988):

- In der ersten These wird behauptet, dass sich Alkoholiker qualitativ aufgrund körperlicher Eigenschaften von anderen Alkoholtrinkenden unterscheiden. Der qualitative Unterschied wird u. a. durch den Kontrollverlust und das Verlangen nach Alkohol begründet.
- In der zweiten These wird behauptet, dass aufgrund des Kontrollverlustes und des Verlangens nach Alkohol Alkoholiker ihre Krankheit auch durch eine Behandlung nie ausheilen, sondern sie nur durch lebenslange Abstinenz zum Stillstand bringen können.
- In der dritten These wird Alkoholismus den anderen anerkannten Körper- und Geisteskrankheiten gleichgestellt.

Man kann sich selbstverständlich als professioneller Helfer, als Angehöriger oder jemand, der an der trinkenden Person interessiert ist, an der eingangs präsentierten Definition, den Diagnosekriterien des ICD-10 und den drei Eckpfeilern traditioneller Suchttherapie orientieren.

Dann liegt es aber auf der Hand, dass eine bestimmte Sichtweise und Überzeugung bezüglich des Phänomens der Alkoholabhängigkeit in besonderem Maße untermauert wird. Die Hauptziele einer entsprechenden Behandlung richten sich dann z. B. auf die Einsicht in das Problem bzw. die Erkrankung, die Motivierung zu ihrer Veränderung, die Wiederherstellung der Kontrolle und die Einhaltung der Abstinenz.

Umgekehrt werden alle davon abweichenden Verhaltensweisen der Trinker – seien dies Zweifel an der Diagnose und an der Veränderungsnotwendigkeit des Trinkverhaltens, seien es Wünsche nach moderatem, kontrolliertem oder sozial verträglichem Trinken – als Zeichen mangelnder Einsicht, nicht ausreichender Motivation oder gar als komplette Infragestellung der Therapie festgestellt und als Bagatellisierung, Vermeidung und Abwehr etikettiert. Die trinkende Person kann dann sehr schnell als »noch nicht so weit« oder gar als »behandlungsresistent« eingeschätzt werden. Und die Idee, dass eine Veränderung erst dann möglich sei, wenn jemand »ganz unten« angekommen ist, wird trotz ihrer ethischen Fragwürdigkeit als passend und richtig angenommen.

Insofern gibt die Übernahme eher traditionell geprägter Vorstellungen von Alkoholabhängigkeit zwar klare Orientierungen, führt aber andererseits zu ganz speziellen Schlussfolgerungen in Bezug auf die Bewertung, Erklärung und Behandlung dieser Symptomatik. Es besteht dann die Gefahr, den Menschen mit seiner Symptomatik gleichzusetzen bzw. ihn damit zu verwechseln. Das Definitionsmonopol wird beansprucht, und die therapeutische Beziehung findet damit nicht mehr auf Augenhöhe statt.

Entsprechend ist es ratsam, die Diagnosekriterien und die Eckpfeiler nicht etwa als »Wahrheiten« zu behandeln, sondern als Sichtweisen, die sich im Laufe der Jahre im Bereich der Suchthilfe durchgesetzt und dabei den Schein von Wahrheiten angenommen haben. Man kann und sollte sie daher eher als Überzeugungen, Mythen, ja Glaubensrichtungen im Hinblick auf die Beschreibung, Bewertung, Erklärung und Behandlung von Abhängigkeit verstehen.

3.2 Implikationen des traditionellen Modells

Untersucht man die Implikationen dieses Modells, können durchaus auch andere Schlussfolgerungen gezogen werden. Auch sie können selbstverständlich nicht als »Wahrheiten« angesehen werden, sondern als eine andere Art, das Phänomen der Alkoholabhängigkeit zu erfassen. Von dieser anderen Art, des Sehens lassen sich in der Folge andere

Konsequenzen für die Beschreibung, Bewertung und Erklärung und damit für die Bemühungen zur Veränderung ableiten. Um diese andere, zusätzliche Sichtweise darzustellen, werde ich im Folgenden die traditionellen Definitionen, Diagnosekriterien und Eckpfeiler unter die Lupe nehmen.

So heißt es in der eingangs vorgestellten Definition: Die Alkoholabhängigkeit ist durch ein *unabweisbares* Verlangen nach einem bestimmten Erlebniszustand gekennzeichnet, dem die *Kräfte des Verstandes* untergeordnet werden, was zu *Bewusstseins- und Persönlichkeitsveränderungen führt,* die von dem Betroffenen *nicht wahrgenommen,* also auch *nicht verändert* werden können.

Mit dieser Definition wird behauptet, Trinker verfügten weder über die Fähigkeit noch über das verstandesmäßige Regulativ, dem Verlangen zum Trinken zu widerstehen. Mehr noch: Alkoholabhängige bemerkten deshalb auch nicht die Veränderungen der eigenen Persönlichkeit und könnten daher diese Entwicklung nicht stoppen bzw. beeinflussen. Konzentriert man sich dann noch auf die bei der Diagnostik zugrunde liegenden Fokussierungen wie z. B. *Toleranzentwicklung, Entzugssymptome, Kontrollverlust, erfolglose Kontrollbemühungen, Einschränkung sozialer Aktivitäten, Zeitaufwand für Substanzbeschaffung und fortgesetzten Gebrauch trotz Kenntnis anhaltender oder wiederkehrender sozialer, psychischer oder körperlicher Probleme,* komplettiert sich ein Bild des defizitären, trinkenden Menschen.

Was dabei übersehen wird: Nahezu alle Klienten können auf gezieltes Nachfragen über reduziertes Trinken, über abstinente Zeiten, über ein Trinken ohne Kontrollverlust und über frühzeitiges Aufhören in den letzten Jahren berichten. Sie tun dies allerdings nur, wenn man sie danach fragt. Dadurch »beweisen« sie sich und anderen, durch eigenen Entschluss Einfluss auf das Trinkverhalten ausüben zu können. Sie verfügen damit über ausgeprägte Kompetenzen, Ressourcen und Fähigkeiten zur Veränderung. Außerdem bedeutet die noch nicht vorgenommene Veränderung keineswegs, dass die Fähigkeit dazu nicht existiert.

Nicht selten stellt das süchtige Trinken nämlich einen Lösungsversuch dar. Dann nämlich, wenn das Trinken dabei hilft, krisenhafte Lebensereignisse auszuhalten, anstehende und angstbesetzte Herausforderungen noch aufzuschieben oder sogar suizidale Handlungen zu verhindern. In diesen Fällen fehlt nicht etwa die Veränderungskompetenz. Eine passende Alternative hat sich noch nicht ergeben, oder ein geeigneter Zeitpunkt ist noch nicht in Sicht.

Auch die Implikationen der drei Eckpfeiler des traditionellen Ansatzes können auf ähnliche Weise untersucht werden.

In der ersten These wird behauptet, Alkoholiker unterschieden sich *qualitativ* aufgrund *körperlicher* Eigenschaften von anderen Alkoholtrinkenden. Der *qualitative* Unterschied wird u. a. durch den *Kontrollverlust* und das Verlangen nach Alkohol begründet.

Folgt man dieser These, unterstellt man Alkoholabhängigen, die Alkoholabhängigkeit zu »haben«, sie in sich zu tragen und daher ausschließlich vor der Wahl zu stehen, süchtig zu trinken oder lebenslang abstinent zu leben. Zwischenformen sind nicht möglich.

Bisher gibt es allerdings keine bewiesene Hypothese, die auf einer ausschließlich biologischen Grundlage die Alkoholabhängigkeit umfassend zu erklären in der Lage ist. Erklärungen, die sich auf Stoffwechselvorgänge bei der Alkoholverarbeitung, auf genetische Faktoren, auf hirnphysiologische Besonderheiten oder auf eine Kombination dieser Ansätze beziehen, konnten keinen schlüssigen Beweis erbringen. Biologische Faktoren spielen unbestritten eine Rolle bei der Alkoholabhängigkeit – sie erfassen aber nur einen Teil des Phänomens. Alkoholabhängigkeit scheint so komplex organisiert zu sein, dass man sie mit rein körperlichen Unterschieden nicht erklären kann. Bereits die Tatsache, dass es immer wieder Menschen gibt, die ihr Trinkverhalten stabil verändern können, ohne abstinent zu leben, die trinken, ohne einen Kontrollverlust zu erleiden, widersprechen dieser These.

In der zweiten These wird behauptet, dass aufgrund des *Kontrollverlustes* und des *Verlangens* nach Alkohol Alkoholiker ihre Krankheit auch durch eine Behandlung nie ausheilen, sondern sie nur durch lebenslange Abstinenz zum Stillstand bringen können.

Folgt man dieser These, wird der Mythos Kontrollverlust zementiert. Die Nichtumkehrbarkeit und der progressive Verlauf (»Einmal Alkoholiker – immer Alkoholiker«) einer Alkoholabhängigkeit werden festgeschrieben, und gleichzeitig wird eine lebenslange diätetische Therapie als einzig sinnvolle Zielvariante eingeführt: die Abstinenz. Andere Zielvorstellungen und Zielwünsche werden nicht mehr für möglich gehalten. Damit wird ein Entweder-oder-Prinzip zur Grundlage der Therapie erklärt, durch das ein Ausprobieren alternativer Möglichkeiten kaum möglich erscheint.

Mehr noch: Mit dieser These verbinden sich die Überzeugung und das vermutete Risiko, dass Trinker, die nach einer abstinenten Phase –

aus welchen Gründen auch immer – einen ersten Schluck Alkohol zu sich nehmen, eine sich selbst erfüllende Prophezeiung abrufen. Da – so die Behauptung – kein Alkoholiker aufgrund des drohenden Kontrollverlustes aus eigenen Verstandeskräften das Trinken unterbrechen kann, ist ab dem ersten neuerlichen Schluck jeglicher Einfluss dahin, und es kann – ja muss – daher weitergetrunken werden.

Natürlich kann eine Abstinenz ein Ziel sein, mit dem viele alkoholabhängige Menschen gute, passende und daher hilfreiche Erfahrungen machen und gemacht haben. Allerdings laufen Ansätze und Einrichtungen mit einem ausschließlichen Abstinenzziel Gefahr, Klienten mit anderen Vorstellungen nicht zu erreichen.

Beispiel

Dieser letzte Gedanke wurde auch in der bereits erwähnten Sendung *Menschen bei Maischberger* deutlich. Das Gespräch zwischen den beiden Dialogpartnern entwickelte sich folgendermaßen:

SIE: »Ich kann Ihnen sagen: Zu uns, zu mir in die Gruppe kommen Leute und sagen: ›Ich will ja gar nicht abstinent werden. Ich will kontrolliertes Trinken lernen.‹ Das geht aber nicht für einen abhängig Kranken. Das geht wirklich nicht.«

THERAPEUT: »Und was machen Sie dann mit denen?«

SIE: »Ehm. Ja. Also wir hoffen, dass sie da bleiben.«

In der dritten These heißt es, Alkoholismus werde den anderen anerkannten Körper- und Geisteskrankheiten gleichgestellt.

Folgt man dieser These, werden die *Fähigkeit* und der *Wille* zur Selbstbestimmung des Süchtigen aufgrund seiner »Krankheit« infrage gestellt. Problematisch ist hierbei weniger das Ziel der Abstinenz, sondern die Idee, dass das »richtige« Ziel bereits vor dem Erstkontakt feststeht. Mehr noch: Dieses Ziel wird durch die Therapeuten bzw. durch die Einrichtungen definiert. Dies kann als Angriff auf die Wünsche nach Selbstbestimmung sowie die Kompetenzen zur Selbstregulation der Klienten verstanden werden. Darüber hinaus wird ein abstinentes Verhalten meist als eine zu erfüllende Voraussetzung für den Beginn einer Therapie gemacht. Ein sich wiederholendes Trinken kann dann als Begründung für einen scheinbar notwendigen Therapieabbruch seitens der Therapeuten genutzt werden – mit allen Beschämungseffekten, die ein solcher Abbruch für die Klienten induzieren mag. Die Absurdität solcher Einstellungen wird deutlich, wenn man sich vorzustellen versucht, von depressiven Patienten vor Beginn der Therapie eine depressionsfreie Zeit zu erwarten und ein erneutes depressives Verhalten während der Therapie als Begründung für einen Therapieabbruch zu nehmen.

In den letzten zwanzig Jahren wird zunehmend an den Eckpunkten dieses Verständnisses gerüttelt. Es gibt inzwischen alternative Konzepte in der Verhaltenstherapie (Sadowski 2007; Lindenmeyer 2012a, b), in der Psychoanalyse (Bilitza 2008a, b) und in der systemischen Therapie (Berg u. Miller 1993; Herwig-Lempp 1994; Klein 2002b, 2005b, 2012a, c). Darüber hinaus gibt es Ansätze zum Erlernen kontrollierten Trinkens (Körkel 2007), differenzierte Vorgehensweisen zur Motivationsförderung (Miller und Rollnick 1999) und zur Rückfallbearbeitung (Körkel u. Lauer 1988). Diese Konzepte repräsentieren zumindest zum Teil eine andere therapeutische Haltung, ein anderes Krankheitsverständnis und ein sich langsam änderndes Menschenbild abhängig trinkender Menschen.

Dennoch orientiert sich die deutsche Suchtkrankenhilfe im Bereich der durch Kranken- und Rentenversicherungen bezahlten ambulanten und stationären Behandlung der Alkoholabhängigkeit noch immer überwiegend an jenen traditionellen Ansätzen. Dass sich die Einrichtungen innerhalb dieses Suchthilfesystems damit auch weiterhin ihre Finanzierung sichern können und müssen, macht es alternativen Ideen schwer.

In Abgrenzung zu den beschriebenen traditionellen Ansätzen lassen sich aber durchaus alternative Möglichkeiten des Zugangs beschreiben. Sie können die dargestellten Übereinkünfte ergänzen, ihnen aber auch teilweise oder sogar komplett widersprechen und sich ebenfalls als nützlich erweisen.

Im Folgenden soll es zunächst darum gehen, wie aus einer systemtheoretischen Perspektive das Trinken von Alkohol zu einer Störung bzw. zu einem Problem wird. Probleme – und damit auch Probleme mit dem Trinken – fallen schließlich nicht vom Himmel oder wachsen auf Bäumen. Sie entwickeln sich unter spezifischen interaktiven, zeitlichen und räumlichen Kontextbedingungen. Insofern geht es um die Frage: Wie kommen Probleme in die Welt – und zwar für die Trinkenden selbst und für die Angehörigen, Freunde, Arbeitgeber, soziale Agenturen und medizinische Versorgungssysteme?

4 Systemische Annäherungen: Von Lebensproblemen und Problemsystemen

Aus einer systemtheoretischen Perspektive kann man von Problemen erst dann sprechen, wenn das Erleben von Ereignisabfolgen negativ bewertet wird.

Die Existenz von Problemen setzt daher dreierlei voraus:

- Es muss Ereignisse geben, die sich wiederholen.
- Diese Ereignisse müssen bemerkt und beobachtet werden.
- Irgendjemand muss diese Ereignisse und Ereignisabfolgen negativ bewerten.

Ein einmaliges Trinken von Alkohol hat es daher schwer, zum Problem zu werden. Es fehlt die Wiederholung. Selbst das fortgesetzte Trinken von Alkohol ist so lange kein Problem, solange es nicht negativ bewertet wird. Von einer Alkoholabhängigkeit zu sprechen setzt daher voraus, dass wiederholt getrunken wird und dieser Vorgang aufgrund irgendwelcher Kriterien eine negative Bewertung erfährt.

Ist aber die Zuschreibung »Alkoholabhängigkeit« im traditionellen Sinn aufgrund einer negativen Soll-Ist-Differenz erfolgt, reicht ein einmaliges Trinken aus, um als Problem bewertet zu werden: Ein sogenannter Rückfall wird dann diagnostiziert.

Konsequent systemtheoretisch formuliert bedeutet dies: Ohne bewertende Beobachter gibt es keine Probleme – auch keine Alkoholprobleme. Probleme sind insofern keine Phänomene, die durch sich selbst existieren. Sie werden aktiv durch Beobachtungen und Bewertungen hergestellt.

Wenn man von diesen Gedanken ausgeht, kann das Trinken von Alkohol aus zwei Perspektiven beobachtet werden: Man kann das eigene Trinkverhalten beobachten und Schlussfolgerungen für die eigene körperliche, psychische und soziale Verfassung ziehen. Diese Selbstbeobachtung kann zu sogenannten Lebensproblemen führen. Und man kann das Trinken anderer beobachten und Vermutungen über ihre körperliche, psychische und soziale Verfassung anstellen. Diese Fremdbeobachtung kann sogenannte Problemsysteme zur Folge haben. Beide Prozesse werden im Folgenden differenziert dargestellt und anschließend auf familiäre Dynamiken übertragen.

4.1 Ich sehe was, was du nicht siehst: Selbstbeobachtungen und Lebensprobleme

Fallbeispiel Herr Hans, der Handwerksmeister (1. Teil)

Herr Hans, ein 37-jähriger, kinderlos verheirateter Handwerksmeister, nimmt nach einer abgebrochenen stationären Entwöhnungsbehandlung Kontakt auf. Er führt einen selbstständigen Ein-Mann-Betrieb. Seine Schwierigkeiten beschreibt er folgendermaßen: Morgens trinke er eine gewisse Menge Cognac, damit er in Schwung komme und das Zittern und Schwitzen reduzieren könne. Ohne dieses Trinken könne er die Arbeit auf den Baustellen überhaupt nicht antreten. Er grüble während des Tages und v. a. abends über der Arbeit für den nächsten Tag. Er mache sich einen genauen Plan, was auf welche Weise fertig werden müsse und wo er wann welches Material zu besorgen habe. Dabei versuche er, Unvorhersehbares vorherzusehen, setze sich damit selber unter Stress und überfordere sich total. Das Gefühl der Überforderung sei ständig so präsent, dass bereits eine unerwartete Wetterverschlechterung für ihn zu einem Ereignis werde, dem er sich ausgeliefert fühle. Zunächst reagiere er wütend, später eher resigniert. Um sich von diesem Druck zu befreien, kaufe er sich eine große Flasche Cognac und trinke sie über den Tag verteilt aus. Am Abend konsumiere er dann noch einige Flaschen Bier. Als süchtig trinkend bezeichnet er sich seit etwa fünf Jahren.

Er kenne solche ihn überfordernden Zustände und Gefühle des Ausgeliefertseins schon lange. Bereits während seiner Schulzeit habe er sich als Versager gefühlt und sei nur mit Angst in die Schule gegangen. Während seiner Ausbildung zum Maurer habe er unter Panikattacken und Angstzuständen gelitten, die vor der Prüfung und nach dem Beginn seiner Selbstständigkeit extrem zugenommen hätten. Nach einer gewissen Zeit hätten sie sich aufgelöst. Nach seiner Einschätzung hat der beginnende stärkere Alkoholkonsum ihm dabei geholfen. Das exzessive Trinken erscheint als eine chronifizierte und entgleiste Selbstmedikation.

(Fortsetzung folgt.)

Wie das Beispiel zeigt, beobachtet Herr Hans schon seit geraumer Zeit eine Veränderung seines Trinkverhaltens. Als Problem sieht er es allerdings erst von einem bestimmten Punkt an. Das bedeutet nicht, dass ein ihm fremder oder auch bekannter Beobachter nicht schon zu einem früheren Zeitpunkt in seinem Verhalten ein Problem hätte sehen können. Es bedeutet lediglich, dass in der Selbstbeobachtung offensichtlich der Problembeginn keineswegs als eine feste Größe angenommen werden kann. Vielmehr müssen verschiedene Vorgänge miteinander verknüpft werden, damit von Problemen geredet werden kann (Klein 2002a):

- Ein Selbstbeobachter muss Verhalten von einem anderen Verhalten abgrenzen. Parallel wird diese Unterscheidung benannt, indem »Trinken« z. B. von »Laufen« unterschieden wird.
- Das Trinken muss differenziert werden, indem »Trinken von Alkohol« z. B. von »Trinken von Wasser« unterschieden wird.
- Dadurch wird das Trinken mit kulturellen und historischen Kontexten verknüpft (Legnaro 1982; Levine 1982). So wird unter den jetzigen historischen und kulturellen Bedingungen kaum jemand die Empfehlung aussprechen, dass das Trinken von zwei und mehr Litern Bier, Wein oder gar Schnaps gesundheitsförderlich ist. Bei Wasser sieht das schon anders aus.
- Das Trinkverhalten muss sich in der Folge wiederholen, um wiedererkannt zu werden. Denn: Wenn ein Verhalten nicht wiederholt wird, wird es vergessen. So berichtete eine Teilnehmerin in einem Seminar, dass ihr Vater seit ihrer Kindheit stark alkoholabhängig war und im Verlauf seiner Alzheimer-Erkrankung, die vor drei Jahren eingesetzt hatte, das Trinken und damit seine Abhängigkeit vergaß.
- Nun muss noch ein Vergleich zwischen einem Soll-Wert und einem Ist-Wert vorgenommen werden. Diese Ist-Soll-Unterscheidung ist kein Ding an sich, sondern hängt wiederum von kulturellen Normen ab – sofern sich ein Beobachter an kulturellen Werten orientiert. In einem russischen Sprichwort heißt es beispielsweise über Wodka: »Hundert Kilometer sind keine Entfernung, hundert Jahre sind kein Alter, und hundert Gramm sind kein Alkohol« (Gerberding 2002, S. 177). Wird aufgrund eines wie auch immer gearteten Vergleichs eine Abweichung des Ist-Wertes vom Soll-Wert bemerkt und negativ bewertet, führt erst das zu einem subjektiv erlebbaren Problem (Klein 2002a).

Wenn man sich diese Abläufe vor Augen führt, wird deutlich, dass Probleme mit dem Trinken immer eine gewisse Zeitspanne der Aufmerksamkeitsfokussierung voraussetzen. Die »Brille«, durch die man das Verhalten beobachtet und bewertet, spurt eine Art Matrize ein, vor deren Hintergrund die folgenden Beobachtungen wiederum eingeordnet werden.

Im Falle von Herrn Hans kann das durchaus bedeuten, dass niemand außer Herrn Hans selber von der Existenz eines Problems weiß. Ja, es ist sogar denkbar, dass, vorausgesetzt, Herr Hans erzählte von seinem gerade festgestellten Problem, es von anderen Personen als eine unproblematische Angelegenheit eingestuft würde. Dieses so merkwürdig erscheinende Phänomen kann nur verstanden werden, wenn man berücksichtigt, dass jeder Mensch aufgrund seiner inneren Beobachtungs- und Bewertungsstruktur die Welt auf eine ihm eigene Weise zu ordnen versucht.

Offensichtlich muss man sich von der Idee lösen, die Feststellung von Problemen sei ein objektiver Vorgang. Vielmehr ist sie abhängig davon, wer was wie wann wie oft mit wem und unter welchen kulturellen Bedingungen beurteilt oder eben nicht. Wahrnehmung ist also kein passives Geschehen, wie das Wort zu suggerieren scheint. Sie wird durch einen (Selbst-)Beobachter aktiv hergestellt. Es handelt sich dabei also weniger um einen Wahr»nehmungs«vorgang als vielmehr um einen Wahr»gebungs«vorgang (Schmidt 2000).

Solange Herr Hans über seine Problemfeststellung nicht redet, er niemanden einweiht, sich niemandem anvertraut, hat er es mit einem Lebensproblem (Ludewig 2005) zu tun. D. h., es bildet sich kein Austausch, kein Gespräch, keine Kommunikation, keine Interaktion um das Thema des Problems. Das Problem – obwohl für Herrn Hans existierend – bleibt Teil seines Erlebens und damit eine höchst persönliche Angelegenheit. Wie er damit umgeht, bleibt ihm und seinen Erklärungen und Bewertungen überlassen. Dies illustriert ein Zitat, das von Oscar Wilde stammen soll: »Als ich las, wie gefährlich das Alkoholtrinken ist, habe ich sofort das Lesen eingestellt.« Für ein Verschweigen und Geheimhalten hingegen sprechen durchaus nachvollziehbare Gründe: Man schämt sich, fühlt sich schuldig und versucht, diese unangenehmen Gefühle zu verheimlichen und/oder wegzutrinken.

Es ist also denkbar, dass Herr Hans eine Alkoholabhängigkeit bei sich festzustellen glaubt, obwohl nach gängigen Diagnosekriterien dies noch nicht der Fall ist. Oder, umgekehrt, dass Herr Hans von einem kleinen Alkoholproblem ausgeht, während Experten das für eine ausgewachsene Alkoholabhängigkeit halten würden. Solange Herr Hans sich nicht anvertraut, können solche unterschiedlichen Einschätzungen nicht ausgetauscht werden. Manchmal zum Wohle, manchmal zum Schaden der Klienten.

Sucht ein Mensch aber ein Gespräch mit Angehörigen, Freunden oder auch Helfern, passiert etwas Entscheidendes: Ein neues System entsteht – ein soziales System. Es ist dadurch gekennzeichnet, dass nun auch andere von dem vermuteten Problem Kenntnis erlangen oder ihre bisher nicht ausgesprochene Vermutung bestätigt bekommen. Im einen wie im anderen Fall wird das bisher erlebte Problem nun zu einem erzählten Problem. Es bildet sich eine Kommunikationsstruktur bzw. ein Kommunikationsmuster um das Thema des Trinkens: ein kommunikatives oder erzählendes System, ein Problemsystem. Und das hat Folgen: Es können neue, das vermeintliche Problem normalisierende Ideen beigesteuert werden (»Andere trinken doch auch – sogar noch mehr als du«). Es können bestätigende Kommentare erfolgen (»Das habe ich auch schon gemerkt, aber mich nichts zu sagen getraut«). Und es kann zu dramatisierenden Äußerungen kommen (»Da muss etwas passieren – am besten eine mehrmonatige stationäre Therapie mit dem Ziel einer lebenslangen Abstinenz«). Je nachdem, wie solche Gespräche sich entwickeln, werden eher kooperierende, solidarisierende oder auch konflikthafte Muster organisiert.

In dem dargestellten Beispiel wird angenommen, Herr Hans eröffnet von sich aus das Thema und trägt auf diese Art zur Bildung eines Problemsystems bei. Dies ist aber nicht unbedingt üblich. Dieser Gedanke soll im nächsten Punkt näher erläutert werden.

4.2 Du siehst etwas, was ich nicht sehe: Fremdbeobachtungen und Problemsysteme

Fallbeispiel Herr Meier, der arbeitslose Hilfsarbeiter (1. Teil)

Herr Meier nahm Kontakt auf, nachdem unter nicht mehr rekonstruierbaren Umständen ein Sachbearbeiter des Arbeitsamtes für ihn bei der Rentenversicherung[1] einen Antrag auf Gewäh-

1 In Deutschland sind im Normalfall die Rentenversicherungen für die Finanzierung stationärer Behandlungen in Fachkliniken zuständig, da es sich bei diesen Maßnahmen um Rehabilitationsbehandlungen handelt. Dies ist in der Reichsversicherungsordnung (RVO) geregelt.

rung einer stationären mehrmonatigen Alkoholentwöhnungstherapie beantragt hatte. Die Rentenversicherung bat nun die ambulante Beratungs- und Behandlungsstelle um Abklärung der Motivation im Hinblick auf die beantragte Maßnahme. Daraufhin wurde der Klient schriftlich zu einem ersten ambulanten Gespräch eingeladen. In der Einladung fanden sowohl der Grund der Einladung – die Abklärung einer geeigneten Maßnahme aufgrund eines möglicherweise bestehenden süchtigen Trinkens – als auch die Betonung der Freiwilligkeit sowie die Wahrung einer autonomen Entscheidung des Klienten Erwähnung.

Der Klient erschien pünktlich zu dem angebotenen Termin und zeigte ein besorgniserregendes Äußeres. Er schien deutlich vorgealtert, wirkte krank, hatte erhebliche Probleme, die Treppe zu steigen, klagte über Luftnot, grüßte mit einer kaltschweißigen Hand und verbreitete eine »Duftwolke« von Zigaretten- und Alkoholgerüchen.

Er beantwortete alle Fragen freundlich, betonte aber mit Nachdruck, seit längerer Zeit kaum noch Alkohol zu konsumieren. Seine Schilderung wies eine erhebliche Diskrepanz zu seinem äußeren Erscheinungsbild auf, das vielmehr auf ein zumindest problematisches Trinkverhalten hinzuweisen schien. Kritische Fragen konterte er sehr gelassen. Er trinke überwiegend Wasser, da er als langjähriger Bezieher von Arbeitslosenhilfe finanziell nicht in der Lage sei, Alkohol zu kaufen. Gestern habe er zwei Gläschen Wein getrunken. Das sei alles. Er räumte dann zwar Alkoholprobleme ein, sie lägen aber Jahre zurück, und er habe sie durch Wassertrinken gelöst.

Außerdem sei nach seiner Erinnerung der Antrag vom Sachbearbeiter des Arbeitsamtes wegen einer notwendigen orthopädischen Kur gestellt worden. Er habe nämlich große Beschwerden im Genick, seit ihm nach einem Autounfall eine Platinplatte als Stabilisierung in die Halswirbelsäule implantiert werden musste. Außerdem habe er als Folge eines zu kurzen Beins erhebliche Beschwerden in der Lendenwirbelsäule. Zusätzlich sei ihm vor Jahren bereits ein Lungenflügel entfernt worden. Dieser Eingriff war notwendig geworden, nachdem er langjährig als Dachdeckergehilfe Asbestplatten mit der Kreissäge hatte schneiden müssen. Er werde wegen seiner vielfältigen körperlichen Beeinträchtigungen ohne eine entsprechende Kur wohl kaum mehr eine Arbeit finden.

Aus dem Brief, den die Rentenversicherung ihm geschickt habe, gehe für ihn nicht hervor, dass das Gespräch irgendetwas mit Alkohol zu tun haben solle. Er zeigte mir dieses Schreiben, in dem tatsächlich, im Gegensatz zum Schreiben, das an die Ambulanz ergangen war, nichts von einer Entwöhnungstherapie erwähnt war. Der Klient meinte weiter, wenn die Rentenversicherung jedoch unbedingt erwarte, dass er eine ambulante Beratung oder Behandlung absolviere, sei er gerne damit einverstanden. Es könne ja nichts schaden. Wozu diese ambulante Maßnahme sinnvoll sein könnte, konnte er aber nicht beantworten.

(Fortsetzung folgt.)

An diesem Beispiel zeigt sich ein häufig anzutreffender Vorgang. Angehörige, Freunde, Arbeitgeber oder soziale Agenturen stellen ein Trinkproblem fest. Aber auch hier gilt, was bei der Selbstbeobachtung bereits galt: Probleme sind keine objektiven Tatbestände – sie hängen davon ab, wie ein Beobachter seine Wahr»gebung« organisiert und welche Bewertungskriterien er zur Anwendung bringt. Und das sagt nicht selten mehr über den Beobachter als über das beobachtete Phänomen aus. So soll Picasso einmal von einem Journalisten gefragt worden sein, warum er Frauen in seinen Bildern so verunstaltet darstelle. So sähen richtige Frauen nicht aus. Der Künstler fragte daraufhin, wie Frauen denn aussehen würden. Der Journalist zückte seine Brieftasche und präsentierte eine Fotografie seiner Frau mit den Worten: »So sehen Frauen aus.« Picasso betrachtete das Foto nachdenklich und antwortete: »Ziemlich klein. Und ganz schön flach.«

Im Falle von Herrn Meier musste Folgendes passiert sein:

- Der Mitarbeiter des Arbeitsamtes muss in der Begegnung mit Herrn Meier Handlungen oder Auffälligkeiten bemerkt haben, die im Rahmen dieses speziellen Kontextes üblicherweise nicht zu erwarten sind. Das könnte die äußere Erscheinung des Klienten, ein leichtes Zittern oder der Geruch von Alkohol gewesen sein.
- Dadurch verknüpfte der Sachbearbeiter (meist geschieht dies mehr oder weniger unreflektiert) seine Beobachtungen mit

seinen Erwartungen. Er könnte den Geruch von Alkohol, ein Zittern oder das Erscheinungsbild Herrn Meiers morgens um 8.00 Uhr als ungewöhnlich ansehen.

- Der Mitarbeiter musste weiterhin den Eindruck gewinnen, dass Herr Meier öfter morgens nach Alkohol riecht, schlecht aussieht oder zittert.
- Auf diese Art begann der Sachbearbeiter, seine Beobachtungen zu bewerten. Dazu bediente er sich im Rahmen seines Arbeitskontextes bestimmter Bewertungen. Es handelte sich auch hier um einen Vergleich einer Soll- mit einer Ist-Erwartung, und er kam möglicherweise zu dem Schluss: »Es ist nicht ›normal‹, wenn ein Kunde morgens um 8.00 Uhr öfter oder immer nach Alkohol riecht.«
- Diese negative Abweichung führte dann zur »Feststellung« eines Problems, wobei diese »Problemfeststellung« zu diesem Zeitpunkt noch intern beim Beobachter erfolgte. Es war noch die höchstpersönliche Problembewertung des Sachbearbeiters.
- Wie es weitergehen könnte:
- Kommuniziert der Mitarbeiter seine Einschätzung der Situation, wird ein neuer Phänomenbereich eröffnet: das Problemsystem.
- Je nach Art der Ansprache, je nach Gemütslage des Kunden und je nach Art der weiteren Reaktionen der beiden Kommunikationspartner ergeben sich unterschiedliche Kommunikationsmuster, die von Zustimmung zur Problembeschreibung bis hin zur Zurückweisung dieser Vermutung reichen können. Sie bringen ganz eigene Kommunikations- und Interaktionsmuster hervor, die in den weiteren Begegnungen zu unterschiedlichen Handlungen führen können. Es können Auflagen zur Veränderung unter Androhung von Mittelkürzungen erfolgen oder die Weigerung des Kunden zur Kooperation. Und es können Veränderungsschritte angestoßen werden.

Allgemein formuliert, gibt es auch in der Fremdbeobachtung zwei zu unterscheidende Verhaltensmöglichkeiten: Zum einen kann das Trinken eines anderen Menschen beobachtet, als Problem bewertet und verschwiegen werden. Dann sieht der Beobachter Probleme. Dies hat aber keine Folgen. Die Problemsicht existiert ausschließlich im Erlebensbereich des Beobachters. Zum anderen kann das Trinken eines anderen Menschen beobachtet, zum Problem erklärt und zum Ausdruck gebracht werden. Zum Beispiel durch mimische, gestische und sprachliche Zeichen, die dann zu Kommunikation werden, wenn ihnen durch die trinkende Person Bedeutung unterlegt wird. Dann beginnt ein Problemsystem zu existieren.

Jeder kennt die Effekte, die erzeugt werden können durch minimal hochgezogene Augenbrauen, leicht grimassierende Gesichter, durch eine hingeworfene Hand- oder Fingerbewegung oder auch ein kurzes Wort, manchmal aber auch durch einen ausgeklügelten Erzähltext. All dies gehört, wenn es gemerkt und darauf reagiert wird, zu diesem neuen Phänomenbereich des Erzählens. Dabei sind die Anlässe für eine Fremdbeobachtung vielfältig.

Fallbeispiel
Bei einem Klienten war es ein Besuch beim Hausarzt. Der Klient suchte den Arzt wegen eines Gesundheitschecks auf, der ihm ab dem 45. Lebensjahr zustand. Hier wurde auch ein großes Blutbild ermittelt, bei dem ein Gamma-GT-Wert[2] von 1430 (Normwert: 0–59) festgestellt wurde. Der Klient bestätigte sehr schnell einen täglichen Konsum von bis zu 1,5 Litern Wodka und unterzog sich bereitwillig einer medizinischen Entziehungsbehandlung.

So einfach wie in diesem Beispiel ist es aber nicht immer.

Fallbeispiel Herr Hoffmann, der Manager (1. Teil)
Herr Hoffmann, ein 59-jähriger leitender Angestellter, verheiratet und Vater zweier erwachsener Söhne, nahm Kontakt auf, nachdem er zum dritten Mal in einem lebensbedrohlichen Zustand auf die Intensivstation eingeliefert worden war. Zum ersten Mal vor etwa zwölf Jahren. Damals sei er mit rasenden Kopfschmerzen umgefallen und mit der Diagnose einer akuten Hirnblutung eingeliefert worden. Erst nach mehrtägigem Koma habe sich herausgestellt, dass er nicht sterben und auch keine direkt beobachtbaren Folgen davontragen werde. Die von den behandelnden Ärzten dringend angeratene Alkoholabstinenz habe er als vollkommen überzogen eingeschätzt und sie nach der Entlassung keinen einzigen Tag eingehalten.

2 Die GGT (Gamma-Glutamyl-Transferase) ist ein Enzym, also ein Biokatalysator, der bestimmte Vorgänge im Stoffwechsel der Zellen ermöglicht. Sie hilft, Glutamyl-Reste von einem Stoff (z. B. von Glutathion) auf einen anderen (z. B. eine Aminosäure) zu übertragen, also zu transferieren. Davon leitet sich ihr Name ab. Die GGT, die man im Blut messen kann, stammt aus der Leber.

Das zweite Mal habe er plötzlich Blut gespuckt und sei bei diesem »Blutsturz« nur knapp mit dem Leben davongekommen. Auch dieser »Streifschuss« und die von den Ärzten dringend angeratene stationäre Therapie mit dem Ziel einer Alkoholabstinenz habe er direkt nach seiner Entlassung verworfen. Im Gegenteil: Er habe dieses »Gefasel« für Quacksalberei und eine unzulässige Übertreibung gehalten, obschon er von seinem Hausarzt schon seit geraumer Zeit auf katastrophale Leberwerte hingewiesen worden wäre.

Das dritte Mal sei er wegen einer erneuten Hirnblutung auf die Intensivstation gekommen und habe auch diese nur knapp überlebt. Immerhin habe er sich nach der Krankenhausentlassung dazu bewegen lassen, einen ersten ambulanten Termin zu vereinbaren. Bei dieser Gelegenheit erzählte er von seinem jahrelangen Trinken. Er, aus »besseren Kreisen« stammend, trank seit Jahren große Mengen Wein, vorzugsweise Rotwein, und immer wieder hochprozentige Getränke. Als leitender Angestellter einer großen Firma war er Chef seiner Abteilung und hatte das zweifelhafte Glück, dass ihn niemand der Untergebenen auf seine Trinkexzesse anzusprechen wagte.

In dem Bewusstsein bereits erzogen, alles schaffen zu können, was immer er sich vornehmen sollte, ließ er sich logischerweise von niemandem, weder von Ärzten, Familienmitgliedern, Freunden noch gar Therapeuten irgendetwas sagen. Sobald auch nur ansatzweise der Versuch der Einflussnahme unternommen wurde, lehnte er dies vehement und durchaus auch unfreundlich-abwertend ab. Die Ärzte waren ihm zu jung und unerfahren. Die Angehörigen hatten keine Ahnung von seinem verantwortungsvollen Job und lebten ja auch nicht schlecht von seinem hohen Einkommen. Die meisten Freunde teilten mit ihm die kostspieligen Hobbys: Jagen, alte Rotweine und schöne Segelboote. Kurz und gut: Niemand konnte ihn dazu animieren, über sein Verhalten nachzudenken, zumal er sich sicher war, sich ändern zu können, wenn er es denn wollte. Schließlich war sein Lebensmotto: Ich schaffe alles, wenn ich es mir vornehme – und das mit Bravour!

Ein aus heutiger Sicht entscheidender Schritt im ersten Gespräch waren die folgenden fünf, relativ gelassen und absichtslos ausgesprochenen Fragen: »Möchten Sie den Rest Ihres Lebens so verbringen wie die letzten Jahre?« »Wie alt werden Sie dann?« »Woran werden Sie dann vermutlich sterben?« »Gibt es etwas, das Sie noch gerne erleben wollen?« »Werden Sie das, was Sie noch erleben wollen, noch erleben, wenn Sie sich für ein ›Weitermachen-wie-bisher‹ entscheiden?«

Diese Fragen wurden von ihm nicht alle direkt beantwortet. Er bekam zum Schluss lediglich das Angebot eines neuen Termins, wenn seine Antworten auf die fünf Fragen mit einem weiteren Gespräch vereinbar sein sollten. Eine Veränderungsabsicht hatte seitens des Therapeuten in keiner Weise vorgelegen.

(Fortsetzung folgt.)

Dieses Beispiel illustriert anschaulich das, was die ganze Zeit bereits in der Luft lag: die Auseinandersetzung aufgrund unterschiedlicher Einschätzungen und davon abgeleiteter, logisch durchaus sinnvoller Handlungsstrategien. Aber eben unterschiedlicher Art. Im vorliegenden Fall war es wichtig, Herrn Hoffmann keine Vorhaltungen, Tipps, Empfehlungen oder besserwisserische Hinweise zu geben. Jemand, der mit dem Motto durch die Welt geht: »Ich schaffe alles, wenn ich es mir vornehme – und das mit Bravour!«, lässt sich von Helfern nichts sagen. Die innere Struktur des Klienten benötigt Fragen, die für ihn bedeutsam sind und mit denen er sich auseinandersetzen will. Nicht das »objektiv Bessere« wäre in einem solchen Fall nützlich, sondern das, was der Klient »subjektiv« für sich zu tun bereit ist. Die mit Gelassenheit ausgesprochenen Fragen im Hinblick darauf, ob er noch etwas und, wenn ja, was er noch erleben möchte, respektiert diesen Menschen und lässt ihm seine Autonomie. Therapeutisch interessant ist sicher die Frage, wie sich dieses innere Motto erklärt, in welchen Situationen dieses Motto für ihn hilfreich war und inwiefern es – z. B. bei der Auseinandersetzung mit seinem lebensgefährlichen Alkoholkonsum – überdacht werden sollte. Ob der Klient sich aber auf eine solche Arbeit einzulassen bereit ist oder nicht, entscheidet sich meist zu Anfang eines Kontaktes und kann, wie bei Herrn Hoffmann zu sehen ist, auch schnell schiefgehen.

5 Alkoholabhängigkeit: Ergebnis einer Selbstorganisation

In den bisherigen Beispielen wurde deutlich, dass weder Angehörige, Freunde, Mediziner noch soziale Agenturen einseitigen und berechenbaren Einfluss auf trinkende Menschen haben. Damit soll aber nicht behauptet werden, Trinkerinnen und Trinker würden niemals Anregungen von außen annehmen. Man kann in der therapeutischen Arbeit natürlich auch die Erfahrung machen, dass Klienten die Fragen gerne beantworten, Anregungen aufnehmen, sich verstanden fühlen und relativ zügig angemessene Schritte zur Veränderung unternehmen. Allerdings sind die Reaktionen der Klienten – ob kooperativ oder weniger kooperativ – im Voraus nicht einschätzbar.

5.1 Sie tun, was sie tun: Autonome Systeme

Eine Begründung für die Nichtberechenbarkeit und Nichtsteuerbarkeit liefert die Theorie der Autopoiese (Maturana 1985; Maturana u. Varela 1987). Ihre zentrale These besteht darin, lebenden Systemen – und damit auch Menschen – bei der Verarbeitung von Außenreizen Autonomie zu unterstellen. Nach dieser Theorie können lebende Systeme ihre jeweilige Umwelt nur aufgrund der jeweils vorhandenen eigenen Struktur – also autonom – verarbeiten.

Ob ein Außenreiz zu der von außen erwarteten Reaktion führt, hängt damit nicht nur vom jeweiligen Außenreiz ab, sondern auch davon, ob dieser Reiz »im« System entsprechend gemerkt und verarbeitet werden kann. Und dieses »Können« findet durch die zum jeweiligen Zeitpunkt vorhandene Struktur des Systems statt oder eben nicht. Die jeweilige Struktur ermöglicht und limitiert zugleich.

Die dieser Verarbeitung von Außenreizen zugrunde liegende Systemstruktur ist zwar dynamisch angelegt und verändert sich permanent – dennoch können autonome Systeme nicht »wissen«, wie die jeweilige Umwelt wirklich »ist«, sondern nur, wie sie aufgrund der jeweiligen Struktur erscheint. Es gibt im Rahmen dieser Theorie also keine 1:1-Verarbeitung zwischen außen und innen.

Diese ursprünglich aus der Biologie entliehene Theorie kann nun nicht nur auf biologische Prozesse lebender Systeme angewandt werden. Sie lässt sich gewinnbringend auch auf andere menschliche

Erlebens- und Äußerungsformen übertragen (Luhmann 1991): auf psychische und soziale Systeme.

Den drei Systemen wird damit jeweils eine autonome Verarbeitung von Außenreizen unterstellt, wobei jedes System diese Verarbeitung aufgrund einer spezifischen Operationsform vornimmt: Das psychische System erlebt, das biologische lebt und das soziale erzählt (Retzer 1994).

Die Begriffe »erleben«, »leben« und »erzählen« weisen darauf hin, dass in jedem der drei Systeme unterschiedliche Vorgänge im Vordergrund stehen. Das psychische System *erlebt*, indem es kognitiv-emotionale Muster aufbaut und sich auf diese Weise strukturiert. Das biologische System *lebt*, indem es chemische und physikalische Vorgänge verarbeitet und zu speziellen Mustern und Ordnungsstrukturen zusammenfügt. Und das soziale System *erzählt*, weil es aus kommunikativen Beiträgen besteht und diese ebenfalls zu einem dynamischen interaktionellen Muster organisiert.

Wichtig dabei ist, dass die drei Systemebenen natürlich nicht getrennt voneinander existieren. Sie können sich wechselseitig irritieren. Dieser wechselseitige Prozess wird »strukturelle Koppelung« genannt und beinhaltet zweierlei: einerseits die Möglichkeit einer Beeinflussungen zwischen den Systemen und gleichzeitig eine Begrenzung dieses Einflusses durch die autonomen Strukturen der beteiligten Systeme. Somit stehen die Systeme in einem dynamischen System-Umwelt-Verhältnis zueinander.

Auf der Grundlage dieses System-Umwelt-Verhältnisses entwickelt sich ein übergeordnetes erlebendes, lebendes und erzählendes Muster (ebd.), das sich permanent verändern kann und als autonom und individuell begriffen werden muss.

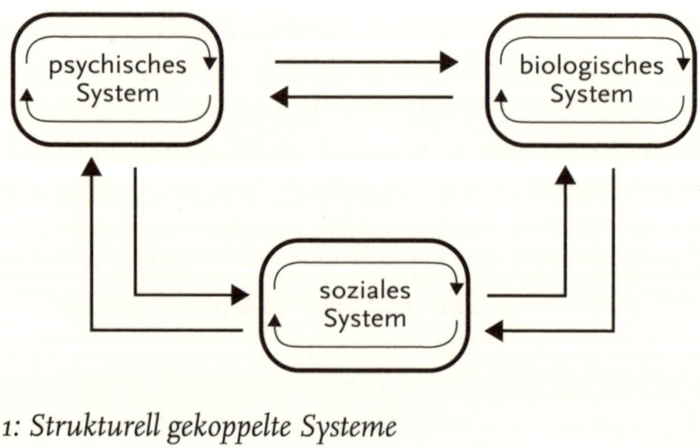

Abb. 1: Strukturell gekoppelte Systeme

Wenn man durch diese »Theoriebrille« Alkoholabhängige beobachtet, erscheinen die Einschätzungen der Klienten inklusive ihres Verhaltens aufgrund ihrer zugrunde liegenden Struktur vernünftig und plausibel: Sie haben den Eindruck, es werde ihnen schlecht mitgespielt, sie erleben die Kritik des Vorgesetzten als überzogen, sie sind überzeugt, nicht mehr als die Kollegen zu trinken, sie lassen sich von Ärzten nichts vorschreiben und wehren sich gegen Einmischungen in ihre Lebenspraxis.

Für einen Beobachter können dieses Verhalten und diese Verlautbarungen allerdings unvernünftig, merkwürdig, unreif, gar krank erscheinen – je nach Struktur, die dem Beobachter gerade für die Bewertung des beobachteten Verhaltens zur Verfügung steht und er zur Anwendung bringt.

So lässt sich z. B. auch erklären, dass Angehörige, Mediziner oder Arbeitgeber für sich überzeugende Argumente für den Beweis einer Alkoholabhängigkeit aufführen können, die Trinker diesen Argumenten aber komplett unzugänglich bleiben und darauf beharren, dass man sie ungerecht und unfair behandelt. Dieses Phänomen, in herkömmlichen Therapietheorien und ihrer abgeleiteten Praxis als Zeichen für Verleugnung, Widerstand, Uneinsichtigkeit oder Motivationsmangel diagnostiziert, erweist sich nach der hier vorgestellten Sichtweise eher als ein Aufeinandertreffen unterschiedlicher Weltbeobachtungen. Sie deutet auf eine noch nicht gelingende Kommunikation und Kooperation zwischen Klienten und Helfern hin.

Solche autonomen Prozesse und Beobachtungsleistungen erfordern eine individualisierte Herangehensweise. Vorgefertigte Schemata inklusive ihrer Erklärungs- und Behandlungsmodelle im Sinne modularer Systeme scheinen fraglich bis untauglich zu sein. Sie laufen Gefahr, in sich als stimmig, gar richtig eingestuft zu werden und dennoch – besser: gerade deswegen – flexible, die Strukturen der Klienten und ihrer Angehörigen berücksichtigende Überlegungen vermissen zu lassen.

Nun stellen sich drei Fragen:

- Was passiert in den jeweiligen autonomen Systemen auf dem Weg hin zu einer Abhängigkeit?
- Wie sind die drei autonom erlebenden, lebenden und erzählenden Systeme im Falle einer Abhängigkeit miteinander verbunden?

- Wie kommt es zu einer Dynamik, die als Alkoholabhängigkeit bezeichnet werden kann?

5.2 Autonome Systeme und Alkoholabhängigkeit

Über die Dynamik, die sich in den drei Systemen entwickelt, lässt sich Folgendes sagen: Für das *psychische*, das erlebende System kann unterstellt werden, dass ein Mensch in unserem Kulturkreis bereits als Kind lernt, welche Erwartungen er in Bezug auf Alkoholwirkungen haben kann. So konnte in einem Experiment mit Vorschulkindern nachgewiesen werden, wie differenziert ihre Erwartungen im Hinblick auf die Einschätzung einer Alkoholwirkung sind. Die Kinder konnten sehr präzise von aufgeheiterten Stimmungen, schwankendem Gangbild, aggressiven Verhaltensweisen usw. berichten (Arend 1994).

Erwartungsstrukturen sind als eine Verknüpfung kognitiver und affektiver Strukturen zu verstehen. Denken und Fühlen lassen sich dabei nicht mehr voneinander trennen und bilden einen Erfahrungshintergrund und einen Erlebenshintergrund, auf deren Basis Beobachtungen von sich und der Umwelt ausgewählt und in der Folge auch erlebt und verarbeitet werden.

In aller Regel sind die Erwartungen im Hinblick auf zukünftigen Alkoholgenuss positiv geprägt. Die Wahrscheinlichkeit ist daher relativ hoch, dass eine Alkoholeinnahme prompt die erwartete, meist positiv bewertete Bewusstseinsveränderung zur Folge hat (ebd.). Eine Wiederholung des Alkoholkonsums wird dadurch attraktiv. Prinzipiell ist die Herausbildung solcher positiven Erwartungen durchaus eine Ressource. Sie fördert entspannendes und stressreduzierendes Erleben, sie mindern Unsicherheiten in Beziehungen und unterstützen die körperliche und geistige Leistungsfähigkeit.

Beispiel

Der Komiker Karl Dall erzählte in der Sendung *Menschen bei Maischberger* folgende Geschichte: »Ich bin zweimal Anfang der 60er-Jahre durch die Führerscheinprüfung gefallen. Beim dritten Mal habe ich mir eine Flasche Sekt reingekippt und hab bestanden.«

Mit einem Substanzgebrauch können folglich negative Erwartungen gemindert und positives Erleben gesteigert werden. Das Alkoholtrinken lässt sich als eine Form der psychischen Selbstregulation verstehen.

Insofern können unterschiedliche Lebensereignisse den Wunsch nach positiver Beeinflussung auslösen und die erworbene Fähigkeit des Trinkens abrufen. »Ein Schlückchen in Ehren kann niemand verwehren«, »Essen und Trinken hält Leib und Seele zusammen«, »Auf einem Bein steht es sich nicht gut« bis hin zu »Den oder die sauf ich mir schön« sind entsprechende in Worte gefasste Deutungsraster, die die Wiederholungswahrscheinlichkeit erhöhen. Das unterstützt die Bahnung einer »Fühl-, Denk- und Verhaltensschiene« (Ciompi 1999, S. 215), obwohl prinzipiell auch alternative Bewertungen und Handlungen zur Verfügung stehen.

Diese Erlebenssets spuren sich umso zuverlässiger ein, je öfter es gelingt, als unangenehm bewertete Ereignisse abzumildern. Das Trinken bekommt dann den Charakter einer »Selbstmedikation« (Revenstorf u. Metsch 1986). Mit der Zeit sich einstellende unangenehme »Nebenwirkungen« wie vermehrte Konflikte in der Familie, im Betrieb oder auch zunehmende körperliche Beschwerden sowie Scham- und Schuldgefühle – Stress – werden im Sinne einer Selbstmedikation der Nebenwirkungen der Selbstmedikation (Schwertl 1998) weggetrunken. Eine psychische Abhängigkeit kann sich so entwickeln.

Parallel zu den Entwicklungen im psychischen System versucht das *biologische*, das lebende System, ebenfalls seiner eigenen Struktur entsprechend, die chemisch-physikalisch merkbare alkoholbedingte Störung zu verarbeiten – und zwar so lange, wie es dazu in der Lage ist.

Während das biologische System anfangs Alkohol als Irritation im Sinne eines »Zuviel« wahrnimmt und abbaut, wird er bei lang anhaltendem und gewohnheitsmäßigem Alkoholkonsum als fester Bestandteil der Organismusfunktionen eingebaut. Die chemischen Prozesse stoßen eine Strukturveränderung an, bei der das, was zunächst als Störung erschien, nun »normales« Funktionieren erst herstellt: Eine Toleranzsteigerung ist beobachtbar. Umgekehrt führt ein Wegfall der Alkoholzufuhr zu einer Irritation im Sinne eines »Zuwenig« und löst den Drang nach erneutem Trinken aus. Eine physische Abhängigkeit hat sich entwickelt.

Neurophysiologisch bauen sich durch die zunehmende Alkoholmenge neben einer Veränderung der einzelnen Nervenzellen auch veränderte neuronale und synaptische Verschaltungsmuster auf, die Denken, Fühlen und Handeln eines Menschen bestimmen und mit einer Aktivierung emotionaler Zentren einhergehen. D. h., dass sich die chemische Substanz »Alkohol« in Kombination mit bestimmten stressreduzierenden Erlebensformen, die durch den Konsum von Alkohol begünstigt werden, auch neuronal niederschlägt. Das auf diese Art entstandene neuronale Netzwerk kann als eine Art »Suchtgedächtnis« (Böning 2007) bezeichnet werden und begünstigt es, verschiedene erlebte Erfahrungen vor diesem Hintergrund einzuordnen und das Trinken als sinnvolle Handlung bei höchst unterschiedlichen Auslösereizen für angebracht zu halten. Darüber hinaus führen die Wirkung von aktuellen Rauschzuständen und Schädigungen im Bereich des Stirnhirns zu einer »Kurzsichtigkeit für die Zukunft« und zu einer vorübergehenden Einengung des eigenen Zukunftspanoramas (Damasio 1997, S. 292).

Ein solches neuronales Netzwerk wirkt als kognitiv-affektives Schema, mit dem verschiedenartige Lebenserfahrungen in einer Art bewertet werden, dass sich gewohnte und eingespurte Erlebens- und Verhaltensmuster psychisch und neurobiologisch wechselseitig stabilisieren. Diese neurophysiologischen und psychischen Prozesse geben einerseits Orientierung, begrenzen aber auch die Entwicklungsmöglichkeiten eines Menschen, indem auf unterschiedliche Erfahrungen meist mit ähnlichem Verhalten reagiert wird. Das Trinken erscheint dann geradezu folgerichtig.

Im *sozialen*, dem erzählenden System entfaltet das vermehrte Trinken, sobald es, meist von Familienangehörigen, als problematisch eingestuft wird, den Effekt, dass diese zunächst milde, später eindeutigere Veränderungsversuche zur Problembeseitigung starten. Bitten, Hoffen und Ermahnen sind meist die ersten Schritte auf dem Weg, eine Veränderung zu bewirken. Wird die trinkende Person mit diesen Versuchen erreicht, reduzieren sich die Konflikte.

Stellt sich eine Änderung nicht ein, werden weitere Angehörige und Freunde eingeweiht. Es entstehen zumindest aus der Sicht der trinkenden Person potenzielle Koalitionen zwischen den Familienangehörigen und diesen hinzugezogenen Gesprächspartnern. Lassen sich die Trinker dadurch erreichen, entspannt sich die Situation. Zumindest so lange, als sich das Trinkverhalten merklich ändert.

Aufseiten der Trinker kann sich unter diesen Bedingungen ein heimliches Trinken, ein So-tun-als-ob entwickeln. Dann werden nach außen Zustimmung zur Problembeschreibung der Partner signalisiert und Solidarität, Konfliktvermeidungswunsch und gleiche Zielvorstellungen geteilt. Nach innen werden die Aufrechterhaltung der eigenen Bewertung, die Wahrung der eigenen Autonomie, eine Koalition mit dem Alkohol praktiziert, gepaart mit der Hoffnung, die Verstecke und das Versteckspiel mögen unentdeckt bleiben. Nicht selten zeigt sich ein gewisser Stolz auf die eigene Kreativität.

Fallbeispiel

Ein 45-jähriger Mann, der seit Jahren massiv hochprozentige Getränke zu sich nahm, berichtete, dass er einen Gartenschlauch mit Schnaps gefüllt und den Schlauch mit zwei Stopfen verschlossen habe. Er könne dadurch »treu und brav« die Arbeit im Garten verrichten und gleichzeitig immer wieder einen kräftigen Schluck »nehmen«. Ein perfektes Versteck, wie er meinte.

Entwickelt sich keine durchgreifende Veränderung des Trinkverhaltens, und wird die trinkende Person auch durch weitere, teilweise über Jahre hinweg andauernde Veränderungsversuche nicht erreicht, drohen weitere Eskalationen.

In der Folge werden Ungerechtigkeiten und unfaires Verhalten im wechselseitigen Umgang moniert. Je unterschiedlicher die jeweilige Sichtweise, als desto konflikthafter entwickeln sich die Konfrontationen. Sehr schnell entfaltet sich ein Kampf im Sinne eines Entweder-oder, bei dem nur noch eine Sichtweise richtig, die andere entsprechend falsch erscheint und die Welt in Sieger und Besiegte unterteilt wird. Von den Beteiligten, im Normalfall also von den beiden Partnern, wird alles dafür getan, möglichst nicht auf die Verliererseite zu kommen. Die grundsätzlich vorhandene Plastizität sozialer Choreografien wird auf diese Weise eingeschränkt.

In solchen Phasen werden erste Kontakte zu professionellen Hilfeeinrichtungen geknüpft. Dadurch spielen nicht nur die eigenen Überzeugungen, sondern auch die der Angehörigen und professionellen Helfer eine nicht unbedeutende Rolle. Zum Beispiel dadurch, dass der nichttrinkende Partner nicht nur nahen Verwandten sein Herz ausschüttet, sondern Kontakte zu Suchtberatungen, dem Hausarzt oder zu Selbsthilfegruppen aufnimmt und eine gewisse Solidarität und eine Bestätigung der eigenen Sichtweise erhält. Ein sich auf diese Weise einspurendes Entweder-oder-Muster begünstigt eskalierende, symmetrische Prozesse zwischen den Partnern bis hin zu gewalttätigen Auseinandersetzungen (Simon u. Weber 1987). Aber das ist nur die eine, eher trennende Tendenzen repräsentierende Dynamik dieses Musters.

Es gibt noch eine andere, die Bindungswünsche betonende Seite. Diese zeigt sich auf unterschiedliche Weise: Zum einen hoffen die

Partner süchtig Trinkender, irgendwann doch noch rettend in das Geschehen eingreifen und Schlimmeres verhindern zu können. Zum anderen begünstigt das jahrelange Leiden den Glauben, auf die Begleichung noch offener Rechnungen durch die trinkenden Partner warten zu können. Und schließlich lässt sich die Vorstellung, »dass alles wieder gut wird«, nicht so einfach verabschieden, zumal zu Beginn der Partnerschaft vollkommen andere Sehnsüchte und Hoffnungen in Bezug auf die gemeinsame Zukunft existierten und noch immer existieren. Sie aufzugeben scheint schlimmer als das Ertragen der beschriebenen und leidvollen gemeinsamen Choreografie. So wie die Trinker trinken, hoffen die Angehörigen.

In Familien mit einem abhängig trinkenden Mitglied wechseln sich solche distanzierenden Dynamiken mit näherfördernden Prozessen ab – nicht selten über Jahre. Etwa dann, wenn der Partner des süchtig Trinkenden aus Sorge um den Gesundheitszustand des Partners oder aus Sorge um das ökonomische Überleben der Familie notfallmäßige stationäre Entgiftungen organisiert und sich Entschuldigungen für Fehlzeiten bei der Arbeit einfallen lässt. Oder wenn er aus Angst vor der Vorstellung einer vielleicht doch nicht zu vermeidenden Trennung zum wiederholten Male an die Ankündigung einer Änderung des süchtigen Verhaltens zu glauben bereit ist – und verzeiht. Solche von außen schwer nachvollziehbaren Dynamiken werden möglicherweise auch durch spezifische Vorbilder begünstigt.

Beispiel

Dies lässt sich am weiteren Verlauf des Interviews aus dem *Aktuellen Sportstudio* zeigen, das in Kapitel 3 bereits Erwähnung fand. Das Gespräch nahm folgenden Fortgang: Nachdem Manager Calmund sein Unverständnis für die Haaranalyse seines Trainers mit der »Erklärung« einer Krankheit plausibilisiert hatte, sagte er: »Der Christoph hat sich bei mir entschuldigt: ›Calle, du hast so viel für mich gekämpft.‹ Ich habe zu ihm gesagt: ›Wenn das stimmt, die A- und die B-Probe. Dann bist du krank. Weißt du was, Junge, ich glaub, du bist krank. Und dann verzeih ich dir eben auch.‹ [...] Ich hoffe, dass der Christoph krank ist, und deshalb habe ich ihm ja auch, was ich eingangs gesagt habe, gesagt: ›Das, was ich für dich getan habe, habe ich gerne gemacht, und ich glaube eigentlich, ich habe es gemacht, weil du krank bist. Und deshalb verzeihe ich dir auch.‹«

Es spurt sich ein Kreislauf zwischen Streit und Disharmonie einerseits und Verzeihen, Versöhnen und Nähe andererseits ein, der von Trinkexzessen und Phasen geringen Konsums bzw. einer vorübergehenden Abstinenz begleitet wird (Klein 2007a, b).

Entwickelt sich im Laufe der Zeit keine durchgreifende Änderung – sei es durch die Veränderung des Trinkens, sei es durch Beendigung der Partnerschaft –, verschärfen die dauerhaften gegenseitigen Erwartungsenttäuschungen die Auseinandersetzungen derart, dass weder ein Ausgleich zwischen Geben und Nehmen noch ein Verzeihen, geschweige denn Vergebung mehr möglich ist. Aus enttäuschten Erwartungen werden so im Laufe der Zeit erwartete Enttäuschungen.

Diese Entwicklung hat natürlich nicht nur für die Partnerschaft, sondern für die gesamte Familie Folgen: Die trinkende Person setzt ihre Glaubwürdigkeit im System aufs Spiel und riskiert ihre Exkommunikation (Retzer 1994). Die restlichen Familienmitglieder verbinden sich zu einer scheinbar stabilen Koalition gegen den Trinker und fördern dadurch ihrerseits eine Spaltung.

Für die Kinder wird es dabei immer schwieriger, die Reaktionen der Eltern zu berechnen. Der nichttrinkende Elternteil wechselt nämlich unter Umständen je nach Trinkphase des trinkenden Elternteils die Koalition. Der trinkende Elternteil ist, ob nüchtern oder betrunken, in seiner jeweiligen Stimmungslage kaum mehr einzuschätzen. Gleichzeitig sind Kinder spezifischen Loyalitätszwickmühlen ausgesetzt, da sie ihre Bindung zum nichttrinkenden Elternteil eher offen und zum trinkenden Elternteil eher verdeckt zu zeigen versuchen (Schmidt 1987, 1992).

Aufgrund extremer Stimmungsschwankungen und Unberechenbarkeiten der Elternfiguren hegen Kinder den Wunsch, Einfluss auf das Verhalten der Eltern zu nehmen. Sie übernehmen dann bereits früh eine sie oft überfordernde Verantwortung für das psychische und physische Wohlergehen des trinkenden, aber auch des nichttrinkenden Elternteils.

Auf diese Weise entwickeln sie ungenügende Kompetenzen für ein Ertragen und Bewältigen unvermeidlicher und unveränderlicher Widerfahrnisse des Lebens. Das Aufrechterhalten der Illusion einer überhöhten Selbstwirksamkeit, statt eine beschränkte Selbstwirksamkeit zu tolerieren, lässt sie später bei der Bewältigung existenziell bedeutsamer Herausforderungen auf Alkohol zurückgreifen. Das Risiko erhöht sich, selber eine Abhängigkeit zu entwickeln.

Fallbeispiel

Eine süchtig trinkende 41-jährige Klientin, die nach drei alkoholbedingten epileptischen Anfällen zur ambulanten Behandlung erschien, begann nach einigen Therapiesitzungen, darüber zu sprechen, dass auch ihre Mutter eine starke Trinkerin war. Sie habe fast täglich mit ansehen müssen, wie ihr Vater nach der abendlichen Rückkehr von seiner Arbeit die volltrunkene Mutter massiv schlug. Außerdem sei sie morgens mit Angst in die Schule gegangen, da sie befürchtete, sie könne ihre Mutter betrunken, vielleicht sogar tot auf dem Küchenboden auffinden. Die Erleichterung, dass die Mutter nach der Rückkehr aus der Schule zwar betrunken war, zumindest aber noch lebte, sei abends beim Miterleben der väterlichen Gewalt gegen die Mutter schnell dem Gefühl gewichen, wieder einmal weder das Trinken der Mutter noch die Gewalttätigkeiten des Vaters gegen die Mutter verhindert zu haben.

Parallel zu diesen Dynamiken auf der Innenseite des Systems werden die Außengrenzen der Familie stabiler aufgebaut in der Absicht, sich vor etwaigen Beschämungen durch Blicke von außen zu schützen. Alternative und stützende Erfahrungen ermöglichende Kontakte zu Peer-Gruppen oder anderen potenziell hilfreichen Personen werden weniger wahrscheinlich.

Dies behindert die Entwicklungsmöglichkeiten der Kinder in der Gegenwart und wirkt sich nicht selten bis in ihr Erwachsenenleben hinein aus. So nehmen nach Schätzungen 33–40 % der Kinder, die in Familien aufwachsen, in denen mindestens ein Elternteil süchtig trinkt, selber eine süchtige Entwicklung. D. h., die Chance bzw. das Risiko der Übertragung des Symptoms in die nächste Generation ist damit um das 6-Fache erhöht (M. Klein 2002).

Als Hauptfaktoren für diese Entwicklung gelten dabei folgende als negativ erlebte Erfahrungen: Kinder nehmen das familiäre Leben und ihre Eltern wahr als von Instabilität und Unberechenbarkeit geprägt. Sie fühlen sich in ihrer Selbstwirksamkeit eingeschränkt und Gewalttätigkeiten aktiver und passiver Art ausgesetzt. Dazu zählen Misshandlungen, Missbrauch, Vernachlässigungen und die Bedrohung durch Beziehungsverluste.

Die Spaltung des Systems inklusive der stärkeren Innenorientierung trägt oft eigenartige Früchte: So, wie der Trinker durch den »Freund Alkohol« seine autonomen Wünsche offen und seine Bindungswünsche verschlüsselt auszudrücken scheint, können bei den

»Koalitionären« neben der offen demonstrierten Bindung Symptombildungen wie depressive, psychosomatische, Verhaltens- und Anpassungsstörungen sowie eigenes süchtiges Verhalten als Ausdruck der abgespaltenen autonomen Wünsche interpretiert werden.

5.3 Alkoholabhängigkeit als sich selbst organisierendes System

Nun verlaufen die beschriebenen Entwicklungen zwar parallel, aber nicht unverbunden. Die drei Systeme stehen vielmehr in einem System-Umwelt-Verhältnis zueinander und können sich wechselseitig, ihrer jeweiligen Struktur entsprechend, irritieren. So, wie sich eine körperliche Übelkeit auf seelische, kommunikative und biologische Prozesse auswirken kann, verhält es sich natürlich auch beim Trinken von Alkohol – und das mit teilweise fatalen Folgen.

Die einzelnen Prozesse der drei Systeme werden über Jahre miteinander verknüpft. Und zwar so, dass es den Anschein hat, als wäre das alkoholische System nur noch auf diese Weise funktionsfähig. Selbstverständlich ist dem nicht so. Denn auch nach abhängigen Trinkphasen können alle drei Systeme prinzipiell ohne Alkohol funktionieren. So, wie sie vor der Ausbildung einer Abhängigkeit ja ebenfalls funktioniert hatten. Die enge Verknüpfung der drei Systeme lässt sich folgendermaßen beschreiben:

Die im psychischen System des süchtigen Trinkers aufgebauten kognitiven und affektiven Erlebensstrukturen eröffnen die Möglichkeit, einerseits als unangenehm bewertete Gefühle wie Einsamkeit, Scham und Angst wegzutrinken und andererseits angenehme Gefühle wie Freude, Zugehörigkeit und Leichtigkeit vorübergehend durch Alkoholgenuss zu steigern. Durch dieses »Passepartout« können die meisten Außenreize in eine erträgliche Form gebracht werden. Und zwar unabhängig davon, von welchem System diese Reize ausgehen.

So können z. B. drohende Entzugserscheinungen wie Unruhe, Zittern, Schweißausbrüche oder andere unangenehme körperliche Zustände im biologischen System erträglich gemacht oder gar vorübergehend behoben werden. Indem diese Lösung praktiziert wird, werden parallel neurophysiologische Effekte erzielt, die sowohl eine chemische Veränderung der Neuronen zur Folge haben, aber auch spezifische neuronale Netzwerke ausbilden, die rückwirkend die kognitiv-emotionalen Erlebensweisen psychischer Systeme stabilisieren.

Gleichzeitig haben diese Wechselwirkungsprozesse auch Auswirkungen auf die Abläufe im sozialen System. In aller Regel erhöht sich der Stress innerhalb der Familie durch Paar- oder Erziehungskonflikte, oder es drohen Konflikte am Arbeitsplatz durch reduzierte Leistungsfähigkeit, zunehmende Fehlzeiten und Unfallrisiken. In einigen Fällen drohen Abmahnungen sowie der Verlust des Arbeitsplatzes. Auch dieses Stresserleben wird durch das Lösungsmodell Trinken behoben, was logischerweise den Stress erhöht und die beschriebenen psychischen und physischen Dynamiken anheizt.

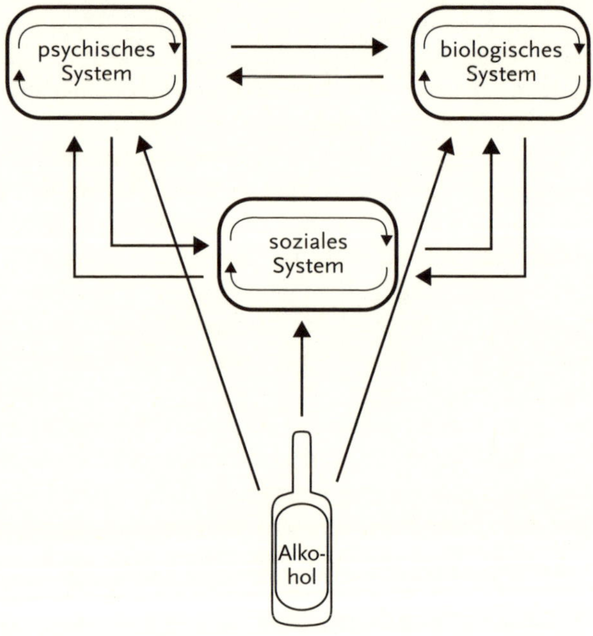

Abb. 2: Sucht als sich selbst organisierendes System

Bei einer Alkoholabhängigkeit handelt es sich um ein Selbstregulationsmanagement mit dem Ziel, unangenehme Einflüsse erträglicher zu machen bzw. angenehme Zustände noch angenehmer zu gestalten. Man hat es also nicht etwa primär mit einer Problemerzeugungs-, sondern mit einer Problembewältigungs- bzw. Problembeseitigungsdynamik zu tun. Oder, anders formuliert: Alkoholabhängigkeit ist das Ensemble chronifizierter Lösungsversuche.

Es entwickelt sich ein biopsychosoziales Schema, mit dem Reize jedweder Art – seien sie psychisch, biologisch oder sozial bedingt – abgetastet und so auf eine behandelbare Form gebracht werden. Damit erscheint dieses Schema als eine vorerst stabile, hilfreiche und orientierunggebende Komplexitätsreduktion einer als überkomplex erlebten Welterfahrung. Für alles gibt es eine Antwort: Trinken. Genau das macht das Trinken attraktiv und zu einem Überlebensmittel.

Obwohl auf jeder Systemebene prinzipiell Alternativen zur Verfügung stehen – jedes System könnte auch ohne Alkohol existieren –, wird immer wieder die gleiche Lösungsvariante gewählt und die süchtige Dynamik mit teilweise verheerenden Folgen stabilisiert. Das Lösungsmanagement stellt dann ein zum Problem geronnenes Lösungsverhalten dar.

> »Mag z. B. der Konsum von Alkohol noch so weitgehend als ein bestimmtes Interaktionsmuster rekonstruiert werden können: Nach vielen Jahren hochdosierten Alkohol›genusses‹ und histologischen Veränderungen an den Neuronen haben die mit den sozialen Interaktionsprozessen coevolvierenden biologischen Prozesse sich gegebenenfalls körperlich so manifestiert, dass nun nicht mehr alle relevanten Vorgänge einfach im Rahmen sozialer Interaktionsmuster beschrieben werden können. Das, was dieser [jeweils betroffene; R. K.] Mensch an Interaktionen hervorbringt, ist dann eben auch durch das geschädigte neuronale System mitbedingt und keineswegs nur durch das soziale System« (Kriz 1999, S. 121 f.).

Damit erscheinen alle Ansätze fraglich, die sich ausschließlich auf *eine* Systemebene konzentrieren. Seien sie chemisch-physikalischer Natur wie Entzugsbehandlungen, medikamentöse Therapien (Ameisen 2009), Verabreichung von Anti-Craving-Substanzen oder die Implantation von Hirnschrittmachern (Voges 2012; Epoch times 2012). Seien sie auf das psychische System abzielende Versuche wie Psychotherapien oder Pädagogik. Oder seien sie auf das soziale System fokussierende familien- oder soziotherapeutische Vorgehensweisen. Es geht vielmehr um Ansätze, die die gesamte Komplexität des Suchtgeschehens zu erfassen versuchen.

Aus den Ausführungen dieses Kapitels lassen sich fünf Schlussfolgerungen ziehen:

- Das abhängige Trinken stellt zunächst einen Lösungsversuch für Situationen dar, für die offensichtlich keine sinnvolle, nützliche und erfolgsträchtige Alternative zur Verfügung stand.

- Abhängiges Trinken ist einerseits Ausdruck einer erfolgreichen Überlebensstrategie und andererseits ein Hinweis, dass bisherige Krisen die praktizierte Lösungsstrategie des abhängigen Trinkens noch nicht destabilisieren konnten.
- Eine wie auch immer aussehende und von außen angebotene Veränderungsidee kann nur eine positive Wirkung entfalten, wenn sie die intern vorhandenen biologischen, psychischen und sozialen Strukturen erfasst, respektiert und dennoch angemessen irritiert.
- Die Angemessenheit einer Irritation, sei sie biologisch, psychisch oder sozial ausgerichtet, wird durch die Struktur des jeweiligen Systems der Klienten festgelegt und kann nicht vorausgesagt werden.
- Die Problematik des süchtigen Trinkens hat damit einen riesigen Vorteil gegenüber vielen anderen sogenannten Störungen: Sie zu beeinflussen liegt komplett in den Möglichkeiten der trinkenden Menschen. Und nur sie können und müssen entscheiden – früher, später oder nie –, mit welchen Maßnahmen (und ob überhaupt) sich etwas verändern kann und soll.

Nachdem nun eine theoretische Begründung für die Nichtsteuerbarkeit lebender Systeme beschrieben wurde, tauchen Fragen auf, ob dieser Erklärungsansatz für das Verständnis einer abhängigen Entwicklung ausreichend sein kann. Mit dieser Theorie lässt sich zwar sehr gut erklären, wie sich ursprüngliche Lösungsversuche der drei Systemebenen zu einer Abhängigkeit entwickeln und warum die auf diese Weise aufgebaute süchtige Dynamik aufrechterhalten bleibt. Sie kann aber nur unzureichend Ideen liefern, warum Menschen ab einem bestimmten Punkt in ihrem Lebenslauf auf den Lösungsversuch des Trinkens zurückgreifen und an ihm festhalten, obwohl offensichtlich keine nutzbringenden Effekte zu erwarten sind. Dieser Fragestellung widmet sich das nächste Kapitel.

6 Versuch einer systemischen Beschreibung

Um die gesamte Komplexität einer abhängigen Entwicklung darstellen zu können, muss man über die reine Betrachtungsweise einer Selbstorganisationsdynamik hinausgehen. Dabei spielen spezifische biografische Erfahrungen und spezifische Herausforderungen – Krisen – im Leben eines Menschen eine wichtige Rolle. Das Zusammenspiel aus biografischen Einflüssen, dem Management von Krisen und einer sich entwickelnden Selbstorganisationsdynamik bilden zusammen den Rahmen, in dem sich ein abhängiges Trinken verstehen lässt. Am besten lässt sich diese Behauptung unterlegen, wenn man sich mit – zum Teil bereits bekannten – Fallbeispielen beschäftigt.

Fallbeispiel Frau Müller, die Angestellte (1. Teil)
Frau Müller, 55 Jahre alt, nahm telefonischen Kontakt auf, da sie den Eindruck hatte, zu viel Alkohol zu konsumieren. Im ersten Gespräch erzählte sie, dass sie täglich eine bis drei Flaschen Sekt unmittelbar nach der Arbeit trinke. Da sie halbtags arbeite, beginne sie bereits ab 14.00 Uhr damit und verteile das Trinken dann bis etwa 20.00 Uhr. Danach schaue sie noch etwas Fernsehen und schlafe dann ein. Besondere Sorgen bereiteten ihr die beiden Kinder, ein 17-jähriger Sohn und eine 15-jährige Tochter, für die sie mit dieser Art des Trinkens keine gute Mutter sein könne. Der Sohn verbringe entsprechend schon seit Jahren Stunden vor dem PC und spiele irgendwelche »Knallspiele«. Er lasse sich davon nicht mehr abbringen, verweigere teilweise die gemeinsamen Mahlzeiten und sondere sich ab. Die Tochter sei eher still, verkrieche sich aber auch in ihr Zimmer und sei für die Mutter ebenfalls nicht erreichbar.

Sie halte sich für eine schlechte Mutter, fühle sich von den Anforderungen der Erziehung überfordert und sei sich auch nicht mehr sicher, ob sie ihren Beruf als kaufmännische Angestellte qualitativ gut meistere.

Das abhängige Trinken habe vor fünf Jahren begonnen. Zuvor sei der Ehemann und Vater der Kinder plötzlich und unerwartet lebensbedrohlich erkrankt. Eine Behandlung, so habe sich kurze Zeit später herausgestellt, habe keine Aussicht auf Heilung gehabt. Nach etwa sechs Monaten schlimmen Leidens habe sich der Ehemann, obwohl dies immer wieder kurz angedeutet habend, dennoch für sie überraschend, suizidiert. Damals hätten sie wegen der großen nächtlichen Unruhe des Mannes in getrennten Schlafzimmern geschlafen. Am Abend vor seinem Tod hätten sie sich abends noch eine gute Nacht gewünscht, weil der Mann früher müde gewesen sei. Am nächsten Morgen habe sie ihn tot in seinem Bett gefunden.

Ab diesem Zeitpunkt sei das Leben ein anderes gewesen. Sie habe in der Folge vermehrt getrunken, was zunächst eine tröstende Wirkung gehabt habe, letztlich aber kein Trost gewesen sei. Im Laufe der Zeit habe sich das Trinken gesteigert, und es hätten sich zunehmend Schuldgefühle eingestellt – gegenüber ihren Kindern, keine gute Mutter zu sein, und gegenüber ihrem Mann, ihn in seiner schwersten Stunde alleingelassen und seine Hinweise auf suizidale Absichten nicht ernst genommen zu haben. Auch zur Minderung dieser Schuldgefühle habe sie Alkohol eingesetzt, was so lange half, bis eine Ernüchterung eingetreten sei.

Ihre noch lebende, 84-jährige Mutter spiele hierbei auch eine nicht unwesentliche Rolle, da diese sie in den regelmäßigen Telefonaten auffordere, sich zusammenzureißen und einzusehen, dass es so nicht weitergehen könne. Eine Unterstützung sei dies wahrlich nicht. Sie könne sich als Tochter diesen Telefonaten nicht entziehen, halte sie aber nur noch im betrunkenen Zustand aus.

Das Trinken habe sich inzwischen so verselbstständigt, dass sie mehrfach schon Hilfe aufgesucht habe – ohne durchgreifenden Erfolg.

Sie habe zwar auch vor dem Tod des Mannes mit ihm gemeinsam immer gelegentlich und gerne durchaus größere Mengen Alkohol zu sich genommen. Vorzugsweise Wein und Sekt. Entgleisend trinke sie aber erst seit dem Tod des Ehemannes.

(Fortsetzung folgt.)

Diese Fallgeschichte kann man als typisch für den Beginn einer Entwicklung hin zu einem süchtigen Trinken ansehen. Bei fast allen Alkoholabhängigen lassen sich Situationen feststellen, in denen Lebenszusammenhänge brüchig geworden sind bzw. in denen das Leben auf die bislang bekannte Art nicht weitergeführt werden konnte. Bei Frau Müller war dies zweifellos die überraschende Erkrankung des Ehemannes, seine Leidenszeit und dann der für sie überraschende Suizid. An dieser Stelle waren nicht »nur« der Verlust des Ehemannes, Wegbegleiters und Vaters zu verkraften, sondern auch die Konfrontation mit und die alleinige Bewältigung von neuen Herausforderungen und unbekannten Hürden. Die Zukunft, normalerweise eine zu gestaltende Zeitspanne, wurde für Frau Müller eine Bedrohung und kaum zu bewältigende Aufgabe.

Wenn man die Fallgeschichten von Alkoholabhängigen mit der Idee von Brüchen untersucht, trifft man fast immer auf solche oder ähnliche Beschreibungen. Allgemein formuliert, stehen abhängig trinkende Menschen an einem Punkt in ihrem Leben, an dem sie existenziell bedeutsame Veränderungen bewältigen müssen. Es handelt sich dabei um Herausforderungen, wie sie in jeder Biografie früher oder später in der einen oder anderen Form vorkommen. Zum Beispiel um altersentsprechende Ablösungen vom Elternhaus, Gründung einer eigenen Familie, Bewältigung von Trennungen, Ängste vor Überforderungen bei der Arbeit, Arbeitsplatzverluste, Berentungen oder um Schicksalsschläge wie Krankheiten, Tod von Eltern, Geschwistern, Partnern und Kindern.

Diese Herausforderungen sind jedoch nicht oder noch nicht bewältigt worden. Die Entwicklung stagniert. Eine solche Stagnation kann durch Kombination dreier Faktoren begünstigt werden: durch bislang gescheiterte Lösungsversuche, durch subjektive Einschätzungen, mit als »komplex« bewerteten Veränderungen nur schwer bzw. gar nicht zurechtzukommen, und durch einen daraus resultierenden zu hohen Konsum von Alkohol.

In seinem Roman *Amerikanisches Idyll* (1998b) erzählt Philip Roth von Jessy, einer Mutter von fünf Kindern, die zu trinken begann, als die Kinder aus dem Haus waren. Er schreibt, anfangs »trank sie nur, um ihre Stimmung zu heben, dann, um ihr Elend zu vergessen, und am Ende um des Trinkens willen«.

Neben dem Fallbeispiel von Frau Müller sollen im Folgenden auch die Geschichten von Herrn Hans, Herrn Meier und Herrn Hoffmann aus dieser Perspektive beleuchtet werden. Interessant dürfte dabei sein, wie unterschiedlich und ähnlich zugleich die jeweiligen Lebensgeschichten sind.

Herr Hans, der Handwerksmeister (2. Teil)

Herr Hans und seine damalige Freundin heirateten vor sieben Jahren. Sie hatten ursprünglich den Plan, sich möglichst schnell nach der Heirat ein eigenes Heim zu bauen. Kurz vor der Hochzeit habe seine Mutter einen Schlaganfall erlitten, der sie zu einem Vollpflegefall gemacht habe. Eine Verständigung sei mit ihr nicht mehr möglich gewesen. Da die Familie (die Geschwister, der Vater von Herrn Hans und Herr Hans selber) die Pflege der Mutter privat habe übernehmen wollen, habe Herr Hans, entgegen der ursprünglichen Planung des Paares, das Elternhaus übernommen. Dort wohne das Paar in der ersten Etage.

Die Versorgung der Mutter durch die Familienmitglieder habe dazu geführt, dass alle einen Schlüssel für das Haus besäßen, eine Abgrenzung gegenüber dem Rest der Familie nicht möglich geschienen habe und das Ehepaar Hans zu gläsernen und öffentlichen Personen geworden seien – zumindest für die Restfamilie. Die Pflege der Mutter und der Ärger über sich wiederholende Verletzungen der Intimitätsgrenze durch die Geschwister seien zum Zentrum seines (Er-)Lebens geworden.

Es schien, als ob das Paar zunehmend eigene Ideen aus dem Blick verlor. Stattdessen kümmerte es sich mehr und mehr um die Organisation der Pflege und die eigene Arbeit. Einem Kinderwunsch, v. a. von Frau Hans immer wieder angesprochen, konnte sich Herr Hans bisher nicht anschließen. Der Beginn seines abhängigen Trinkens habe sich in diesen Jahren entwickelt.

Es schien, als ob er das Trinken anfangs als eine Art »Doping« eingesetzt hätte, um den Anforderungen im eigenen Betrieb und im häuslichen Umfeld gerecht zu werden. Im Laufe der Zeit schien es ihm zu helfen, seine aggressive Seite gegenüber den Geschwistern, zunehmend aber auch gegenüber seiner Ehefrau zu zeigen und sich durch Betrunkenheit von jeglichen Pflichten abzugrenzen. Er zog quasi eine innere Grenze. Eine Besinnung auf seine ursprünglichen Ziele wurde so behindert und eine aktive Neukonzeptualisierung zukünftiger Vorhaben vermieden.

Wegen des Trinkens habe es mit der Ehefrau zunehmend heftige Auseinandersetzungen gegeben, die mit fürsorglicher Hilfe im Falle exzessiven Alkoholgenusses abwechselten. Er sei mehrfach wegen Trunkenheit notfallmäßig in eine Klinik eingewiesen worden. Die Ehefrau, Tochter einer langjährig trinkenden Mutter, habe zwar im Laufe der Jahre immer wieder mit Auszug und Beendigung der Beziehung gedroht, diese jedoch nie umgesetzt.

(Fortsetzung folgt.)

Herr Meier, der arbeitslose Hilfsarbeiter (2. Teil)

Nachdem Herr Meier von seinen vielfältigen körperlichen Beschwerden erzählt hatte, die eine Integration ins Berufsleben kaum mehr zuließen, tauchte die Frage auf, seit wann er schon alleine lebe. Daraufhin erzählte er, er sei verheiratet gewesen und vor etwa 20 Jahren geschieden worden. Vor der Ehe habe er einen Traum gehabt: Er habe immer mit seiner zukünftigen Frau und, wenn möglich, den Kindern in einer eigenen Wohnung oder einem eigenen Haus leben wollen. Dieser Traum sei bei ihm vor langer Zeit bereits entstanden, da er aus einer Familie mit elf Kindern stamme und diese Familie unter schwierigen Bedingungen in einem sozialen Brennpunkt gelebt habe.

Nachdem er seine Frau kennengelernt und geheiratet hätte, hätten beide im Elternhaus der Ehefrau gelebt. Dort hätten sie ein gemeinsames Zimmer bewohnt. Alle anderen Räume seien gemeinsam benutzt worden. Dieses Arrangement hätte aus seiner Sicht nur so lange aufrechterhalten werden sollen, bis sich eine gemeinsame Wohnung finden und finanzieren lasse. Er habe damals als Dachdeckergehilfe gearbeitet und entsprechend wenig verdient. Nach etwa einem Jahr sei der gemeinsame Sohn geboren worden. Die Wohnsituation sei dennoch unverändert geblieben. Erst als er bemerkt habe, dass sich die Schwiegermutter mehr und mehr in die Erziehung des Sohnes einmische und zu dominieren versuche, habe er einen ersten Versuch eines Auszugs gestartet. Dieser Versuch sei von seiner Ehefrau vereitelt worden, da sie zum damaligen Zeitpunkt noch nicht von ihren Eltern habe wegwollen.

Im Laufe der Zeit hätten die Konflikte zwischen Herrn Meier und seiner Schwiegermutter wegen ihrer Einmischungen und ihres Erziehungsstils derart zugenommen, dass er seiner Frau mit Scheidung gedroht habe, falls sie nicht mit ihm in eine eigene Wohnung zöge. In dieser Zeit habe er nach Konflikten mit der Schwiegermutter oft das Haus verlassen, um sich in der nahe gelegenen Kneipe zu betrinken. Die Ehefrau habe im Konfliktfall meistens auf der Seite ihrer Mutter gestanden, dennoch nach einigen Überlegungen einem Aus- und Umzug zugestimmt. Eine Wohnung sei gesucht und auch gefunden worden. Allerdings habe die Ehefrau eine Woche vor dem Umzug Abstand von dieser Idee genommen und sei bei ihren Eltern geblieben.

Daraufhin habe Herr Meier die Trennung ausgesprochen und sei in eine eigene Wohnung gezogen. Anfangs habe er seinen Sohn noch regelmäßig am Wochenende gesehen.

Im weiteren Verlauf seien die Besuche aus unterschiedlichen Gründen so schwierig geworden, dass er die Scheidung eingereicht habe, womit der Kontakt zur ehemaligen Schwiegerfamilie und auch zu seinem Sohn abgebrochen sei. Unter der Trennung von seinem damals zweijährigen Sohn habe er sehr gelitten. Den inzwischen 25-Jährigen habe er zuletzt vor etwa 20 Jahren gesehen.

Im zeitlichen Zusammenhang mit der Scheidung habe er so viel getrunken, dass morgendliches Zittern die Folge gewesen sei. Kontakte zu seiner Herkunftsfamilie hätten sich im Laufe der Zeit auf Zufallsbegegnungen reduziert.

(Fortsetzung folgt.)

Herr Hoffmann, der Manager (2. Teil)

Herr Hoffmanns abhängiges Trinken entwickelte sich allmählich. Nach seiner Ausbildung habe er einen rasanten Aufstieg innerhalb der Firma genommen. Er sei in jungen Jahren bereits Abteilungsleiter geworden und habe wenige Jahre später einen Platz im Vorstand des Unternehmens bekommen. Damit seien zwei Effekte verbunden gewesen. Einerseits habe er schon früh, fast zu früh, den Gipfel seiner Karriere innerhalb dieser Firma erreicht. Eine höhere und besser bezahlte Position hätte er nicht bekommen können. Andererseits seien ihm damit zu einem sehr frühen Zeitpunkt immense Arbeitsbelastungen und Verantwortlichkeiten ökonomischer und personeller Art zugefallen. Eine Kombination, die ihn anfangs stolz gemacht habe und für ihn interessant gewesen sei, zunehmend aber seine

Energien physischer und auch psychischer Art zu strapazieren begonnen habe. Dies habe sich aber in keiner Weise mit seinem Lebensmotto vertragen: »Ich schaffe alles, wenn ich es mir vornehme – und das mit Bravour!«

Auf der privaten Ebene habe ihm der rasche und gut dotierte Aufstieg eine schnelle und perfekte Familiensituation verschafft: Ehefrau, Haus, Kinder und teure Hobbys. Auch hier sei sehr früh alles erreicht worden, und er habe sich zu fragen begonnen, ob dies denn alles gewesen sein sollte.

Im beruflichen Bereich habe sich allmählich eine Versagensangst entwickelt. Im privaten Bereich habe er sich schuldig gefühlt bei dem Gedanken, dass das bisherige Familienleben überdacht werden müsse. Beides habe die Idee genährt, dass eine private oder auch berufliche Umorientierung einem Scheitern gleichkomme und er sich dafür vor seinen Eltern und auch Schwiegereltern verantworten, schlimmer: schämen müsse.

So habe er mit einem täglichen und regelmäßigen Trinken bereits während der Arbeit begonnen, um diese Schwierigkeiten zu »beheben«. Anfangs hie und da einen Cognac als Beruhigung vor Präsentationen im Vorstand. Dann einen oder auch zwei Cognac als »Kick« vor wichtigen Geschäftsterminen. Dann noch einen als Belohnung für besonders gute Geschäftsabschlüsse. Er habe damit ein ausgeprägtes und ausgeklügeltes Alkoholdoping betrieben, was ihm tatsächlich über einen gewissen Zeitraum hinweg den Eindruck vermittelt habe, alles irgendwie schaffen zu können. Irgendwann habe er etwa eine halbe Flasche Cognac während der Dienstzeit getrunken und abends zusätzlich die eine oder andere Flasche Wein zum »Genuss«.

(Fortsetzung folgt.)

Ähnlich wie bei Frau Müller kann man auch bei den anderen Fallbeispielen sehen, dass das ursprüngliche Lebensgefüge infrage gestellt wurde und für die Infragestellung noch keine adäquaten Antworten gefunden wurden. Versuche einer Bewältigung sind entweder gescheitert, oder alternative Ideen haben sich nicht finden lassen. Das in dieser Phase sich entwickelnde Trinken hat ein Übriges dazu beigetragen, mögliche Alternativen zu begrenzen.

Wie kann man sich nun erklären, dass Menschen, die an solch schwierigen und krisenbegünstigenden Punkten in ihrem Leben stehen, auf diese Herausforderungen zunächst mit einem milden, dann verstärkten Trinken reagieren, um später in ein abhängiges Trinken zu gleiten?

Zunächst muss man feststellen, dass es sich meist um Situationen oder auch länger andauernde Phasen handelt, in denen sich mehr und mehr die Ahnung herauskristallisiert, dass das Leben auf die bisherige und damit bekannte Art nicht weitergehen kann. Menschen an solchen Erfahrungspunkten stehen quasi vor einer Übergangphase. Einer Phase also, an der zunächst etwas endet und dann etwas anderes beginnen muss. Und diese Herausforderungen müssen in irgendeiner Art angegangen und irgendwie bewältigt werden. Aber worin liegen nun die Besonderheiten, die mit solchen unvermeidlichen Transformationsprozessen verbunden sind, und was könnte bei der Dynamisierung stagnierender Prozesse bedenkenswert und hilfreich sein?

6.1 Ritualtheoretische Überlegungen

Mögliche Antworten auf diese Fragen finden sich in anthropologischen Studien, die sich mit den Herausforderungen von Phasenübergängen beschäftigen. Anlässe für solche Phasenübergänge sind Ereignisse, wie sie jeder Mensch im Laufe seiner Entwicklung erleben wird bzw. bereits erlebt hat. Dazu zählen z. B. Geburten, der Übergang vom Kind zum Erwachsenen, Heirat, Sterbeprozesse u. Ä. Im Rahmen anthropologischer Studien wurden archaische Kulturen im Hinblick auf den Umgang mit solchen Transformationen untersucht, und es wurde beschrieben, auf welche Weise Menschen während eines fälligen Übergangs begleitet werden können. Es scheint offensichtlich, dass solche Phasenübergänge Herausforderungen beinhalten, bei denen Individuen an ihre Grenzen stoßen und daher einer gewissen zusätzlichen Unterstützung bedürfen. Es finden sich entsprechend Beschreibungen über den Sinn und den Zweck solcher Veränderungen und, darüber hinaus, Darstellungen von Choreografien, die solche Transformationen erleichtern sollen und können: sogenannte Übergangsrituale.

Das Ziel dieser Zeremonien besteht darin, ein etwaiges Sinn- und Handlungsvakuum bei der Bewältigung dieser unvermeidlichen Ereignisse abzumildern und den Menschen aus einer genau definierten Situation und Position in eine andere, ebenso genau definierte Situation und Position hinüberzuführen (van Gennep 1986). Dabei verbindet das Ritual nach Eliade (1990) die profanen Räume und Zeiten mit den sakralen Räumen und Zeiten. Charakteristisches Kennzeichen solcher Übergangsrituale ist ihre Dreiphasenstruktur (ebd.).

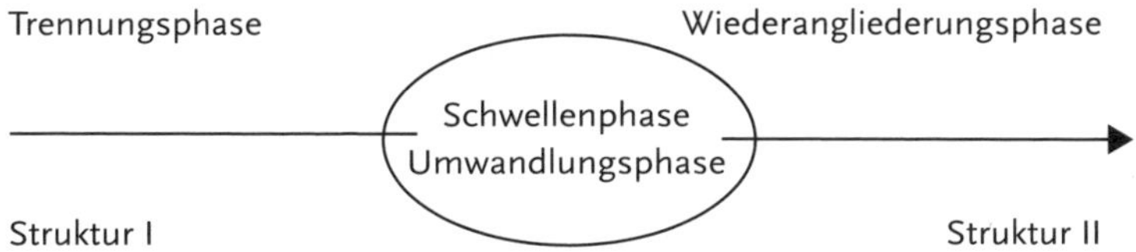

Abb. 3: Dreiphasenstruktur

Dabei ist die Ausgangssituation durch Begrenzungen gekennzeichnet, die dem Entwicklungsstand eines Menschen nicht mehr entsprechen und in denen sich Veränderungen ankündigen. Diese Phase wird in der Literatur auch als die »Struktur I« bezeichnet (Turner 1989). Sie wird durch ein Trennungsritual verlassen.

Die Trennung vom alten Zustand in eine wandlungsbegünstigende Bewusstseinsdimension wird durch Einsatz unterschiedlicher Techniken und Hilfsmittel bewerkstelligt. So kommen Meditation, Askese, Fasten u. Ä. genauso zum Tragen wie Räucherstäbchen, Weihrauch oder die Einnahme von berauschenden Drogen, die »oft genug als Gott verehrt werden« (König 1982, S. 27). Die Berauschung des Initianden ist ein wichtiges Element der Initiationsriten und wird u. a. durch Einatmen von Rauch, Trinken von Tabaksaft und Einnahme von Drogen begünstigt. Sie hat zweierlei zum Ziel: Sie trennt einerseits vom alten Zustand und symbolisiert das »Sterben« der alten Persönlichkeit (van Gennep 1986). Andererseits dient sie dem Zweck, das Bewusstsein für die nun folgende Wandlungsphase zu öffnen:

> »Die psychotropen Stoffe dienen also nicht der privaten Berauschung, sondern fungieren als Reagenzien des Heiligen, als Türöffner der Götter« (Sloterdijk 1993, S. 129).

Beides, das symbolische Sterben der alten Persönlichkeit und das Öffnen der Seele, bildet den Ausgangspunkt für die nun anstehenden Entwicklungsschritte der »Umwandlungs- oder Schwellenphase«, auch »Antistruktur« genannt.

Die Schwellenphase repräsentiert einen Kontext von Zeit, Raum und Beziehung, der als Angelpunkt der Transformation von einem Zustand in einen anderen angesehen werden kann und in dem besondere, durchaus auch bedrohliche Zustände erlebt und durchlebt werden müssen. Die Schwellenphase trennt also einerseits vom alten, nicht mehr passenden Zustand und hat andererseits das Ziel, den Wandel zum und die Vorbereitung auf den neuen und passenderen Zustand zu gewährleisten. Dabei ist die Schwellenphase durch Vieldeutigkeit, Ambiguität und Ambivalenz gekennzeichnet. Gleichzeitig werden die Übergangswesen, die nicht mehr die sind, die sie waren, und noch nicht die, die sie werden sollen, in die heiligen Geheimnisse des Glaubens und der Sexualität eingeführt zu dem Zweck, den Initianten zur geistigen Reife zu verhelfen.

Diese Phase der Transformation mündet wiederum in eine »Wiederangliederungsphase« bzw. hat die Integration in die »Struktur II« zum Ziel. Sie repräsentiert den neuen, passenderen Lebenszusammenhang.

Als Begleiter für die Phasenübergänge dient dabei ein Schamane oder Medizinmann, der selbst eine Position zwischen den Welten repräsentiert (Eliade 1975). Er ist weder ein Repräsentant der Struktur I noch der Struktur II, ist weder da noch dort und kann damit die anstehenden Übergänge erleichtern und fördern.

Ein Übergangsritual par excellence stellt die Initiation des Jungen zum Erwachsenen dar. Bei ihr lässt sich die Dreiphasenstruktur mit ihren Entwicklungsaufgaben gut nachvollziehen. Eliade (1990, S. 163 ff.) beschreibt sie folgendermaßen:

> »Die Zeremonie beginnt überall damit, dass der Neophyt sich von seiner Familie trennt und in den Busch zurückzieht. Schon hierin liegt ein Todessymbol: Wald, Dschungel, Finsternis symbolisieren das Jenseits, die ›Unterwelt‹. In manchen Ländern glaubt man, dass ein Tiger kommt und den Kandidaten auf seinem Rücken in den Dschungel trägt: Das Raubtier verkörpert den mythischen Ahnen, den Initiationsmeister, der die Knaben in die Unterwelt führt. In anderen Gegenden glaubt man, dass der Neophyt von einem Ungeheuer verschlungen wird: Im Bauch des Ungeheuers herrscht die kosmische Nacht – das ist die embryonale Existenz, auf kosmischer wie auf menschlicher Ebene. In manchen Gegenden gibt es im Busch eine Initiationshütte. Dort legen die jungen Kandidaten einen Teil ihrer Prüfungen ab und werden in den geheimen Überlieferungen des Stammes unterwiesen. […] Andere Rituale erhellen den Symbolismus des Initiationstodes. Bei gewissen Völkern werden die

> Kandidaten in frisch ausgehobene Gräber gelegt oder nur mit Zweigen bedeckt und bleiben unbeweglich wie Tote liegen; oder sie werden mit weißem Staub eingerieben, damit sie wie die Gespenster aussehen. Die Neophyten ahmen übrigens das Verhalten der Gespenster nach; sie bedienen sich zum Essen nicht ihrer Finger, sondern packen die Nahrung direkt mit den Zähnen, wie die Seelen der Toten es tun. [...] Der Symbolismus der mystischen Wiedergeburt zeigt sich in vielerlei Formen. Die Kandidaten erhalten andere Namen, die von nun an ihre wahren Namen sind.«

So weit zu Übergangsriten in traditionell geprägten Gesellschaften. Nun unterscheiden sich unsere gegenwärtigen gesellschaftlichen Bedingungen davon in beträchtlichem Maße.

Während in der traditionell orientierten Gesellschaft im Spannungsfeld von Stabilität und Wandel die Stabilität stärker ausgeprägt schien, zeigt sich heute der Wandel als das bestimmende Element (Welsch 1992; Stierlin 1997). Außerdem zeichnet sich die heutige Gesellschaft durch eine Entsakralisierung aus, die Menschen kaum noch orientierunggebenden Halt vermitteln kann. Dieses Phänomen wurde im Bereich der Soziologie schon früh als Sinn- und Deutungsvakuum der modernen, säkularisierten Gesellschaft (Luckmann 1972) beschrieben und hat sich deutlich verschärft (Beck 1986). In der Philosophie wird dies als das »Verstummen der Götter« und als die »Entritualisierung der Überwältigung« (Sloterdijk 1993, S. 123) bezeichnet. Und das hat v. a. zwei Konsequenzen:

Zum einen müssen Übergänge ohne Unterstützung durch einen haltgebenden rituellen Ablauf, einen orientierunggebenden Zielpunkt und einen den Übergang fördernden »Begleiter« bewältigt werden. Das Meistern von Lebenskrisen ist in hohem Maße individualisiert und wird praktisch privatisiert.

Zum anderen kann zwar von einer genau definierten und zu verlassenden Lebenssituation ausgegangen werden, jedoch nicht mehr von einer ebenso genau definierten Angliederungssituation. Der anstehende Veränderungsprozess ist daher weder für den »Passagier« selbst noch für andere bedeutsame Personen des Systems »deutungssicher«. Er beinhaltet neben den Chancen auch Ängste und Befürchtungen.

Wenn man nun diese anthropologischen Beschreibungen eines Übergangs als Vorlage nimmt, um die Entwicklung hin zu einer Alkoholabhängigkeit zu verstehen, lassen sich folgende Ähnlichkeiten herauskristallisieren.

Alkoholabhängige standen und stehen an einem Punkt, an dem die Struktur I nicht mehr passt und eine Struktur II noch nicht in Sicht ist. Ein Lebensentwurf, die Struktur I, ist definitiv an ein Ende gekommen, eine Alternative gibt es noch nicht – und oft noch nicht einmal die Aussicht darauf, also die Idee oder Vision einer Alternative.

Alkoholabhängige »erkennen« bzw. »erspüren«, dass sie an einem bedeutsamen Veränderungspunkt stehen. Entwickeln sich nach einer individuell unterschiedlichen Zeitspanne der Lösungssuche keine Alternativen, kann zur Abmilderung des Krisenerlebens und Selbstzweifels die Einnahme bewusstseinsverändernder Substanzen erfolgen. »Rausch reift an Bruchstellen heran. Dort, wo er gebraucht wird«, schreibt Sebestyén (1996, S. 9) treffend.

Die Berauschung durch Trinken entfaltet hier eine zweifache Wirkung: Sie distanziert einerseits von der als nicht mehr passend erlebten Situation und erlaubt die Einnahme alternativer Blickwinkel. Andererseits bietet sie Linderung und Betäubung von psychischem Schmerz und erlebter Unzulänglichkeit.

Beide Effekte eröffnen prinzipiell die Chance, sich von der nicht mehr passenden Struktur I zu lösen und quasi ein privates Ablöseritual zu zelebrieren. Die Berauschung dient dann der Beendigung des nicht mehr passenden Zustandes und eröffnet die Suche nach Alternativen. Die Schwellenphase kann so für eine Transformation genutzt, Lösungsenergien können freigesetzt und Veränderungen begünstigt werden. Der am Anfang einer solchen Veränderung stehende Mensch kann sich der Sehnsucht nach einer wie auch immer gearteten zukünftigen Veränderung unter Zuhilfenahme der Berauschung nähern.

Dauert die Krise jedoch an und werden die eigenen Ressourcen für die notwendigen Veränderungen als unzureichend eingeschätzt bzw. erscheint der Preis für eine Entwicklung hin zu einer neuen Struktur als zu hoch, werden die Sinn- und die Seinsfrage zunehmend virulent. Das Trinken kann dann eine spezifische Eigendynamik entwickeln und dient weniger der Begünstigung eines Übergangs. Vielmehr wird mit ihr die stagnierende Situation erträglichgetrunken. Die Chance erhöht sich, das Trinkverhalten in Richtung »problematisches Trinken« auszubauen. Das Risiko, sich im Trinken selber zu verlieren, steigt.

Gelingt auch eine Dynamisierung dieses problematischen Trinkens nicht und entwickelt sich keine Neugier auf neue Perspektiven, wird dies als persönliches Scheitern erlebt. Die Folge ist eine Haltung der Selbstverachtung und Scham, die einen Rückzug aus sozialen Kontakten und die Entwicklung hin zu einem süchtigen Trinken zusätzlich fördert. Die Rückzugstendenz und eine dazu sich parallel einstellende Distanzierung durch Familienmitglieder oder durch andere relevante Personen führt zu einem exkommunizierenden Prozess, der sich wechselseitig stabilisiert. Die auf diese Art in der Lösungsbewegung behinderte bzw. sich behindernde Person hat dann weder eine Position in der Struktur I noch in der Struktur II. Sie stagniert in einer Art »Dis-Position«.

Die Schwellenphase, der Dynamik einer Durchgangsphase beraubt, erstarrt zu einer eigenen, die Sucht stabilisierenden Struktur. Süchtiges Trinken erscheint unter dieser Perspektive als zum Problem geronnenes Lösungsverhalten. Kurz: als eine »berauschte Sehnsucht« (Klein 2002a).

Schaut man sich nun die vier Haupt-Fallbeispiele unter dieser Perspektive an, kann man erkennen, dass bei allen vieren ganz spezielle Veränderungen notwendig gewesen wären.

Frau Müller, die Angestellte (2. Teil)

Bei Frau Müller bestand die Herausforderung darin, in der Rolle als Ehefrau und Partnerin den Tod des Ehemannes zu verkraften, sich von ihm und dem gemeinsamen Leben sowie den gemeinsamen Zukunftsplänen zu verabschieden. In der Rolle als Elternteil musste sie trotz ihres Schmerzes als Ehefrau auch die Kinder beim Verlust des Vaters zu begleiten versuchen. Und all das in einer Lebensphase der Kinder, die alles andere als einfach zu handhaben ist – der Pubertät. Darüber hinaus war sie plötzlich für alle wichtigen Themen der Kinder alleine verantwortlich. Kurzum: Sie wusste nach kurzer Zeit nicht mehr ein noch aus. Das verstärkte Trinken half zwar letztlich bei keiner dieser Herausforderungen, es ließ sie aber mehr und mehr in den Hintergrund treten. Dem Wunsch nach einem anderen, passenderen Lebensziel musste noch nicht entsprochen werden.

(Fortsetzung folgt.)

Herr Hans, der Handwerksmeister (3. Teil)

Bei Herrn Hans wäre es notwendig gewesen, sich mit mindestens drei großen Themen zu beschäftigen: zum Ersten, ob er sich auch weiterhin überwiegend für die Organisation der Pflege seiner Mutter verantwortlich fühlen und Grenzüberschreitungen seitens der Geschwister und seitens des Vaters ertragen will; ob er zum Zweiten die ehelichen Ziele, Vorstellungen und Wünsche in Bezug auf die Zukunft als vorrangig oder eher als zweitrangig verstehen möchte; und ob er zum Dritten diese Art des beruflichen Engagements mit einem ihn zunehmend überfordernden psychischen und körperlichen Effekt aufrechterhalten sollte.

Die Beschäftigung mit all diesen Themen hätte zur Folge gehabt, seine bisherigen Loyalitäten zu überprüfen, Entscheidungen mit unbekannten Folgen zu treffen und diese Zumutungen auszuhalten. Dies hätte die Frage betroffen, inwiefern die Pflege der Mutter unter anderen Bedingungen sichergestellt werden müsste. Eine stationäre oder auch ambulante professionelle Pflege wäre infrage gekommen. Auch wäre die Frage aufgeworfen worden, ob er eher als Ehemann oder eher als Sohn sein Leben leben möchte. Und schließlich wäre eine Auseinandersetzung mit seinem eigenen Leistungsanspruch an sich, seinen Umgang mit Kunden als »netter Handwerker«, der alles versteht, perfekt arbeitet, stets freundlich ist und zudem äußerst preiswert ist, fällig gewesen. Fragen und Themen, bei denen das Trinken hilfreich war, unliebsame Auseinandersetzungen zu vergessen und sie stattdessen auf die Auseinandersetzung über das rechte Maß beim Trinken zu verschieben. Auf diese Art konnten Dinge so bleiben, wie sie waren, obschon sie nicht mehr dem Stand des Lebens entsprachen. Eine notwendige Änderung wurde so verzögert.

(Fortsetzung folgt.)

Herr Meier, der arbeitslose Hilfsarbeiter (3. Teil)

Bei Herrn Meier ist bei genauerem Hinsehen die überwiegend vorhandene Struktur des Lebens zusammengebrochen. Die Ehe ist seit mehr als 20 Jahren geschieden. Seinen Sohn hat er seit 20 Jahren nicht mehr gesehen. Die Arbeit ist verloren, und sein körperlicher Zustand lässt die Aufnahme einer neuen Arbeit nicht zu. Die Kontakte zu seiner Herkunftsfamilie sind, von Zufallsbegegnungen abgesehen, abgebrochen. Vergleicht man das mit seinen Wünschen, erscheint sein Leben komplett daran vorbeizulaufen.

Herr Meier hätte überlegen müssen, ob er sich seine Situation nüchtern betrachten möchte. Die Frage nach einer neuen Partnerschaft, einer angemessenen Beschäftigung trotz seiner unbestreitbar vorhandenen körperlichen Verfassung und nach einem haltgebenden sozialen Beziehungsnetz stand an. Voraussetzung dafür wäre aber die Entscheidung gewesen, für und in sich noch einmal Energie zu investieren. Investitionen, bei denen der Ausgang letztlich unkalkulierbar geblieben wäre, womit er sich dem Risiko erneuter Enttäuschungen ausgesetzt hätte. Statt sich dieser Herausforderung zu stellen, konsumierte er erhebliche Alkoholmengen und versuchte auf diese Weise, sich seine Lebenssituation erträglicher zu trinken.

(Fortsetzung folgt.)

Herr Hoffmann, der Manager (3. Teil)

Bei Herrn Hoffmann stand eine Auseinandersetzung mit seiner Arbeitssituation an. Eine Veränderung seiner Einstellung hätte aber auch eine Auseinandersetzung mit seinem Lebensmotto: »Ich schaffe alles, wenn ich es mir vornehme – und das mit Bravour!« zur Folge gehabt. Sich einem anderen, für ihn bekömmlicheren Motto zuzuwenden, erschien ihm aus drei Gründen als schwierig: Erstens hätte er dies als eine Abkehr von seinen Eltern gedeutet, und dies wäre ihm als ein Akt der Undankbarkeit und Illoyalität vorgekommen. Zweitens lud ihn sein Motto immer wieder zu der Idee ein, seine festgefahrene Situation inklusive seines lebensgefährlichen Trinkens aus eigener Kraft verändern zu können und zu müssen. Und drittens schien eine andere, »ungedopte« Einstellung mit ökonomischen Einschränkungen und einem Verlust öffentlichen Prestiges verbunden. Mit dem starken und lebensbedrohlichen Trinken konnten all diese Infragestellungen zumindest vorerst vermieden und verschoben werden.

(Fortsetzung folgt.)

Nun stellt sich aber die Frage, wie sich dieses Zweifeln an der eigenen Bewältigungskompetenz erklären lässt. Immerhin sind die Herausforderungen ja keine vollkommen unbekannten Vorgänge. Ganz im Gegenteil. Es sind Ereignisse und Ereignisabfolgen, wie sie in jeder Biografie früher oder später auftreten können. Warum also reagieren Menschen, die später eine abhängige Entwicklung nehmen, darauf besonders sensibel?

6.2 Biografische Hypothesen

Die Biografien abhängig trinkender Menschen sind oft von Lebenserfahrungen und Lebensereignissen geprägt, in deren Zentrum mit Angst-, Scham- und Schuldaffekten besetzte und als traumatisch bewertete Erlebnisse stehen. Dazu zählen emotionale und/oder körperliche Vernachlässigungen und Misshandlungen, sexueller Missbrauch, frühe Verluste von Elternfiguren oder Geschwistern, Fremdunterbringungen, Kriegserlebnisse, langjährig trinkende, die familiären Ressourcen einschränkende und überfordernde Elternteile (Steinglass 1983, 1992; von Villiez 1986; Brentrup 1990; Schäfer u. Krausz 2006). In der Nacherzählung der biografischen Erfahrungen erscheint das familiäre Klima über einen gewissen Zeitraum hinweg durch das Erleben von Einflusslosigkeit und Ausgeliefertsein, von Bindungsverunsicherung (Grossmann u. Grossmann 1995, 2011) und der Angst vor dem Infragestellen der Zugehörigkeit in besonderem Maße geprägt. Schäfer und Krausz (2006) machen überdies darauf aufmerksam, dass neben den offensichtlich ablaufenden Traumatisierungen auch weitere, die Entwicklung eines Menschen belastende Bedingungen berücksichtigt werden sollten. Hierzu zählen ökonomisch angespannte Verhältnisse, dauerhafte familiäre Disharmonie, psychische und/oder körperliche Erkrankungen der Eltern, Umzüge, Schulwechsel usw.

Traumatisierende Erfahrungen beschränken sich keineswegs ausschließlich auf eine frühe Lebensphase der Klienten. Vor allem dann nicht, wenn sich ein problematisches bzw. abhängiges Trinken bereits entwickelt hat. Es erhöht sich nämlich damit die Wahrscheinlichkeit, erneuten körperlichen und sexuellen Übergriffen ausgeliefert zu sein. Dies betrifft vermutlich abhängig trinkende Frauen stärker als Männer, da die Gewalt- und Sexualdelikte in Ehen eher von den Männern ausgehen – obwohl es natürlich auch den umgekehrten Fall gibt.

> »So können kindliche sexuelle Traumatisierungen bei einer betroffenen Frau zu problematischem Alkoholkonsum im Jugendalter beitragen mit der erhöhten Wahrscheinlichkeit, erneut Opfer sexueller Gewalt zu werden, daraufhin den Konsum im Sinne eines Selbstmedikationsversuchs posttraumatischer Symptome weiter zu steigern, später retraumatisierende Partnerschaften zu ebenfalls süchtigen Männern einzugehen usw.« (Schäfer u. Krausz 2006, S. 26).

An dieser Stelle muss der Begriff »Trauma« aus einem systemischen Blickwinkel genauer gefasst werden. Ein Trauma ist und kann kein

»Ding an sich« sein. Vielmehr handelt es sich um ein Interaktionsphänomen.

Das, was als Traumata bezeichnet wird, sind zunächst »nur« einzelne, oftmals aber sich wiederholende Lebensereignisse. Die Gewalt gegen Kinder, das Leben mit betrunkenen und unberechenbaren Eltern oder Unterbringungen in Heimen oder Pflegefamilien usw. sind solche Lebensereignisse, die man von außen als Beobachter negativ bewerten mag, sie haben aber keine einseitig festlegenden Effekte. Sie sind sozusagen nicht ein-deutig.

Traumatisierende Auswirkungen haben solche Erfahrungen erst dann, wenn ein Mensch mit seinen zu diesem Zeitpunkt vorhandenen psychischen, biologischen und sozialen Strukturen mit der Verarbeitung dieser Ereignisse längerfristig überfordert ist. Was schwierige Lebensereignisse also zu traumatisierenden Vorgängen macht, sind nicht die Ereignisse selbst, sondern: auf welche Weise einzelne Menschen darauf reagieren können, welche Bedeutung sie ihnen zuschreiben und ob es unterstützende Personen in ihrer Umgebung gibt oder nicht. Dabei ist die Zuschreibung von Bedeutung nicht ausschließlich als ein kognitiv-sprachlicher Akt zu verstehen. Es handelt sich, je nach Alter, um ein Zusammenspiel von kognitiven, emotionalen, sprachlichen und körperlichen Vorgängen mit entsprechenden Musterverknüpfungen.

Von traumatisierendem Erleben kann also nur gesprochen werden, wenn ein Mensch im Prozess der bewussten und unbewussten Verarbeitung von ihn überflutenden, schwierigen Lebensereignissen nachhaltig überfordert wird, ihm keine anderen, kompensierenden Hilfevarianten zur Verfügung stehen und er sein Erleben und Handeln als problematisch einstuft: »Nicht jedes negative Life-Event ist ein Trauma, aber jedes Trauma ist ein negatives Life-Event« schreiben Schäfer und Krausz treffend (2006, S. 12).

In diesem Zusammenhang sind die Bewältigungsstrategien abhängig Trinkender im Hinblick auf als belastend erlebte Lebenserfahrungen aus einer systemischen Perspektive interessant: Das Erleben des Ausgeliefertseins und der Einflusslosigkeit führt nämlich dazu, vermehrte Anstrengungen zur Vermeidung solcher Erfahrungen zu unternehmen.

»Wenn ich gut genug auf mich aufpasse, passiert mir nichts« oder »Wenn ich zu anderen lieb bin, sind sie auch zu mir lieb« oder »Wenn ich mich genügend anstrenge, wird alles wieder gut« sind typische

Aussagen für diese Einstellung. Sie repräsentieren die Überzeugung, das Leben kontrollieren und einseitig für Sicherheit sorgen zu können.

Dann werden labile Elternfiguren stabilisiert, jüngere Geschwister getröstet, gewalttätige Auseinandersetzungen zwischen den Eltern geschlichtet, ein Elternteil von seiner Sucht überzeugt, er vor einer lebensbedrohlichen Entwicklung bewahrt. In extremeren Fällen wird mit körperlicher Gewalt gegen trinkende Elternteile oder gar mit Tötungsabsichten die Situation zu kontrollieren versucht. Die Hoffnung wird genährt, alles könne sich zum Besseren wenden und man könne durch eigenen Einsatz negative Entwicklungen verhindern.

Neben diesen eher nach außen gerichteten Dynamiken gibt es aber auch eine nach innen gerichtete Variante: Dabei werden die als traumatisierend erlebten Erfahrungen verdrängt oder dissoziiert. Sie sind dann dem bewussten Erleben nicht mehr zugänglich. Bei dieser durchaus plausiblen Überlebensstrategie werden aber prinzipiell für einen Reifungsprozess nutzbare Erfahrungen nicht integriert. Eine sehnsüchtig erhoffte Sicherheit erweist sich dann als brüchig, wenn Gerüche, Bilder, Geräusche und Berührungen alte, bislang abgespaltene Erinnerungen hochspülen.

Welche Variante auch immer gewählt wird: Sie halten eine Mystifizierung von Autonomie aufrecht, die den Glauben an die eigene Selbstwirksamkeit zementiert. Diese Lösungsversuche erweisen sich oftmals als hochriskant. Denn die Kehrseite dieser Medaille besteht in einer Verletzlichkeit, die in alltäglichen Situationen erlebt werden kann und in existenzielle Notlagen führt, wenn Herausforderungen drohen, deren Bewältigung über die zur Verfügung stehenden Kräfte geht. Es drohen Enttäuschungen, Selbstabwertungen und Selbstbestrafungen, weil dem Bild einer stets selbstwirksam agierenden Person nicht mehr entsprochen wird.

Alternative Lösungsoptionen eröffnen sich dann, wenn sich Klienten sowohl mit den schmerzlichen Erfahrungen als auch mit den eigenen, überzogenen Selbstwirksamkeitskonzepten auseinandersetzen. Sie können dann zu unterscheiden beginnen, was sie erwarten können und was nicht, in welchen Situationen Einfluss geltend gemacht werden kann und in welchen das aussichtslos ist. Die Chance bietet sich, Ressourcen und Kompetenzen zu entdecken, die bislang als solche nicht realisiert wurden: den Widerfahrnissen des Lebens widerstehen, Unveränderliches aushalten zu können. Solche Prozesse werden als »posttraumatisches Wachstum« bezeichnet (Ludewig u.

Wullschleger 2012) und in therapeutischen Verläufen (noch) zu wenig berücksichtigt.

Wird eine solche Reifungschance jedoch vermieden, steigt die Wahrscheinlichkeit, Alkohol in Überforderungssituationen als emotionale Pufferung, als Dopingmittel und tröstende Substanz einzusetzen. Das abhängige Trinken »schützt« dann zwar vor den als negativ erlebten Affekten im Zusammenhang mit notwendigen Transformationen, verhindert aber auch eine entidealisierende Auseinandersetzung mit den eigenen Selbstwirksamkeitsvorstellungen. Das Festhalten an der Illusion von Selbstwirkmächtigkeit findet im Rahmen der Abhängigkeitsentwicklung u. a. im »Alkoholikerstolz« (Bateson 1971, S. 414) seinen Ausdruck: Klienten pochen auf ihre Unabhängigkeit und wehren Hilfen jeglicher Art mit dem Hinweis auf ihre autonome Entscheidungsfähigkeit und Selbstkontrolle ab. Das folgende Beispiel illustriert die geschilderten Zusammenhänge.

Fallbeispiel

Vor einigen Jahren erschien ein 45-jähriger Mann nach einer Entwöhnungstherapie in einer Fachklinik für Alkoholabhängige und erzählte, dass er bis zur Aufnahme in die Klinik große Mengen hochprozentigen Schnapses in Kombination mit Bier getrunken habe. Der Mann war geschieden und hatte einen längeren Aufenthalt im Gefängnis gehabt. Er hatte bei einer seiner vielen Kneipenschlägereien einen Mann so geschlagen, dass der sich einen Schädelbruch mit Todesfolge zugezogen hatte.

Der Mann erzählte auch von immer wieder angestrebten und über Wochen durchgehaltenen Abstinenzphasen. Der Beginn einer neuen Trinkphase bahnte sich aber immer gleich an. Er wurde durch irgendwelche Erlebnisse beim Fernsehschauen, in der Fußgängerzone oder beim Zeitunglesen an eine bestimmte Situation erinnert. Und immer wenn diese alten Bilder hochgeschwemmt wurden, wurde er enorm aggressiv und konnte nur noch über schnelles Trinken hochprozentigen Alkohols davon genügend Abstand bekommen und sich beruhigen.

Die Erfahrungen, die getriggert wurden, hatten sich in seiner Herkunftsfamilie abgespielt. Er war als drittes von insgesamt fünf Kindern geboren, von denen nur noch drei lebten. Der Vater galt nach außen als treu sorgender Ehemann und Familienvater, trank aber in exzessiver Weise und war dann unberechenbar gewalttätig.

> Nicht selten kam der Vater betrunken nach Hause, schlug seine Frau, riss ihr die Kleider vom Leib und trieb sie nackt durchs und um das Haus. Die schlimmste Erinnerung – und sie war für ihn jeweils das Startsignal für ein erneutes Trinken – war diejenige daran, dass der Vater wieder einmal im betrunkenen Zustand ihn und seinen um etwa ein Jahr älteren Bruder zwang, Sex mit der eigenen Mutter zu haben, nachdem er sie wieder einmal geschlagen und ausgezogen hatte. Der Mann war damals 13 Jahre alt. In einem günstigen Augenblick konnte er flüchten, wobei er davon ausgeht, dass sein Bruder dem Zwang des Vaters folgte. Das Gefühl, einer unhaltbaren Situation ausgeliefert zu sein, Dinge tun zu müssen, die »falsch« waren, und gleichzeitig einer Gewalt gegenüberzustehen, die nicht abzuwehren war, verfolgte ihn noch als Erwachsener.
>
> Zu jenem Zeitpunkt schwor er sich, besser auf seine Mutter aufzupassen, sobald er körperlich dazu imstande sein würde. Etwa ein bis zwei Jahre später war es so weit. Er war kräftig und größer geworden und verprügelte regelmäßig den Vater, sobald der betrunken nach Hause kam. Diese Schläge, als so berechtigt er sie bewertet, seien aber bis heute auch Ursache für Scham- und Schuldgefühle. Gewalt wurde in der Folge eine Ausdrucksform, von der er den Eindruck hatte, damit die Dinge des Lebens unter Kontrolle zu haben – bis zum unbeabsichtigten Totschlag.
>
> Nach seiner Haftentlassung lernte er eine Frau kennen, heiratete sie und beide wünschten sich ein Kind. Erst nach mehreren Jahren stellte sich eine Schwangerschaft ein und endete mit einer Totgeburt. Ab diesem Zeitpunkt brach das Leben des Mannes regelrecht zusammen. Er begann, nicht nur in den erwähnten Situationen, sondern regelmäßig zu trinken, steigerte dann seinen Alkoholkonsum bis hin zu einem abhängigen Trinken.

So grausam verläuft zum Glück nicht jede Biografie. Dennoch können auch in den bereits bekannten vier Haupt-Fallbeispielen spezielle, durchaus sehr unterschiedliche biografische Ereignisse gefunden werden, die sich noch Jahre später als Begrenzungen für die Entwicklung dieser Menschen ausgewirkt haben. Ereignisse, die zu Erfahrungen geführt haben, die die Kräfte für die Bewältigung existenziell bedeutsamer Ereignisse mit der Zeit schwinden und den Griff zum Alkohol als zusätzliche Lösungsstrategie wahrscheinlicher werden lassen.

Frau Müller, die Angestellte (3. Teil)
Frau Müller, die noch eine jüngere Schwester hat, erzählte, die Mutter sei immer emotional kalt gewesen und habe körperliche Nähe gemieden. Dies habe dazu geführt, dass sich Frau Müller besonders dem Vater zugeordnet und seine Nähe gesucht habe. Dieser vordergründig aus geordneten Verhältnissen stammende Mann habe damals schon als alkoholabhängig gegolten und war in seinen Äußerungsformen schwer einzuschätzen.

Die Kombination aus einer emotional distanzierten Mutter und einem zwar emotional zugänglicheren, aber aufgrund seiner Alkoholabhängigkeit unberechenbaren Vater habe ein bindungsunsicheres Klima in der Familie entstehen lassen.

Bis heute kann die Klientin das Verhalten der Eltern nicht nachvollziehen und erzählt in einem eher vorwurfsvollen Ton über die Zurückweisungen der Mutter und die Unsicherheit im Kontakt mit dem Vater. Sie habe zwar die engere emotionale Beziehung zu ihrem Vater gehabt, leide aber noch bis in die Gegenwart darunter, nicht ausreichend und sicher emotional versorgt worden zu sein. Im Gegenteil: In der Familie sei von ihr erwartet worden, die Herausforderungen des Lebens bereits als Kind und Jugendliche alleine und ohne elterliche Unterstützung gut zu meistern. Das Motto hieß: »Angelika macht das schon.« Beim Aussprechen dieses Leitspruches schießen ihr noch heute Tränen in die Augen.

(Fortsetzung folgt.)

Herr Hans, der Handwerksmeister (4. Teil)
Herr Hans ist der Jüngste einer fünfköpfigen Geschwisterreihe. Die Familie schildert er als arm. Sie hätten in einem sozialen Brennpunkt gelebt. Der Vater sei mit einer Kriegsverletzung aus dem Krieg zurückgekommen, sei in seiner Gewalttätigkeit unberechenbar gewesen und habe oft das monatliche Familieneinkommen vertrunken.

Schmerzhafte Erinnerungen habe er an Situationen, in denen er vom betrunkenen Vater gemeinsam mit seinen Geschwistern fast regelmäßig in ein Zimmer gesperrt worden sei, und dort habe mit anhören müssen, wie der Vater die Mutter im Nebenzimmer prügelte. Er habe dann weinend hinter der Tür gestanden, habe daran nichts ändern können und das Schlimmste befürchtet. Die damals erlebte Hilflosigkeit angesichts einer bedrohlichen Situation und die fortgesetzte Angst gegenüber der Unberechenbarkeit des väterlichen Verhaltens hätten ihn schon früh an seiner Überzeugung zweifeln lassen, ausreichend Einfluss auf Lebenssituationen zu haben. So sei er ein mäßiger bis schlechter Schüler gewesen, habe bereits früh unter Prüfungsängsten gelitten und habe während seiner Gesellenzeit als Maurer immer wieder Panikattacken erlebt. Mit diesen Erfahrungen begründet er auch seinen Hass gegenüber seinem Vater bis hin zu der Fantasie, ihn mit Rattengift zu ermorden.

Mit diesen Kindheitserfahrungen erklärt er auch seine Entscheidung, keine Kinder zu wollen. Er möchte keinesfalls als Vater so werden, wie sein Vater war. Ein Trinker sei er ja schon. Demgegenüber identifiziert er sich sehr mit seiner Mutter und ihrem Leiden. Besonders unerträglich ist es für den Patienten, dass sein Vater den Eindruck vermittelte, die Mutter mache mit ihrer durch den Schlaganfall verursachten Behinderung ihm, dem Vater, das Leben schwer.

(Fortsetzung folgt.)

Herr Meier, der arbeitslose Hilfsarbeiter (4. Teil)

Herr Meier wurde als siebtes von insgesamt elf Kindern geboren. (Die Familie hat, wie erwähnt, in ärmlichen Verhältnissen in einem sozialen Brennpunkt gelebt.) Er habe aus ihm bis heute unbekannten Gründen als »schwarzes Schaf« der Familie gegolten und sei, v. a. von seiner Mutter, oft und brutal geschlagen worden. Sie habe zur körperlichen Bestrafung Kochlöffel und manchmal auch den Schürhaken benutzt.

Zu den familiären Bedingungen seien noch erschwerte soziale Bedingungen hinzugekommen. So hätten die Kinder aus dem sozialen Brennpunkt – ohnehin an Alkoholabhängigkeit und Gewalt in den Familien gewöhnt – mit sozialen Ächtungen in der Schule fertigwerden müssen. Er habe nämlich die Grundschule in der Stadt besuchen müssen und als »Kind aus der Siedlung« nur einen Platz in der letzten Bank bekommen. Schuldienste wie das Aufhängen von Geografiekarten, das Wischen der Tafel und das Wegbringen der Lehrerpost seien nur den »Stadtkindern« vorbehalten gewesen.

Unter diesen familiären und sozialen Bedingungen sei es fast aussichtslos gewesen, Selbstvertrauen und Gewissheit in die eigenen Fähigkeiten zu entwickeln. Entsprechend schlechte Schulnoten begünstigten die Abwertungen und Ächtungen innerhalb der Schule und bestätigten die Selbstabwertungen und den Zweifel an eigenen Bewältigungskompetenzen nachhaltig.

Aufgrund der ökonomisch angespannten familiären Situation hätten die Kinder unmittelbar nach der Schule als Hilfsarbeiter Geld verdienen müssen. Eine Ausbildung sei nicht infrage gekommen. So sei er Dachdeckergehilfe geworden. Seinen Traum von einer eigenen Wohnung oder einem eigenen Haus, das er mit seiner zukünftigen Frau und mit Kindern bewohnen wollte, erkläre sich aus den schwierigen Verhältnissen in seiner Herkunftsfamilie und den Zuständen in dem damaligen sozialen Brennpunkt.

(Fortsetzung folgt.)

Herr Hoffmann, der Manager (4. Teil)

Herr Hoffmann war Einzelkind und der Sonnenschein seiner Eltern. Dies habe es in seinem gut bürgerlichen und ohne ökonomische Nöte funktionierenden Elternhaus mit sich gebracht, dass er sehr verwöhnt worden sei. In der Schule in den ersten Jahren ein guter und aufmerksamer Schüler, sei er mit etwa zwölf Jahren aufmüpfiger geworden, habe die Schule geschwänzt und z. T. schlechte Noten nach Hause gebracht, obwohl er von seinem Leistungsvermögen her die Schule leicht hätte schaffen können. In dieser Lebensphase sei etwas geschehen, mit dem er niemals gerechnet hätte: Seine Eltern hätten ohne Rücksprache mit ihm eine Internatsunterbringung beschlossen und ihn damit plötzlich und ohne Vorwarnung konfrontiert. Zum ersten Mal sei er massiv mit dem Gefühl des Ausschlusses und der Infragestellung seiner selbstverständlichen Zugehörigkeit zur Familie in Kontakt gekommen. Es sei ein »Schock« gewesen.

Im Internat angekommen, habe er sich derart unmöglich benommen, dass er nach wenigen Monaten habe entlassen werden müssen und wieder nach Hause gekommen sei.

Hier habe er fortan »funktioniert«, da ihm die Angst vor einem weiteren Ausschluss im Nacken gesessen habe. Die Idee, dass er alles schaffen könne, wenn er nur wolle, habe sich inzwischen so bei ihm gefestigt gehabt, dass er regelmäßig bei Klassenarbeiten bis zur letzten Minute gewartet, dann kurz gelernt und tatsächlich noch gute Noten erreicht habe. Die Schule habe er entsprechend gut abgeschlossen.

Die Eltern seien immer von seinem besonderen Leistungsvermögen überzeugt gewesen und hätten das Ihre dazu beigetragen, dass er seinem Motto treu habe bleiben können. Seine berufliche Karriere habe er zu großen Teilen dieser Unterstützung zu verdanken.

Die Kombination aus einer zur Selbstüberschätzung neigenden inneren Haltung und der Angst vor einem radikalen Ausschluss schien bei Herrn Hoffmann zu einer nur schwer zu ertragenden Gefühlssituation zu verschmelzen. Einerseits musste er immer neue Stufen auf der Karriereleiter erklimmen, und andererseits drohte ein entsprechend tiefer Absturz in Verbindung mit einem Verlust an Ansehen und einem beträchtlichen Beschämungsrisiko.

Von seinen sich langsam einstellenden Überforderungserfahrungen und Ängsten im Beruf habe er den Eltern nie etwas erzählt. Das habe er zu vermeiden gewusst. Er hätte sie sonst auch enttäuscht und sich dann schämen müssen. Auch von seinem jahrelangen Alkoholmissbrauch hätten sie erst sehr spät erfahren. Wenn er aber kurze Zeit nach seinen lebensbedrohlichen Krankenhausaufenthalten von seiner Ehefrau und den Medizinern zu einem abstinenten Leben aufgefordert und ermahnt worden sei, habe er bei den Eltern stets auf Anfrage Bier oder andere alkoholische Getränke bekommen können.

(Fortsetzung folgt.)

Fassen wir zusammen: Die Fallverläufe, so unterschiedlich sie auch sein mögen, verbinden vier Ähnlichkeiten, die wiederum in ihrer Verknüpfung miteinander gesehen werden müssen:

- Alle Betroffenen haben bereits früh in ihrem Leben Erfahrungen gesammelt, die potenzielle Versagensängste, prinzipielle Fragen der Zugehörigkeit, einen Zweifel am eigenen Wert und der Bewältigungskompetenz im Hinblick auf zukünftige Herausforderungen begünstigt haben.
- Alle standen vor Lebens- bzw. Übergangskrisen im Erwachsenenalter, die existenzielle Ausmaße angenommen hatten und eine Veränderung und Transformation von Lebenszusammenhängen erforderten.

- Das anfangs moderate, später abhängige Trinken diente dazu, zunächst die relevanten Themen zu realisieren und sich in der Folge von den damit im Zusammenhang stehenden Herausforderungen und Überforderungen zu distanzieren bzw. sie auf unbestimmte Zeit zu verschieben.
- Vor dem Hintergrund dieser stagnierenden Prozesse entwickelte sich eine sich selbst organisierende Dynamik eines abhängigen Trinkens, die wiederum spezifische Schuld-, Scham- und Angstdynamiken begünstigte und den Weg zu Veränderungen zusätzlich erschwerte.

Die Kombination dieser vier Ebenen wurde von dem Schriftsteller Philip Roth in einer kurzen und präzisen Form erfasst. Er schreibt in seinem Roman »Sabbaths Theater«, dass die trinkende Ehefrau seines Romanhelden »zwei unwiderlegbare Gründe hatte, sich zu Tode zu trinken: das, was geschehen war, und das, was nicht« (Roth 1998a, S. 12).

So weit, so gut. Die stagnierenden Prozesse einer jeweiligen Entwicklung können auf noch differenziertere Art beschrieben werden. Es gibt nämlich Fallverläufe, bei denen soziale Strukturen im Laufe der abhängigen Entwicklung in großen Teilen zerbrochen sind, wie dies besonders bei Herrn Meier deutlich wird. Und es gibt Fallverläufe, bei denen, von außen gesehen, trotz eines abhängigen Trinkens die sozialen Strukturen wie Beruf, Familie und Freundeskreis noch existieren. Solche Fallverläufe repräsentieren Frau Müller, Herr Hans und Herr Hoffmann.

Dies hat mindestens zwei Effekte: Man kann einerseits mit dieser zusätzlichen Differenzierung sehen, dass das in der Öffentlichkeit oft gemalte oder fantasierte Bild des völlig heruntergekommenen Trinkers nur eine Seite der Abhängigkeit repräsentiert. Alkoholabhängigkeit zieht sich vielmehr durch alle Bevölkerungsgruppen und verteilt sich in allen Einkommensverhältnissen – von Hartz IV über Erwerbstätige bis hin zu Selbstständigen – gleichmäßig.

Andererseits kristallisieren sich je nach Art des Musters jeweils andere Problemlagen heraus, aus denen sich entsprechend andere Entwicklungsnotwendigkeiten ergeben. Beides ist für das Verständnis und für die Veränderung abhängigen Trinkens nützlich.

Das nachfolgende Kapitel wird sich diesen Musterunterschieden widmen und bereits andeuten, welche thematischen Herausforderungen sich für die anstehenden Wandlungsschritte ergeben und auf welche Art die beschriebenen Stagnationen wieder dynamisiert werden können.

7 Zwei Musterbeschreibungen

Bisher wurde beschrieben, wie im Übergang von der Struktur I zur Struktur II eine notwendige Transformation ins Stocken gerät und sich dabei Schuld-, Scham-, Angst- und Überforderungsgefühle bemerkbar machen. Sie werden durch ein abhängiges Trinken »behoben«, wobei sich beide Effekte – Schuld-, Scham-, Angst und Überforderungsgefühle sowie das abhängige Trinken – wechselseitig stabilisieren.

Untersucht man die unterschiedlichen Fallverläufe, lassen sich zwei Muster unterscheiden (Klein 2009). Auch hierbei geht es um den Übergang von der Struktur I zur Struktur II. Allerdings ist dabei bedeutsam, an welchem Punkt ihrer jeweiligen Entwicklung die abhängig Trinkenden stehen bzw. an welchem Punkt sich die Stagnation zeigt.

7.1 Muster 1: Schwellenprobleme

Wenn man sich die Fallgeschichte von Herrn Meier unter diesem Blickwinkel ansieht, hat das süchtige Trinken den Effekt, einen erträglichen Abstand zu der nicht mehr als passend erlebten Struktur I herzustellen, ohne jedoch die Bewegung zur Struktur II fortzusetzen.

Herr Meier, der arbeitslose Hilfsarbeiter (5. Teil)

Das Leben von Herrn Meier war von Anfang an von Einschränkungen im sozialen Brennpunkt beeinflusst, und diese Einschränkungen waren durch Gewalttätigkeiten gegen ihn seitens der Mutter und durch Infragestellung seiner Zugehörigkeit in der Schule verstärkt worden.

Schon seit geraumer Zeit ist sein Leben regelrecht aus den Fugen geraten. Die Ehe ist beendet, den Sohn hat er seit etwa 20 Jahren nicht mehr gesehen, eine neue Partnerschaft hat sich bislang nicht ergeben, die körperlichen Funktionen sind nachhaltig eingeschränkt, die Kontakte zu seiner Herkunftsfamilie gehen gegen null, und die Teilhabe an gesellschaftlichen Vorgängen ist durch seine langjährige Arbeitslosigkeit und seinen Status als »Arbeitsloser« extrem eingeschränkt. Seine Hoffnungen im Hinblick auf sein Leben sind zerbrochen. Es ist viel zu Ende gegangen, und es hat zu wenig begonnen.

(Fortsetzung folgt.)

Das süchtige Trinken erscheint wie ein entgleistes Trennungsritual, das Herrn Meier zwar von der Struktur I trennt, ihn aber gleichzeitig in einer prinzipiell wandlungsbegünstigenden Schwellenphase stagnieren lässt (Klein 2002a, b). Das Entgleisen kann Indiz dafür sein, dass es weder Ideen und Möglichkeiten gibt, die Schwellenphase zur Transformation zu nutzen, noch Vorstellungen darüber, wohin dieser Entwicklungsschritt führen soll.

Die Struktur I ist bei solchen Fallverläufen aufgrund des langjährigen Trinkens und anderer negativer Einflussfaktoren unwiederbringlich verloren. Lebenszusammenhänge sind zerstört, und das Trinken dient dem Zweck, die aus dieser Art der Dis-Position resultierende Resignation erträglicher zu machen. Es entwickeln sich gelegentlich soziale Zugehörigkeiten mit dem verbindenden Thema »Trinken«, die allerdings kaum emotional tragfähig und zukunftweisend sind. Meist handelt es sich um »Saufcliquen«.

Die Gefühle von Verzweiflung, Hoffnungs- und Aussichtslosigkeit angesichts des Verlorenen und des scheinbar nicht mehr Erreichbaren werden durch den Alkohol betäubt und die süchtige Dynamik damit verstärkt. Oft gehen mit diesen Fallverläufen erhebliche, teilweise lebensbedrohliche alkoholbedingte gesundheitliche Einschränkungen einher. Das Verhalten ist zum Zeitpunkt der ersten therapeutischen Begegnung durch die Logik eines »Nicht-mehr« geprägt. Der Patient befindet sich bereits in der Schwellenphase.

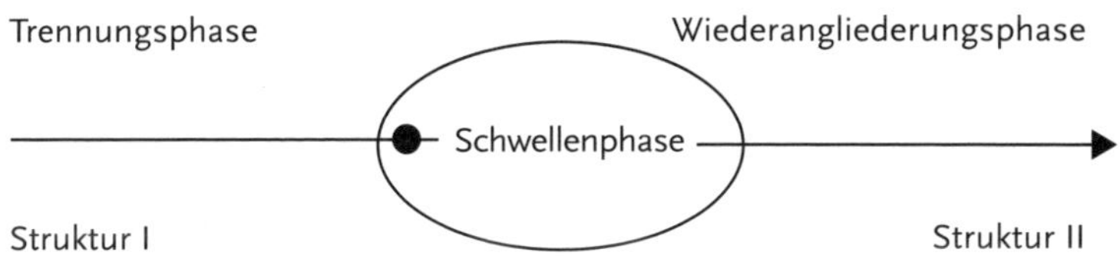

Abb. 4: Schwellenprobleme[3]

Herr Meier repräsentiert einen Alkoholabhängigen mit diesem Muster. Das soziale Gefüge ist fast gänzlich zerbrochen. Das Trinken folgt einem Selbstzerstörungsprozess.

3 Der schwarze Punkt in Abbildung 4 deutet auf die Position, besser: Dis-Position hin, die Herr Meier in der Schwellenphase einnimmt.

Die zentrale Herausforderung für solche Klienten besteht zunächst darin, eine Auseinandersetzung mit dem gegenwärtig praktizierten Lebensentwurf zu suchen und sich der Frage zu widmen, ob das eigene Leben auf diese Art weitergeführt werden und letztlich auch so zu Ende gehen soll. Es geht also einerseits um das Auffinden und Fördern einer neugierigen Haltung sich selbst und dem eigenen Lebensentwurf gegenüber und andererseits um die Suche nach einem eigenen Wert, für den etwas zu tun sich lohnen könnte. Ob und auf welche Weise sich diese Menschen von der Hoffnung auf die Möglichkeit einer Änderung selbst überzeugen können, bleibt anfangs ebenso offen wie die Frage, ob sie sich (wieder?) etwas zu Wünschen wagen und in diesem Prozess (wieder?) den Kontakt zu ihrer Würde herstellen können. Insofern geht es in einem ersten Schritt darum, von einer mut- und hoffnungslos resignierten Haltung eines Nicht-mehr zu einer neugierigen Haltung eines Noch-nicht zu gelangen.

7.2 Muster 2: Grenzprobleme

Bei der zweiten Musterbeschreibung stellt das süchtige Trinken zwar die nicht mehr passende Struktur I infrage, hält sie gleichzeitig jedoch gerade durch das Trinken aufrecht.

Bei diesen Fallverläufen scheinen das partnerschaftliche und das familiäre Gefüge sowie die soziale Einbindung in den Beruf von außen geordnet zu sein. Gleichzeitig deutet im Inneren einiges darauf hin, dass eine Anpassung an veränderte Bedingungen erfolgen müsste. Dies wird durch ein abhängiges Trinken einerseits angezeigt und gleichzeitig be- bzw. verhindert (Landau 2011).

Die Fallgeschichte von Herrn Hans kann vor diesem Hintergrund interpretiert werden.

Herr Hans, der Handwerksmeister (5. Teil)

Herr Hans hat bereits als Kind ein Gefühl des Ausgeliefertseins und einen Zweifel im Hinblick auf seine Selbstwirksamkeit durch die Gewalttätigkeiten seines Vaters erlebt. Seine Loyalität mit der Mutter führte dazu, dass er zu einem Zeitpunkt, an dem »eigentlich« ein Auszug aus dem Elternhaus angestanden hätte – vor seiner Hochzeit –, er dieses Elternhaus übernahm. Anlass war der plötzlich eingetretene Pflegebedarf seiner Mutter aufgrund eines Schlaganfalls. Damit waren seine Wünsche und

Sehnsüchte, aber auch die seiner Ehefrau zumindest »auf Eis gelegt«. Seinem Wunsch nach Selbstbestimmung und Abgrenzung wurde unter diesen neuen Vorzeichen eine Abfuhr erteilt, da die Pflege der Mutter ständig offene Grenzen zum Rest der Familie mit sich brachte und Herr Hans diese Grenzverletzungen nicht etwa offen besprach, sondern sich eine »alkoholische Grenze« einbaute. Seiner Ehefrau und seiner Familie konnte er gleichzeitig die Stabilität des Bisherigen zusichern.

(Fortsetzung folgt.)

Bei dieser zweiten Musterbeschreibung ist das Trinken durch einen Wechsel von massiven Trinkexzessen und milderen Trinkformen bzw. abstinenten Phasen gekennzeichnet. Entsprechend kann das Konfliktniveau sehr hoch sein, wechselt sich jedoch mit harmonisierenden Phasen je nach Art des Trinkens ab, womit das Risiko veränderungsorientierter Bewegungen der Mitglieder des Systems reduziert wird. Dadurch werden zwar Differenzierungs- und Entwicklungsmöglichkeiten limitiert, ebenso aber auch die Gefahr einer massiven Infragestellung des sozialen Systems bis hin zu seiner Auflösung.

Die choreografischen Wechsel von konflikthaften und harmonischen Episoden erfolgen quasi im Grenzbereich zwischen der Struktur I und der Schwellenphase.

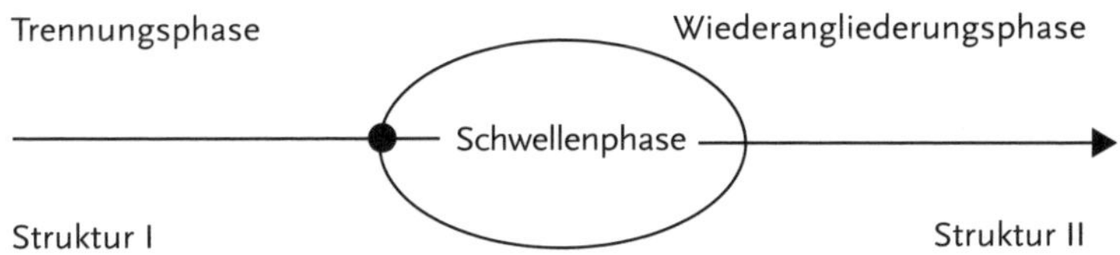

Abb. 5: Grenzprobleme[4]

Die abhängig trinkende Person berührt in Phasen massiven Trinkens die Schwellenphase und weicht davon zurück in Phasen gemäßigteren Trinkens oder einer vorübergehenden Abstinenz. Diese Oszillation an der Grenze zwischen Struktur I und der Schwellenphase nährt bei

4 Der schwarze Punkt in Abbildung 5 deutet auf die Position hin, die Herr Hans im Modell der Drei-Phasen-Struktur einnimmt.

allen Beteiligten die Hoffnung, das gemeinsame Leben könne doch noch ohne größere Veränderung gut weitergehen. Das Trinken hat hier zwei Funktionen: Es irritiert die Struktur I, weist auf Veränderungsnotwendigkeiten hin und dient gleichzeitig dem Zweck, so paradox es sich anhören mag, die gegebene Struktur zu erhalten.

Eine Veränderung könnte in solchen Szenarien dadurch möglich werden, dass mindestens ein Mitglied des familiären Systems sich der veränderungsbegünstigenden Schwellenphase nähert. Die Voraussetzung dafür besteht aber in einer die Trennung von und die Hoffnung auf Erhalt der Struktur I riskierenden Bewegung und wird daher meist vermieden. Entsprechend ist das Verhalten im System zum Zeitpunkt der ersten therapeutischen Begegnung durch ein Zaudern und die Logik eines Noch-nicht geprägt.

Die Angehörigen sind bei diesem Muster aktiv an seiner Aufrechterhaltung beteiligt. Durch die Wechsel von konflikthaften Auseinandersetzungen und harmonischen Phasen, von Anklagen und Entschuldigen tragen sie zur Aufrechterhaltung dieses Musters bei. Diese von außen oft als unverständlich oder als coalkoholisches Verhalten diffamierten Beiträge der Partner haben bei Betrachten ihrer Biografien allerdings ebenfalls nachvollziehbare Gründe.

Fallbeispiel

So versuchte eine 48-jährige Ehefrau über Jahre erfolglos, das Trinkverhalten ihres Ehemannes einzudämmen. Sie verabreichte ihm Antabus-Medikamente, appellierte, drohte, erreichte aber keine positiven Veränderungen. Stattdessen musste sie immer wieder feststellen, dass ihr Mann heimlich von Zeit zu Zeit so exzessiv trank, dass er mehrfach in lebensbedrohlichem Zustand von ihr ins Krankenhaus befördert werden musste. Eine Trennung schien ihr unmöglich, da sie davon ausging, der Ehemann würde sich dann zu Tode trinken.

Sie war Einzelkind und stammte aus einer Ehe, in der beide Eltern schwer depressiv waren. Ihre größte Angst über die gesamte Kindheit hinweg bestand darin, einer der beiden könnte sich irgendwann etwas antun. Als die Klientin acht Jahre alt war, fand sie die Mutter erhängt im Keller. Sie schloss sofort beide Kellertüren ab und nahm die Schlüssel an sich, da sie befürchtete, der Vater könne die Mutter finden, sich dann ebenfalls suizidieren und sie völlig alleine zurücklassen.

> Die früh übernommene und zum Scheitern verurteilte Verantwortung für das Überleben oder für die Rettung der Eltern, gekoppelt mit der Angst vor dem Alleinsein, schien der emotionale Hintergrund, vor dem sich viele Interaktionen zwischen dem Paar erklären und dann – im Laufe der Therapie – verändern ließen.

Die zentrale Herausforderung bei diesem Muster besteht zunächst in der Suche nach dem und in der Verabschiedung des nicht mehr Passenden: Es geht um die Trennung vom Alten. Zentrale Fragen im therapeutischen Prozess beziehen sich darauf, ob und woran Klienten erkennen, dass der noch bestehende Lebenszusammenhang brüchig geworden ist, welche Elemente davon verändert werden müssen und was die Antriebe erklärt, diesen Zustand dennoch aufrechtzuerhalten. Die Klienten können prüfen, ob und auf welche Weise der Mut zum Gewahrwerden des Unpassenden, zum Gedanken an den Abschied, zur möglichen und notwendigen Trennung und zur damit verbundenen Ent-Täuschung, Des-Illusionierung und Trauer gefunden und ausgehalten werden kann. Die Bewältigung dieser Aufgaben erscheint damit als notwendiger therapeutischer Schritt dafür, dass weitere und nachhaltige Veränderungen in Gang gesetzt werden können.

Insofern geht es in einem ersten Schritt darum, von einer lange bereits abgelebten, hoffnungsvollen und ängstlichen Haltung eines Noch-nicht zu einer mutigen, die Beendigung des Bisherigen riskierenden Haltung eines Nicht-mehr zu gelangen.

Auch die Fallverläufe von Frau Müller und Herrn Hoffmann können vor diesem Hintergrund verstanden werden.

Frau Müller, die Angestellte (4. Teil)

Das Leben von Frau Müller hat sich zwar durch den Suizid des Ehemannes extrem verändert. Dennoch hat die Familie, von außen gesehen, ihre Struktur beibehalten. Die beiden Kinder leben noch zu Hause, gehen weiter in die Schule und leben ihr Leben wie zuvor. Frau Müller arbeitet weiterhin halbtags in ihrer alten Angestelltenposition, trifft sich gelegentlich mit einer Freundin und bemüht sich, den Ablauf des Lebens stabil zu halten. Und genau das kann als Problem bezeichnet werden: Frau Müller und die Kinder versuchen, auf eine extreme Veränderung durch den Tod des Ehemannes und Vaters hin die bislang bekannte Struktur aufrechtzuerhalten. Ein vollkommen nachvollziehbarer

Vorgang – für eine gewisse Zeit. Im Grunde müsste aber allen Beteiligten klar sein, dass nach einer von Familie zu Familie und von Individuum zu Individuum unterschiedlich langen Zeitspanne eine anpassende Veränderung fällig wäre. Der Tod des Mannes und Vaters müsste betrauert werden, und eine Hinwendung zu einem anderen Lebensabschnitt, wie immer er aussehen mag, stünde an.

Was aber stattdessen stattfand, war Folgendes: Unmittelbar nach dem Begräbnis entledigte sich Frau Müller schnell aller Kleider ihres Mannes und veränderte das Schlafzimmer und Teile der Wohnung. Und das in einer Geschwindigkeit, die ihrer Trauer keine Zeit ließ. Dies führte dazu, dass sie psychisch nicht etwa in die Zukunft aufbrach, sondern untergründig dem Ehemann mit Gefühlen von Trauer, Schuld und auch Wut verbunden blieb. Symbolisch konnte das daran festgemacht werden, dass sie ein bestimmtes Musikstück, welches beim Begräbnis des Mannes gespielt worden war, immer wieder auf ihrem Nachhauseweg von der Arbeit im Auto hörte und die dadurch entstandene Trauer unmittelbar nach ihrer Ankunft in ihrem Haus sofort wegtrank.

Parallel zogen sich die beiden Kinder mehr und mehr zurück und schienen kaum noch erreichbar. Eine Sprachlosigkeit über das nur schwer Fassbare ergriff die gesamte Familie.

Das sich in der Folge verselbstständigende Trinken repräsentierte so einerseits die Veränderungsnotwendigkeit des gesamten Systems ohne klare Zielvorstellungen und Zielerreichungsgarantie. Andererseits ermöglichte es ein Betäuben von Trauer, Angst und Wut angesichts der Notwendigkeit der Beendigung des gemeinsamen Lebens. Es konnte so weder etwas Altes aufhören noch etwas Neues beginnen. Eine Stagnation des gesamten Systems am Beginn der Schwellenphase war die logische Folge.

(Fortsetzung folgt.)

Auch bei Herrn Hoffmann war nichts mehr so, wie es sein sollte, und dennoch erschien alles stabil.

Herr Hoffmann, der Manager (5. Teil)

Herr Hoffmann hatte beruflich alles erreicht, was er erreichen wollte und konnte. Familiär war ein äußeres Bild geschaffen worden, das besser kaum sein konnte: eine Frau, zwei Kinder, ein bezahltes Haus, Autos, teure Hobbys, Reisen usw.

Diesen Lebensstandard aufrechtzuerhalten gelang ihm mit einem sich zunehmend steigernden und sich verselbstständigenden Alkoholdoping mit fatalen Folgen: Herr Hoffmann entwickelte nämlich ein lebensbedrohliches Trinken, das ihn zweimal fast das Leben kostete. Beim ersten Mal durch eine Gehirnblutung und beim zweiten Mal durch einen Blutsturz. Beide Male überlebte er mit Glück und durch ärztliche Kunst. Auch büßte er zunehmend seine Leistungsfähigkeit im Beruf ein. Dennoch wurde er damit als in der Hierarchie hoch eingestufter Mitarbeiter nicht konfrontiert. Nachlässigkeiten und Fehler wurden nämlich in erster Linie durch in der Hierarchie tiefer eingegliederte Mitarbeiter bemerkt, die sich wiederum ihre Karrierehoffnungen nicht durch Kritik am Vorgesetzten verscherzen wollten.

Auch innerhalb der Familie gab es kurzfristige und heftige Schlagabtäusche zwischen ihm und seiner Familie. Dann etwa, wenn er vollkommen betrunken die Harmonie von Familienfeierlichkeiten bedrohte. Die Ernsthaftigkeit der Trinkfolgen mit akuter Lebensgefahr stand aber in keinem Verhältnis zur Konfliktdynamik innerhalb der Familie. Alle schienen sich darauf zu konzentrieren, dass es weitergehen soll – und zwar unverändert. Diese Haltung wurde sicher auch unausgesprochen damit begründet, dass der Ehemann und Vater bislang immer noch alles hatte richten können.

Die dem abhängigen Trinken innewohnende Botschaft kann dahin gehend gedeutet werden, dass das Leben so nicht mehr weitergehen kann. Gleichzeitig suggeriert sie aber die Hoffnung, alles könne so bleiben, wie es ist, und alles werde sich in irgendeiner Weise richten lassen. Das abhängige Trinken vollzieht sich auch in diesem Fall am Beginn der Schwellenphase, stellt das Bisherige zwar infrage, stabilisiert es aber zugleich.

(Fortsetzung folgt.)

Die Kerngedanken dieses Kapitels lassen sich folgendermaßen zusammenfassen:

- Zunächst wurde der Stagnationsprozess des abhängigen Trinkens im Rahmen eines Übergangsszenarios weiter differenziert, und zwei Muster wurden unterschieden.
- Beim ersten Muster wurde der weitgehende Zerfall der Eingebundenheit in soziale Kontexte wie Familie, Freundeskreis und Beruf konstatiert.
- Beim zweiten Muster kann von einer weitgehend noch erhaltenen Eingebundenheit in soziale Kontexte ausgegangen werden.
- Während im ersten Muster eine hoffnungslos erscheinende Situation erträglichgetrunken wird, deutet im zweiten Muster das abhängige Trinken zwar Veränderungsnotwendigkeiten an, konserviert aber gleichzeitig die Hoffnung, alles könne doch noch gut werden.
- Aus diesen Hypothesen wurde in der Folge die Idee abgeleitet, dass es bei Fallverläufen, die dem ersten Muster zugeordnet werden können, therapeutisch um eine Anerkennung dessen geht, was nicht mehr ist, und um eine Suche nach realisierbaren Hoffnungen.
- Beim zweiten Muster geht es hingegen um das Aufgeben abgelebter Hoffnungen, um die Suche nach Veränderungsnotwendigkeiten und den Mut, sich ihnen zu stellen.

So unterschiedlich die beiden Muster und die damit verbundenen Themen auch sein mögen und so unterschiedlich die Motivlagen für das Trinken auch sind, eines haben sie gemeinsam: Die Risiken für die psychische und physische Gesundheit sind erheblich, und demzufolge liegt die Erwartung nahe, dass eine Änderung des riskanten Trinkens als wahrscheinlich, gar auf der Hand liegend angesehen werden könnte. Diese Haltung übersieht allerdings, dass die Veränderung des abhängigen Trinkens ebenfalls nicht risikolos ist. Es ist daher ratsam, sich Änderungsprozessen mit Bedacht zu nähern. Am Ende dieses Kapitels stellen sich somit zwei Fragen:

- Mit welchen Herausforderungen und Chancen müssen abhängig Trinkende rechnen, wenn sie sich einem Veränderungsprozess stellen?
- Welche Risiken gehen sie möglicherweise ein, wenn sie sich auf einen Transformationsprozess einlassen?

Das nächste Kapitel wird sich mit diesen Fragen und weiteren Überlegungen beschäftigen.

8 Wandel: Herausforderungen, Chancen und Risiken

Aus den bisherigen Ausführungen wird deutlich, dass eine Veränderung des Trinkverhaltens eine Konfrontation mit vielfältigen Entwicklungsaufgaben erfordert. Von außen gesehen, scheint ein Wandel aus biologischen, psychischen und sozialen Gründen erstrebenswerter als ein fortgesetztes abhängiges Trinken. Dennoch wird dieser als dringend notwendig eingeschätzte Schritt oftmals nicht nur nicht vollzogen, sondern vermieden, ja geradezu boykottiert.

Diese auf den ersten Blick kaum verständliche Tendenz wird nachvollziehbarer, wenn man die Herausforderungen realisiert, die Menschen im Laufe ihres Lebens zu bewältigen haben. Es handelt sich dabei um Fragestellungen existenzieller Art, die Chancen und Risiken und damit notwendig Affekte wie Angst, Trauer, Wut, Neugierde und Hoffnung in sich bergen. Eine affektive Mischung, die einerseits als überwältigend erlebt werden kann und gleichzeitig Reifungschancen für Menschen eröffnet.

Es ist genau diese Mischung, mit der in Krisen- und Schwellenphasen zu rechnen ist. In Phasen also, in denen man noch hofft, alles könne so bleiben bzw. wieder so werden, wie es einmal war, und gleichzeitig zu ahnen beginnt, dass sich diese Hoffnung nicht mehr erfüllen könnte. Eine Phase, in der das Alte nicht mehr existiert und das Neue noch nicht und in der ein Seinswandel, eine Änderung der Identität ansteht, ohne dass man Orientierung hätte, wie dies bewerkstelligt werden soll (Klein 2012b).

8.1 Existenzielle Krisen

Wie aber entstehen solche existenziell bedeutsamen Krisen? Die Beantwortung dieser Frage soll im Folgenden nicht etwa an dem Punkt ansetzen, an dem eine Änderung des Trinkverhaltens erwartet wird und sie auf der Hand zu liegen scheint. Die Annäherung an diese Frage beginnt vielmehr mit dem Anfang – dem Lebensanfang eines Menschen. Denn in der Tatsache des Geborenseins liegt die Voraussetzung, das eigene Leben gestalten zu können – in welcher Art auch immer.

Als unbestreitbare Tatsache gilt, dass der Mensch in die Welt geboren, »geworfen« (Sartre 1962) ist, ohne vorher gefragt worden zu sein. Der Mensch ist mit der Geburt zum Leben verurteilt und muss in irgendeiner Art und Weise etwas mit dem Leben anfangen. Allerdings ist mit dem ungefragt erhaltenen Leben noch eine zweite unausweichliche Tatsache verbunden: Dieses Leben wird früher oder später auf passive oder aktive Art enden. Anfang und Ende sind somit vorbestimmt und unvermeidlich.

Beide Gegebenheiten, die Geburt und der Tod, müssen zunächst als bewertungsfreie Tatsachen gelten. Das Leben ist nicht per se bereits ein »Geschenk«, obwohl diese Bewertung im Bereich des Möglichen liegt. Es kann – als unerbetene Gabe – auch als »Last« empfunden werden. Auch der Tod ist nicht per se bereits ein Fluch. Er kann – nicht nur als eigene Einflussmöglichkeit – auch als »Trost« verstanden werden. Die Wahllosigkeit der eigenen Geburt unterscheidet jedoch die Geburt vom Tod. Der Sterbliche kann bei seinem Tod, wenn auch nicht bei der Frage des »Überhaupt«, so doch in Bezug auf Art, Modus und Zeitpunkt Einfluss nehmen (Lütkehaus 2009).

Dennoch eröffnet sich durch diese prinzipielle Unentschiedenheit, durch die Bedeutungsoffenheit zwischen Geschenk und Last, zwischen Fluch und Trost, die notwendige Auseinandersetzung des ins Leben geworfenen Menschen mit der Frage, wer er eigentlich ist. Der »Selbstfindling«, wie Sloterdijk (1993) den Menschen nennt, findet sich und muss realisieren, dass er kein Ding ist und auch nicht als Reflex zu den Dingen um ihn herum erfahren werden kann. Er ist sich selbst ein Rätsel, ist sich »unheimlich« und hat die Not und Aufgabe, sich selber zu finden, vielleicht zu erfinden. Ich

> »bin, und weiß es jetzt, kein Stein, keine Pflanze, kein Tier, keine Maschine, kein Geist, kein Gott. Mit dieser sechsfachen Verneinung umzirkle ich den unheimlichsten aller Räume. [...] Ich bin von da an nur noch Schauplatz einer Frage« (ebd., S. 17).

Sich einer solchen existenziellen Frage zuwenden zu können benötigt als basale Voraussetzung einen gewissen emotionalen Halt. Menschen sind von Beginn an auf sichere Bindungen und Verbindungen als Überlebensmittel angewiesen. Anders ausgedrückt: »›Der Mensch‹ kommt im Singular gar nicht vor« (Welzer 2012, S. 64).

Ob und wie aber das Leben zwischen Geburt und Tod gelebt, bewertet, gefunden und erfunden wird, was in der Zeitspanne zwischen Anfang und Ende erlebt, gewünscht, erhofft, verpasst, erlitten, verschmerzt und ertragen werden muss, hängt nur bedingt vom eigenen Einfluss ab. Natürlich kann man es so beschreiben, als wäre der Mensch selber Autor seiner eigenen Lebensgeschichte und könnte seines Glückes Schmied sein, wie es in Buchtiteln wie *Reiseziel Glück* (Engelmann 2010) oder *Glück kommt selten allein* (von Hirschhausen 2009) suggeriert wird. Und sicher hat der einzelne Mensch immer die Möglichkeit, durch Einnahme anderer Perspektiven dem bisherigen Leben noch eine andere, vielleicht bessere Bewertung zu geben, indem die Idee transportiert wird, es sei »nie zu spät, eine glückliche Kindheit zu haben« (Furman 1999).

Dennoch haben bereits existierende Milieubedingungen einen nicht unerheblichen Anteil daran, welche Erfahrungen der jeweilige Mensch im Laufe seines Lebens macht: in welche Familie er hineingeboren wird, welche Bindungs- und Beziehungserfahrungen er dort macht, unter welchen sozioökonomischen und sozioökologischen Bedingungen er sich entwickelt und welche Deutungsvarianten dann noch für die Selbstautorenschaft der eigenen Biografie zur Verfügung stehen. Dieses Gewicht, das das Leben Menschen aufbürdet, kann zwar gestaltet werden, muss aber irgendwie auch ertragen und getragen werden (Drexler in Vorb.; Retzer 2009, 2012). Entsprechend suchen Menschen seit Langem, dieses Gewicht auf ein erträgliches Maß zu reduzieren: Man teilt es und versucht, es gemeinsam zu tragen; man schränkt Bedürfnisse ein; man wälzt es auf andere ab, und man versucht, es »nicht zuletzt mithilfe von Rauschmitteln, in der Betäubung« (Sloterdijk 1993, S. 120) zu vergessen und zu überfliegen.

Mit der biologisch von anderen entschiedenen Geburt sind also unausweichlich zwei Dimensionen unkalkulierbaren Ausmaßes verbunden: Zum einen haben Menschen die Aufgabe, eine psychische und soziale »Selbstgeburt« zu bewältigen und müssen die damit in Verbindung stehende Verantwortung zu tragen lernen. Existieren bedeutet insofern, mit diesem »Nachteil« des Geborenseins umzugehen. Zum anderen bedeutet es aber auch die Chance, nach Möglichkeiten suchen zu können, auf welche Weise die Tatsache des Geborenseins Wege zur Selbst- und Weltentdeckung eröffnet.

Menschen nehmen diese unvermeidlichen Seinsdimensionen an und stellen sich ihnen, wobei das »Projekt Identität« (Kraus 1996) nicht selbstverständlich und für alle Fälle als gelingend angesehen werden kann.

Die zu beantwortende Frage lautet: Mache ich mich als biologisches *Geschöpf* anderer zu meinem eigenen seelischen und sozialen *Schöpfer*? Will ich *sein* und mich dieser Aufgabe stellen oder lieber doch *nicht sein*, was mich aber nicht der Verantwortung enthebt, auch für diese Wahl geeignete Ausweich- und Lösungsmöglichkeiten zu finden? Die Konsequenzen des Geborenseins sind, egal auf welche Art die Seinsfrage beantwortet wird, nicht mehr zu negieren.

Nun tun sich Menschen unterschiedlich schwer damit, mündig zu werden und damit die Verantwortung für sich zu übernehmen. Dies betrifft sowohl Optionen in der Beziehung zu sich selbst als auch Optionen in der Beziehung zu anderen. Erschwerend kommt hinzu, dass diese Herausforderungen und Reifungsschritte zwar irgendwann beginnen, aber niemals mehr aufhören, solange ein Mensch lebt. Das heißt, Selbstschöpfung und Mündigwerdung sind permanente und dynamische Aufgaben, die immer wieder neuen Lebensphasen gegenüber anzupassen sind. Menschen kommen um die Frage der eigenen Mündigwerdung nicht herum und haben sich dieser Herausforderung zu stellen.

> »Wenn zutrifft, dass Menschen ›ungefragt‹ ins Leben gesetzt werden, so können sie entweder überhaupt nie mündig werden – weil eine nachträgliche Anhörung in der Zeugungsfrage ein Ding der Unmöglichkeit ist – oder [sie werden es; R. K.] in dem Augenblick, in dem das Individuum die bevormundende Bestimmung zum Leben durch seine Erzeuger nachträglich gutgeheißen und sich mit allen Folgen der sexuellen Selbstherrlichkeit seiner Eltern einverstanden erklärt hat. Das Datum der Mündigwerdung wäre folglich der Tag, an dem sich das Subjekt in voller Einsicht in Lebenskosten und -risiken, die Todesgewissheit inbegriffen, dazu entschließt, seinen Eltern rückwirkend Prokura zu erteilen für den Koitus, der zu diesem Leben führte« (Sloterdijk, S. 275 f.).

Rose Ausländer (1992, S. 96) drückt dieses Annehmen des Lebens mit seinen Möglichkeiten und Unwägbarkeiten in einer ganz anderen, lyrischen Sprache in folgenden Zeilen aus:

Mit euch allen

Schweben
mit dem Vogel

mit der Sonne
leuchten

rollen mit der
Erde

mit euch allen
feiern

das unverlässliche
Leben

Gelingt aber die Annahme des Lebens nicht, erscheinen die Herausforderungen der psychischen und sozialen Selbstgeburt und Selbstschöpfung zu groß, die Unverlässlichkeiten und Widerfahrnisse des Lebens zu schwer und werden die eigenen zur Verfügung stehenden Ressourcen als zu gering eingeschätzt, wird die Suche nach glaub- und lebbaren Optionen zur Last.

Solche Krisen können zu jedem beliebigen Zeitpunkt im Leben eines Menschen auftreten. Allerdings spielt es eine bedeutende Rolle, ob sich Menschen in ihrem bisherigen Leben eher als kompetent bei der Bewältigung von Krisen erleben konnten oder eher nicht. Ob sie in ein eher bindungssicheres Milieu geboren wurden oder eher nicht. Ob sie belastende und die Entwicklung einschränkende familiäre Verhältnisse eher als eine Herausforderung und Reifung nutzen konnten oder eher nicht.

Werden die eigenen Formen des Umgangs mit Krisen und Unwägbarkeiten des Lebens als nicht ausreichend erlebt und scheitern Lösungsversuche, gehen der Glaube an sich selbst, die Lust an der Beobachtung der eigenen Möglichkeiten, die Neugierde auf das Noch-nicht verloren und drohen einem Nicht-mehr zu weichen. Es entwickelt sich das, was man gemeinhin eine Krise nennt. Eine Krise, die im wahrsten Sinne des Wortes als »existenziell« bezeichnet werden muss.

8.2 Die Entritualisierung der Überwältigung

Dieses Krisengeschehen vollzieht sich unter unseren gesellschaftlichen Bedingungen in einem historischen Kontext, der nicht nur durch ein »Verstummen der Götter« (Sloterdijk 1993, S. 132) und damit durch ein Sinn- und Handlungsvakuum, sondern auch durch eine »Entritualisierung der Überwältigung« (ebd.) gekennzeichnet ist. Und beides steht in engem Zusammenhang miteinander.

Existenziell bedeutsame Krisen müssen nun nämlich individuell gelöst werden. Weder gibt es einen orientierungsgebenden Rahmen noch eine umfassend Begleitung bei Überwältigungsszenarien. Die vorübergehende Berauschung in Krisen kann dann ein probates Hilfsmittel darstellen, das Erleben existenzieller Krisen abzumildern. Allerdings werden Menschen über kurz oder lang realisieren, dass gelegentliche oder vorübergehende Berauschungen zwar subjektiv zu einer Reduzierung der Last führen können, doch letztlich können weder »Theorie noch Alkohol [...] eine lückenlose Daseinsverhütung garantieren« (ebd., S. 18).

Mehr noch: Das Verstummen der Götter lässt Rausch und Kult auseinanderdriften und entsakralisiert die Berauschung. Sie wird so dem privat-profanen Gebrauch zugerechnet. Umgekehrt ist die nun nicht mehr rituell abzumildernde drohende Überwältigung durch Herausforderungen des Lebens die Grundlage dafür, unkontrollierte Berauschung bis hin zu dem Risiko der Selbstzerstörung wahrscheinlicher werden zu lassen.

Menschen kommen dann mit einer Seinsqualität in Berührung, die sie nicht nur in der Welt sein (und leiden) lässt, sondern ihnen auch die Option eröffnet, nicht mehr in der Welt sein (und leiden) zu müssen. Die Berauschung mit Alkohol stellt dann eine Art »Zufluchtsort« für das Erleben dar, unzureichend, krank, entfremdet und den Dingen nicht mehr gewachsen zu sein (Klein 2010). Der Rausch ermöglicht es, ein Selbst in der Welt zu sein und sich zugleich von ebendiesem Selbst in der Welt zu distanzieren. Ein Erfahrungsraum, in dem all die Sorgen, Kämpfe, Aufgaben und sozialen Verbindlichkeiten ausgesetzt werden und der gleichzeitig der Tendenz, verantwortlich, leistungsfähig und wach sein zu müssen, eine Absage erteilt. Ein raumzeitliches Kontinuum, in dem noch nichts entschieden ist und in dem alles entschieden werden kann. Und dies gerade dadurch, dass neben der gesetzten und unausweichlichen Existenz sich der Sprung in die Inexistenz als Möglichkeit zeigt. Die Entwicklung hin zu einem abhängigen Trinken ist somit auch vor diesem existenziellen und historischen Hintergrund zu verstehen.

Prinzipiell kann die Berauschung mit Alkohol zwei Effekte haben: Einerseits distanziert sie von den existenziellen Herausforderungen, lässt neue Ideen und Reflexionen zu und eröffnet so die Chance zu einem neuen Reifungsschritt im Sinne eines individuellen und privatisierten Übergangsrituals.

Andererseits kann sie die Entwicklung hin zu einem abhängigen Trinken fördern, wenn keine realisierbaren Alternativen für die vorhandene Problemsituation gefunden werden. Ob die Begründungen dafür in einer als unabänderlich erlebten Leidensgeschichte, einer als unerträglich bewerteten körperlichen, psychischen oder sozialen Verfasstheit, im Verlust oder – im Gegenteil – im Festhalten des Glaubens an sich und/oder an die Welt liegen mögen, sei dahingestellt. Tatsache ist: Die Berauschung wird unter solchen Bedingungen zum Überlebensmittel.

Entwickelt sich aufgrund fehlender oder dissoziierter Alternativen für die nicht mehr passende Lebenssituation ein abhängiges Trinken, zieht dies eine Einschränkung von Wahlmöglichkeiten oder gar eine »Pathologie der Wahl, ein Nicht-mehr-wählen-Können« (Isebaert 1999, S. 141), nach sich. Der Möglichkeitsraum verengt sich subjektiv.

Der abhängig trinkende Mensch ist dann nur noch begrenzt in der Lage, seine Sicht auf sich und die Welt zu reflektieren, und kann daher kaum alternative Perspektiven zu sich und seinen sozialen Beziehungen einnehmen.

Um nicht missverstanden zu werden: Der abhängig trinkende Mensch hat nicht etwa prinzipiell seine Kompetenz zum Beobachten und Reflektieren verloren. Immerhin kommt er ja gerade aufgrund dieser noch funktionierenden Fähigkeiten zur Trinkentscheidung. Er hat vielmehr die Fähigkeit verloren, sich selbst bei dieser Beobachtung und Bewertung, deren Resultat das abhängige Trinken ist, zu beobachten. Er unterlässt es, über seine selbst hergestellten Beobachtungsgrenzen hinausgehende, zusätzliche Möglichkeiten in sein Kalkül einzubeziehen.

Dadurch bekommt er weder einen prinzipiell möglichen Zugang zum Kostbaren in sich noch zum Vertrauensspendenden in seinen sozialen Bezügen. Er verzichtet auf bzw. verliert die Fähigkeit zur Transzendenz. Die Freude und Dankbarkeit für einen (vielleicht) gelingenden Prozess der Selbstschöpfung bleiben für ihn in seinem Erleben unerreichbar. Stattdessen beginnt er, sich zu schämen, zu verachten, gar zu hassen. Er ist blind geworden und verliert dadurch den Glauben an ein Jenseits im Diesseits.

An diesem Punkt bietet sich das Konzept der Dreiphasenstruktur erneut zum Verständnis dieses Prozesses an. Denn Menschen mit einem abhängigen Trinkverhalten haben zu entscheiden, ob sie sich angesichts ihrer existenziellen Krise inklusive einer eingeschränkten Wahlfreiheit die Dynamisierung ihrer Situation zumuten möchten oder nicht. So eindeutig dies aus der Perspektive der Beobachter auch mit einem Ja beantwortet wird, so ambivalent und uneindeutig ist dies aus der Innenperspektive der trinkenden Menschen.

8.3 Von Passagen und Sprüngen

Konzipiert man die Schwellenphase als die Phase, in der Wandlungen und auch beraterisch-therapeutische Prozesse entstehen, verdient sie eine besondere Aufmerksamkeit. Metaphorisch kann sie als eine Brücke, die die Struktur I mit der Struktur II verbindet, angesehen werden. Dann stellt die Brücke nicht nur eine Verbindung auf einer Horizontalen, sondern auch auf einer Vertikalen dar. Sie verweist damit auf existenzielle Fragestellungen, die mit der Passage der Brücke verbunden und in sie eingewebt sind und therapeutisch relevant werden können (s. Abb. 6).

Der Übergang »verbindet also nicht nur«, wie Heidegger in seiner Brückenmetapher schreibt, »zwei Uferpunkte miteinander« (Safranski 2009, S. 471). Die Passage mutet vielmehr einen Blick in den Abgrund zu, konfrontiert uns mit dem »Gefühl für das Riskierte des Daseins. Es zeigt sich das Nichts, über das wir balancieren« (ebd., S. 470). Gleichzeitig ragt die Überbrückung »über den Abgrund hinaus ins Offene des Himmels« und »verbindet im Übergang der *Sterblichen* die Erde mit dem Himmel« (ebd., S. 471; Hervorh.: R. K.).

Im Übergang liegt somit für diejenigen, die diese Passage zu meistern haben, zweierlei: die Not *und* die Möglichkeit, das Risiko *und* die Chance zu einem neuen Entwurf. Allerdings muss genau dies entschieden werden. Denn: Die Brücke wächst erst dann unter den Füßen, »wenn wir sie begehen« (ebd.).

Insofern konfrontiert der Übergang den Passierenden mit der Freiheit und der Möglichkeit zum eigenen Entwurf, ohne aber für jeden Schritt bereits Sicherheit und damit Angstvermeidung garantieren zu können. Vielmehr lässt er den Menschen, wie Kierkegaard schreibt, die Angst als das Gewahrwerden der »Wirklichkeit der Freiheit als Möglichkeit für die Möglichkeit« (2005, S. 488) spüren. Ein Zustand, der nur durch einen Sprung, durch Zurücklassen, Loslassen und die Entscheidung zum Risiko, nicht etwa durch vorsichtiges, an Sicherheit orientiertes Voranschreiten überwunden werden kann. »Der qualitative Sprung«, schreibt Kierkegaard (ebd., S. 489), »steht außerhalb aller Zweideutigkeit.«

Entschließt sich der Mensch zu einem qualitativen Sprung, wird er mit mindestens zwei Auseinandersetzungen konfrontiert: mit derjenigen mit der Hoffnung und mit derjenigen mit der Freiheit. Diese auf den ersten Blick positiv besetzten Begriffe bergen in diesem Zusammenhang eine Schwierigkeit.

Einerseits bezog sich die Hoffnung bislang darauf, alles könne bleiben, wie es ist, und alles werde wieder gut. Diese Hoffnung gilt es aber, als ein die Probleme stabilisierendes Element zu erkennen. Nun ist der Mensch aufgefordert, sich von der problemstabilisierenden Hoffnung zu trennen, um auf die Suche nach einer Hoffnung zu gehen, die Neues und anderes eher möglich zu machen verspricht. Die Konsequenz davon ist, zunächst einen Verlust an Hoffnung und ein Mehr an Unsicherheit zu riskieren, damit eine neue und passendere Vision ge- und erfunden werden kann.

Andererseits besteht die Möglichkeit der Freiheit in diesem Zusammenhang nicht darin, dass man entweder »das Gute oder das Böse« (ebd., S. 497) unterscheiden und wählen könnte. Das wäre ein relativ leichtes Unterfangen. Die Freiheit, die durch einen Sprung *weg von* erreicht wird, ist nicht etwa mit einer sicheren Wahloption im Sinne eines *hin zu* verknüpft. »Die Möglichkeit besteht im *Können*« (ebd.; Hervorh. im Orig.).

Die existenzielle Herausforderung umfasst die Möglichkeiten und Chancen, die Ängste und Hoffnungen, die Verbindung von Erde und Himmel und nicht zuletzt die Erfordernis, sich einem qualitativen »Sprung« zu nähern, bei dem zwar der Absprung (das Können), nicht aber die Landung (das Gute oder das Böse) vorausgesagt und eingeschätzt werden kann. Dieser Prozess ist damit notwendigerweise von zwei Affekten begleitet: Angst vor dem Unkalkulierbaren und Trauer um das, was abgetrennt, zurückgelassen und beendet werden muss.

Insofern sind Angst und Trauer im Rahmen eines Veränderungs- oder Transformationsprozesses positive Hinweise darauf, dass Menschen sich der existenziellen Aufgabe zu stellen beginnen.

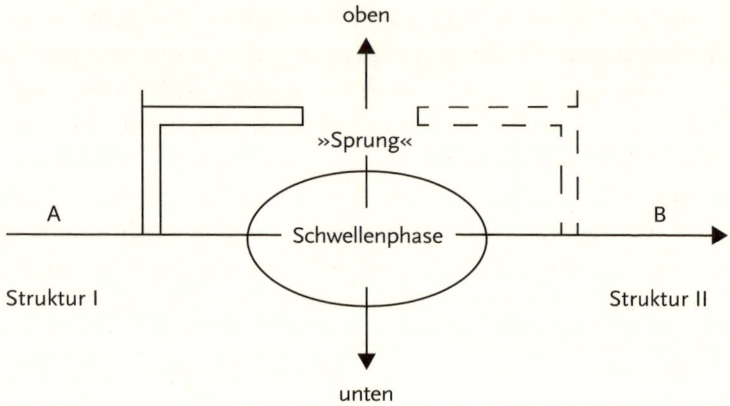

Abb. 6: Existenzielle Übergänge

Mit dem qualitativen Sprung sind Aufgabenstellungen verbunden, die an das »Heinz-von-Foerster-Theorem« (von Foerster u. Bröcker 2002, S. 67) erinnern. Von Foerster sagt dazu: »Es sind nur die prinzipiell unentscheidbaren Fragen, die *wir* entscheiden können« (ebd.; Hervorh. im Orig.), und führt weiter aus:

> »[...] alle entscheidbaren Fragen sind ja schon vorentschieden, denn sie sind in einem Bereich gefragt worden, für den die Spielregeln bereits bestimmt sind. Also wenn ich die Frage stelle: ›Ist zwei mal zwei vier oder fünf?‹, kann das entschieden werden. Warum? Weil die Regeln der Mathematik bereits akzeptiert worden sind« (ebd., S. 67 f.).

Der qualitative Sprung konfrontiert den Menschen mit einem möglichen und zukünftigen Lebensbereich, von dem er nicht wissen kann, ob die Regeln *dort* noch den Regeln *hier* entsprechen werden. Es existiert ein unkalkulierbares Risiko, das den jeweiligen Übergang kennzeichnet und das ein Spielen mit den Möglichkeiten, ein Noch-nicht, so nachvollziehbar erscheinen lässt. Es ist eine Art »Schweben« zwischen Existenz und Inexistenz, das durch Berauschung erträglich gemacht, aber nicht aufgehoben werden kann. Die Berauschung oder gar Abhängigkeit stellt insofern nicht bereits die Antwort auf die existenzielle Frage dar. Sie ist weder eine Festlegung noch der Endpunkt der Entwicklung. Vielmehr ist sie vorläufig, ist noch nicht entschieden – markiert Schwellenhandeln eben. Sie ist nichts anderes als ein vorläufiger Versuch, auf all das noch nicht Beantwortbare vorerst, aber nicht endgültig zu reagieren.

8.4 Therapie als Raum des Zauderns

Diese Dynamik des Noch-nicht lässt sich mit dem Begriff des »Zauderns« (Vogl 2007) bezeichnen. Zaudern in diesem Sinne kann als ein Vorgang verstanden werden, bei dem noch nicht entschieden ist und noch nicht entschieden wird. Vielmehr unterbricht das Zaudern

> »Handlungsketten und wirkt als Zäsur, es potenzialisiert die Aktion, führt in eine Zone der Unbestimmtheit zwischen Ja und Nein, exponiert eine unauflösbare problematische Struktur und eröffnet eine Zwischen-Zeit, in der sich die Kontingenz des Geschehens artikuliert« (ebd., S. 57).

Ins abhängige Trinken sind insofern eine Unterbrechung des Erwartbaren, ein Innehalten, eine Auseinandersetzung mit den Begrenzungen und Möglichkeiten des vergangenen, gegenwärtigen und zukünftigen Lebens eingewebt. Sie zu entdecken, ohne dass bereits eine Veränderung in welcher Form auch immer erwartet würde, ist die Herausforderung therapeutischen Handelns (Klein 2011). Daher geht es auch nicht darum, Klienten das Geständnis abzuringen, dass sie süchtig trinken. Vielmehr geht es darum, mit den Klienten Dialoge zu führen, die sie neugierig auf sich und ihr Verhalten machen. Therapeutische Begegnungen haben das Ziel, statt Geständnissen (Selbst-)Erkenntnisse zu fördern.

Auf diese Weise gelingt ein respektvoller, neugieriger und neutraler Blick (Cecchin, Lane u. Ray 1993) auf die verborgenen Potenzen der abhängig trinkenden Menschen, wobei Potenz oder Vermögen nicht alleine die Fähigkeit bedeutet,

> »dies oder das zu tun oder zu sein, sondern eine Macht, sich nicht zu aktualisieren, nicht in die Aktualität überzugehen« (Vogl 2007, S. 29).

Ein Reflexionsraum wird so eröffnet, in dem Menschen sich den Widerfahrnissen des bisherigen Lebens stellen und gleichzeitig abwägen können, ob und, wenn ja, auf welche Art der Mut zum Sprung riskiert werden kann.

Das abhängig trinkende Menschen kennzeichnende Zaudern stellt also weniger eine die Veränderung verhindernde Dynamik dar – vielmehr kann es als ein äußerst positiver Nährboden für mögliche Wandlungen des bisherigen Seins und der bisherigen Identität verstanden werden. Das Zaudern operiert nämlich potenziell

> »an den Anschlüssen, an den Fugen, an den Synapsen und Scharnieren, [...] an denen der Aggregatzustand dieser Welt, ihre Festigkeit und ihre Verlaufsform auf dem Spiel steht« (ebd.).

Auf der anderen Seite eröffnen die Entscheidung zum qualitativen Sprung, der Mut zum Risiko und die Entschlossenheit sowohl *weg von* als auch *hin zu* einem noch nicht vollständig fassbaren Lebenszusammenhang ein Mündigwerden, das sich der Last der Existenz stellt und sich als Reifungsschritt herausstellen kann. In der »Geschichte von der Sandwüste« (in Shah 1995, S. 15 ff.; Hervorh. im Orig.) lassen sich sowohl das Zaudern als auch der Mut zum Sprung in metaphorischer Weise nachvollziehen:

> »Ein Strom floss von seinem Ursprung in fernen Gebirgen durch sehr verschiedene Landschaften und erreichte schließlich die Sandwüste. Genauso wie er alle anderen Hindernisse überwunden hatte, versuchte der Strom nun auch, die Wüste zu durchqueren. Aber er merkte, dass – so schnell er auch in den Sand fließen mochte – seine Wasser verschwanden.
>
> Er war jedoch überzeugt davon, dass es seine Bestimmung sei, die Wüste zu durchqueren, auch wenn es keinen Weg gab. Da hörte er, wie eine verborgene Stimme, die aus der Wüste kam, ihm zuflüsterte: ›Der Wind durchquert die Wüste, und der Strom kann es auch.‹
>
> Der Strom wandte ein, dass er sich doch gegen den Sand werfe, aber dabei nur aufgesogen werde; der Wind aber kann fliegen, und deshalb vermag er die Wüste zu überqueren.
>
> ›Wenn du dich auf die gewohnte Weise vorantreibst, wird es dir unmöglich sein, sie zu überqueren. Du wirst entweder verschwinden, oder du wirst ein Sumpf. Du musst dem Wind erlauben, dich zu deinem Bestimmungsort hinüberzutragen.‹
>
> Aber wie sollte das zugehen? ›Indem du dich von ihm aufnehmen lässt.‹
>
> Diese Vorstellung war für den Fluss unannehmbar. Schließlich war er noch nie zuvor aufgesogen worden. Er wollte keinesfalls seine Eigenart verlieren. Denn wenn man sich einmal verliert, wie kann man da wissen, ob man sich je wiedergewinnt?
>
> ›Der Wind erfüllt seine Aufgabe‹, sagte der Sand. ›Er nimmt das Wasser auf, trägt es über die Wüste und lässt es dann wieder fallen. Als Regen fällt es hernieder, und das Wasser wird wieder ein Fluss.‹
>
> ›Woher kann ich wissen, ob das wirklich wahr ist?‹
>
> ›Es ist so, und wenn du es nicht glaubst, kannst du eben nur ein Sumpf werden. Und auch das würde viele, viele Jahre dauern, und es ist bestimmt nicht dasselbe wie ein Fluss.‹

›Aber kann ich nicht derselbe Fluss bleiben, der ich jetzt bin?‹

›In keinem Fall kannst du bleiben, was du bist‹, flüsterte die geheimnisvolle Stimme. ›Was wahrhaft wesentlich an dir ist, wird fortgetragen und bildet wieder einen Strom. Heute wirst du nach dem genannt, was du jetzt gerade bist, doch du weißt nicht, welcher Teil deines Selbst der Wesentliche ist.‹

Als der Strom dies alles hörte, stieg in seinem Inneren langsam ein Widerhall auf. Dunkel erinnerte er sich an einen Zustand, in dem der Wind ihn – oder einen Teil von ihm? War es so? – auf seinen Schwingen getragen hatte. Er erinnerte sich auch daran, dass *dieses* und nicht das für jedermann Sichtbare das Eigentliche war, was zu tun wäre – oder tat er es schon?

Und der Strom ließ seinen Dunst aufsteigen in die Arme des Windes, der ihn willkommen hieß, sachte und leicht aufwärts trug und ihn, sobald sie nach vielen, vielen Meilen den Gipfel des Gebirges erreicht hatten, wieder sanft herabfallen ließ. Und weil er voller Be-Denken gewesen war, konnte der Strom nun in seinem Gemüte die Erfahrungen in allen Einzelheiten viel deutlicher festhalten und erinnern und davon berichten. Er erkannte: ›Ja, jetzt bin ich wirklich ich selbst.‹

Der Strom lernte. Aber die Sandwüste flüsterte: ›Wir wissen, weil wir sehen, wie es sich Tag für Tag ereignet: Denn wir, die Sandwüste, sind immer dabei, das ganze Flussufer entlang bis hin zum Gebirge.‹

Und deshalb sagt man, dass der Weg, den der Strom des Lebens auf seiner Reise einschlagen muss, in den Sand geschrieben ist.«

Von diesen basalen, teils philosophischen, teils ritualtheoretischen, teils therapeutischen Ausführungen ausgehend, stellt sich nun zum Abschluss dieses Kapitels folgende Frage: Auf welche Art kann und muss die Begegnung zwischen abhängig Trinkenden und Helfern konzipiert werden, damit eine Auseinandersetzung mit sich und der Welt, mit der Existenz und der Inexistenz, mit dem Trinken und der Nüchternheit, mit den jeweiligen Vor- und Nachteilen begünstigt wird, ohne dass man bereits im Vorhinein das eine oder andere Ziel als das bessere, nützlichere, gar einzig mögliche definiert?

Eines dürfte klar geworden sein und bedarf eigentlich keiner Wiederholung: Der Versuch einer einseitigen Veränderung des abhängigen Trinkens durch Helfer ist aussichtslos. Ein gelingender Veränderungsprozess bedarf immer der Zustimmung der Person, die den Wandel vollziehen soll. Gleichzeitig ist weder klar, wie die Veränderung zuverlässig ausgelöst werden kann, noch kann präzise vorausgesagt werden, welche Folgen sie nach sich zieht. Aus diesem Umstand ergibt sich ein Dilemma für die helfende Begegnung, das

Ludewig (2005, S. 76) in seinem »Therapeutendilemma« folgendermaßen formuliert: »Handele wirksam, ohne im Voraus zu wissen, wie und was Dein Handeln auslösen wird.«

Damit aber nicht genug. Von den philosophisch inspirierten Gedanken des Kapitels ausgehend, kann die Problematik der Begegnung zwischen Helfern und Süchtigen weiter zugespitzt werden, denn philosophische »Therapeutik ist eine Schule des Seins-und-Nichtseins« (Sloterdijk 1993, S. 155). Helfer und Süchtige

> »stehen einander als Subjekte gegenüber, die voneinander wissen, dass sie füreinander letztlich nichts tun können. Der Droguierte weiß, dass er seinem Helfer zuliebe nicht suchtlos werden kann; der Helfer weiß, dass keine noch so maternisierende Zuwendung dem Süchtigen seinen Hunger nach Überwältigung nehmen wird. Die Grundsituation der Suchttherapie ist also nicht die schlichte Fürsorgeverabredung zwischen Helfer und Klient, sondern das Duell zwischen zwei Bewusstseinen, die sich gegenseitig hilflos machen. Die Hilflosigkeit eines jeden gegenüber dem anderen ist identisch mit der Macht, dem anderen seine Ohnmacht aufzuzeigen. Irgendwann aber wird der Helfer dem Süchtigen doch deutlich machen, dass er ihn untergehen lassen kann, ebenso wie der scheinbar hilfesuchende Süchtige seinem Helfer in einem Augenblick der Wahrheit zu verstehen geben wird, dass er ihn kaum je zu einem Leben unter den Bedingungen durchschnittlicher Nüchternheit überreden kann. Mit diesem Befund wird eine tragische Grenze erreicht, die von keiner Therapeutik zu überschreiten ist« (ebd., S. 157).

So pessimistisch sich dieses Zitat lesen mag, so klar wird aber auch die Ebenbürtigkeit zwischen Helfern und ihren Klienten betont. In den nächsten Kapiteln wird es daher um die Darstellung von Ideen gehen, mit denen die Reflexion über das Trinkverhalten inklusive der Beziehung zu sich und anderen begünstigt werden kann. Hieraus ergeben sich Hinweise darauf, wer wann welches Ziel definiert, welche offenen und verdeckten Vorteile und welche sichtbaren und verborgenen Risiken damit verbunden sein können – und ob angesichts des Risikos und der Angst, aber auch angesichts der Chance und der Neugierde der Sprung gewagt werden kann oder nicht.

9 Das Dreiphasenmodell des Wandels (DPM)

Nach den bisherigen Ausführungen stellt sich die Frage, wie Schritte in Richtung einer Änderung – eines Wandels – bewerkstelligt werden können (Prochaska a. DiClemente 1984) und wie dabei die aufgeworfenen Probleme, die dargestellten Erklärungen und die vorhandenen Risiken und Chancen berücksichtigt werden können.

Therapeuten haben zunächst die Aufgabe, gemeinsam mit Klienten Ausschau danach zu halten, welche Konsequenzen das bisherige Trinken auf ihre Lebenspraxis hatte und inwiefern es ab einem bestimmten Zeitpunkt auf einer nachvollziehbaren Entscheidung beruht haben mag. Außerdem sollten sie sich dafür interessieren, aus welchen Gründen das Trinken ab einem bestimmten Zeitpunkt entgleiste und unabhängig von spezifischen Auslösesituationen eine süchtige Eigendynamik annahm.

Dann kann mit den Klienten geprüft werden, ob die gegenwärtige Lebenspraxis so beibehalten werden kann und soll, ob sich Veränderungswünsche herauskristallisieren lassen und auf welche Weise sie begünstigt werden können.

Der Zweck solcher Reflexionen besteht in der Vorbereitung eines Wandels, der sich nicht nur auf das Trinken bezieht. Er bezieht auch die Gewordenheit der Klienten, ihre Selbstdefinitionen und Identitäten sowie ihre Einbindungen in gegenwärtige soziale Gemeinschaften, wie z. B. die Familie, in die Überlegungen ein. Die Therapie einer Alkoholabhängigkeit wird damit als klassisches Schwellenhandeln begriffen.

Der nun notwendige, im vorigen Kapitel als »Sprung« bezeichnete Vorgang sollte sorgfältig vorbereitet werden, da mit einem Sprung parallel drei Herausforderungen verbunden sind: Einerseits muss für den Entschluss zum Sprung *weg vom* Bisherigen die Trauer über das Zurücklassen und das Zurückgelassene ermöglicht werden. Zum Zweiten werden Ressourcen, Kompetenzen und Mut zum Risiko für ein *hin zu* einem noch unklaren Ziel benötigt. Und drittens muss gleichzeitig die Angst vor dem noch Unbekannten ertragen werden.

Therapeuten haben dabei in erster Linie die Aufgabe, mit den Klienten die raumzeitlichen Bedingungen des »Absprungs« vorzubereiten. Dazu bedarf es einer therapeutischen Haltung, die ein notwendig zu erwartendes Zaudern mit all seinen Ambivalenzen geduldig begleitet. Außerdem sollte in dieser Haltung der Respekt deutlich werden, den man den bisherigen Bewältigungsversuchen der Klienten und ihrer Angehörigen entgegenbringt. Auf der Basis einer so entstehenden sicheren affektiven Rahmung können mit Mut die notwendig vorhandenen Ambivalenzen der Klienten an- und ausgesprochen werden.

Diese emotionalen Feinabstimmungsprozesse kombinieren etwas miteinander, was meist in den Biografien der Klienten nicht verknüpft wurde: eine emotionale Sicherheit nämlich und auf dieser Basis ein Infragestellen, ein Stören und Verstören bisheriger Denk- Fühl- und Handlungsstrukturen mit dem Ziel, individuelle Entwicklungen anzustoßen, kurz: neugierig zu werden.

So werden – neurophysiologisch gesprochen – neuroendokrine Stressreaktionen gefördert, die als Trigger für anpassende Veränderungen bereits vorhandener neuronaler Denk-, Fühl- und Handlungsstrukturen dienen (Hüther 2001).

Der therapeutische Prozess vollzieht sich idealtypisch in drei nicht umkehrbaren Phasen (= Dreiphasenmodell, DPM). Sie gehen in der Praxis ineinander über und laufen zu einem gewissen Teil parallel (Klein 2002a, b, 2012a).

Die erste Phase besteht darin, die Fähigkeiten zur Selbstregulation des bislang entgleisten Trinkens zu stärken. Das Hauptaugenmerk liegt dabei auf dem *Verhalten* beim Trinken und auf der gesamten Trinkchoreografie.

Allerdings muss man berücksichtigen, dass manche Klienten anfangs nicht unbedingt an Veränderungen interessiert sind. Sie fühlen sich falsch beurteilt, sehen im eigenen Trinken kein Problem und sind gegenüber einer möglichen Behandlung entsprechend reserviert eingestellt. Insofern geht es anfangs bei solchen Klienten darum, ob ein Interesse und eine Neugierde an der eigenen Situation angestoßen werden kann. Dies wird dann erreicht, wenn es gelingt, die für die Klienten relevanten und interessanten Themen herauszufinden und anzusprechen. Und dies kann und muss anfangs nicht unbedingt das Thema des abhängigen Trinkens sein. Es kann sich zum Beispiel auch um die Sorgen um die eigene Gesundheit, die Unzufriedenheit mit der gegenwärtigen Lebenssituation oder auch den Ärger mit Behörden oder Arbeitgebern handeln.

Gelingt eine solche Flexibilisierung der Ausgangssituation, kann beobachtet werden, wie das Trinken in die gegenwärtige Lebenspraxis eingebaut ist, welche Vor- und Nachteile das abhängige Trinken und welche Vor- und Nachteile die Trinkveränderung haben mag. In dieser Phase gehören Schwankungen des Trinkverhaltens zum therapeutischen Prozess: Klienten versuchen, ihr süchtiges Trinken zu beeinflussen, was anfangs mehr oder weniger gut gelingt. Gerade dadurch kann eine Oszillation zwischen süchtigem und nichtsüchtigem Verhalten beobachtet und die Verbindung mit spezifischen Auslösebedingungen herausgearbeitet werden. Auf diese Weise kristallisieren sich individuell definierbare und für die Klienten attraktive Zielvorstellungen für den Umgang mit dem Alkohol heraus. Für das Erreichen solch passgenauer Zielvarianten können dann praktische Ideen zur Veränderung des abhängigen Trinkens angeboten werden.

Hat sich eine bessere Selbstregulation des abhängigen Trinkens eingestellt, fokussiert *die zweite Phase* das *Erleben* und damit die individuelle Geschichte der Klienten. Dies berührt sowohl spezifische gegenwärtige und zukünftige existenzielle Herausforderungen als auch biografische Widerfahrnisse, die das als »unerklärlich« erlebte Trinken verständlich und plausibel erscheinen lassen. Gleichzeitig wird der Blick auf vorhandene und ausbaufähige Ressourcen und Kompetenzen, die bei der Bewältigung der anstehenden Wandlungsprozesse dienlich sein können, gerichtet. In dieser Phase muss aufgrund der oft schmerzlichen Biografie mit heftigen emotionalen Reaktionen gerechnet werden. Umso wichtiger ist es daher, dass das abhängige Trinken in der ersten Phase eine stabile Veränderung erfahren hat und alternative Selbstregulationsfähigkeiten zur Verfügung stehen.

Die dritte Phase schließlich bezieht sich auf die kommunikativen Aspekte des abhängigen Trinkens und richtet sich damit auf die *Erzählungen* im Rahmen des sozialen Systems. Hier werden die Interaktionen der Familie bzw. des sozialen Systems unter die Lupe genommen. Dabei spielen die bisherigen interaktionellen Muster auf der Paar- und Familienebene ebenso eine Rolle wie die Muster, die sich im außerfamiliären Bereich eingespurt und unbeabsichtigt zu einer Stabilisierung des abhängigen Trinkens beigetragen haben. In dieser Phase steht das bisherige Beziehungsgefüge auf dem Prüfstand. Es ist nicht vorhersagbar, ob im Verlauf dieses Prozesses die in der Vergangenheit wechselseitig zugemuteten Beschämungen und Verletzungen integriert und gemeinsam neue, ausbaufähige Entwicklungen angeregt werden können. Hier liegen Beendigungen und Neubeginn der bisherigen Beziehungskonstellationen eng beisammen.

Werden die Herausforderungen dieses umfassenden Wandlungsprozesses bewältigt, endet an diesem Punkt die Therapie.

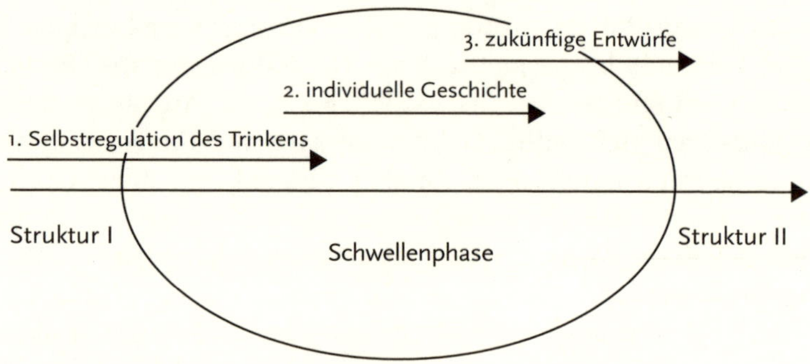

Abb. 7: Das Dreiphasenmodell (DPM)

In der Praxis muss man immer damit rechnen, dass Klienten aufgrund der sehr aufwühlenden therapeutischen Prozesse immer wieder auf das süchtige Trinken als Bewältigungsversuch zurückgreifen. Insofern gehören sogenannte Rückfälle zum therapeutischen Prozess und signalisieren nicht unbedingt ein Scheitern der therapeutischen Arbeit. Vielmehr weisen sie auf eine intensive Auseinandersetzung der Klienten mit sich selbst hin. Gelegentlich entschließen sich Klienten dazu, nach der ersten oder zweiten Phase die Therapie zu beenden, was natürlich möglich ist. Manche dieser Klienten melden sich zu einem späteren Zeitpunkt erneut, um entweder einen neuen Anlauf zu nehmen oder ihre Entwicklung ab jenem Zeitpunkt fortzusetzen.

Im Folgenden werden die einzelnen Phasen inhaltlich genauer beschrieben und nützliche methodische Vorgehensweisen dargestellt.

10 Die erste Phase

Die Ausgangssituation bei der Veränderung einer Alkoholabhängigkeit besteht meist darin, dass Trinkerinnen und Trinker von sich selbst und/oder von anderen die Erwartung spüren, abstinent zu werden. Ein Ziel, das sich überwiegend aus dem bereits erwähnten traditionellen Ansatz speist und häufig im Zusammenhang mit den früheren stationären Entzugs- oder Entwöhnungsbehandlungen bekannt ist. Dem Problem des abhängigen Trinkens steht dann das Ziel einer Abstinenz gegenüber. Nach dieser Interpretation trinken Menschen entweder abhängig, oder sie sind abstinent. Sie sind entweder nass oder trocken. Die Ausgangslage ist also häufig ein Entweder-oder.

Allerdings hat sich nicht selten die Zielerreichung einer Abstinenz als schwieriger erwiesen denn gedacht. Manchmal wird eine Abstinenz auch als unpassend eingestuft und – vor allem von Klienten, die zum ersten Mal den Kontakt mit einer Hilfeeinrichtung suchen – als völlig abwegig und für die Problemlage als zu eng erlebt.

Nicht selten erzählen Klienten, in Therapien sei ihnen prognostiziert worden, alle psychischen und sozialen Schwierigkeiten lösten sich, wenn sie nur das Trinken unterlassen würden. Auch wird suggeriert, eine Abstinenz sei aufgrund der klaren Zieldefinition leichter zu erreichen bzw. zu stabilisieren als ein gemäßigtes Trinken. Darüber hinaus sei ein sozial verträgliches oder kontrolliertes Trinken eine falsche Entscheidung, da es sich aufgrund der »Krankheit« über kurz oder lang wieder zu einem unkontrollierten Trinken ausweiten werde.

Gleichwohl erleben manche Klienten die Abstinenz zunächst in keiner Weise als einfach oder gar leicht erreichbar und schon gar nicht als entspannend und problemlösend. Auch die Stabilisierung ist kein leichtes Unterfangen. Vielmehr berichten Klienten von wiederholtem Trinken, sich verstärkenden Selbstvorwürfen, Gefühlen des Versagens und von einem Selbstzweifel gegenüber den eigenen Fähigkeiten zur Veränderung. Nicht selten münden solche Prozesse in einen Therapieabbruch seitens der Klienten. So einleuchtend ein Abstinenzziel auf den ersten Blick also zu sein scheint, so wenig interessant ist es auf den zweiten Blick.

Im Folgenden werden Ideen zu therapeutischen Perspektiven, Haltungen und methodischen Vorgehensweisen beschrieben, die im

Rahmen der ersten therapeutischen Phase in ihrem Zusammenspiel Veränderungsprozesse anstoßen können, ohne dass auf Abstinenz gedrungen wird.

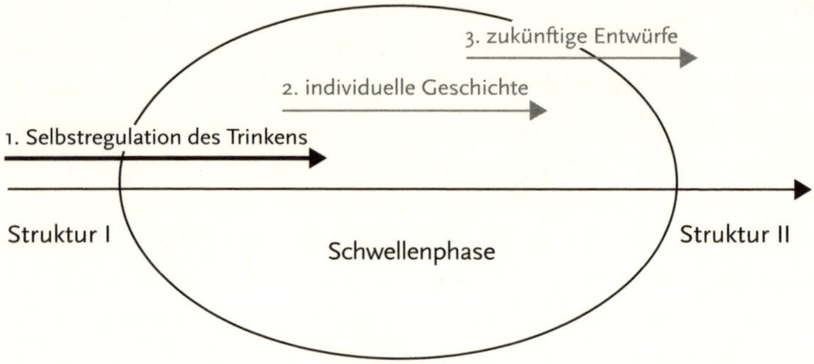

Abb. 8: Die erste Phase im Dreiphasenmodell

Obwohl die einzelnen Überlegungen und praktischen Anwendungen der Klarheit wegen nacheinander dargestellt werden, folgen sie nicht einer einzuhaltenden Reihenfolge. Vielmehr müssen sie je nach individueller Situation kombiniert werden. Auch sollte man sich nicht scheuen, manche Vorgehensweisen wiederholt anzubieten und bei zunächst ausbleibenden Effekten sie nicht vorschnell als wenig potent zu bewerten.

10.1 Nass oder trocken? – Enttabuisierung mehrdeutiger Therapieziele

Die Enttabuisierung mehrdeutiger Therapieziele betrifft in erster Linie die therapeutische Haltung. Bei genauerem Hinsehen erweist sich das im traditionellen Ansatz präsentierte Entweder-oder der zwei sich gegenüberstehenden Seiten des abhängigen Trinkens einerseits und der Abstinenz andererseits als logisch falsch. Denn: Logisch gesehen, steht einem abhängigen oder süchtigen Trinken nicht etwa die Abstinenz gegenüber, sondern ein nichtabhängiges bzw. nichtsüchtiges Trinken. Und das hat Folgen.

Zum einen umfasst das Ziel eines nichtabhängigen oder eines nichtsüchtigen Trinkens ein Mehr an Zielvarianten: Es kann sich zwar auch weiterhin um ein abstinentes Verhalten handeln – es ließen sich aber prinzipiell auch Ziele wie »weniger trinken«, »sozial verträglich trinken« oder »kontrolliert trinken« denken. Andererseits eröffnet dieses Mehr an prinzipiellen Zielmöglichkeiten eine Erhöhung der Wahlfreiheit für Klienten. Und dies bereits zu Beginn einer möglichen Behandlung. Eine Erhöhung von Wahlmöglichkeiten zu einem solch frühen Zeitpunkt setzt an einer Veränderung des süchtigen Musters an, dessen Merkmale in den vorhergehenden Kapiteln als »Einschränkung von Wahlmöglichkeiten« (Isebaert 1999, 2004) beschrieben wurden.

Das bedeutet nicht, dass all diese Ziele im Einzelfall erreichbar sind und die ursprüngliche Zieldefinition in jedem Fall beibehalten werden muss. Vielmehr geht es anfangs darum, zu erkennen, welches der Ziele für Klienten attraktiv ist, für welches Ziel sie bereit sind, etwas zu tun, und dann zu prüfen, ob die ursprünglich gewählten Ziele erreichbar sind oder nicht. Dies ist jedoch eine Frage von Versuch und Irrtum und kann weder von den Therapeuten noch von den Klienten vor vornherein gewusst werden.

Ein Nebeneffekt eines solchen Vorgehens besteht darin, eine eher kooperative Haltung zwischen Klienten und Therapeuten zu fördern, statt – um es drastisch auszudrücken – Klienten und Therapeuten als natürliche Feinde zu verstehen. Ein zweiter Nebeneffekt besteht in einer Enttabuisierung mehrdeutiger Therapieziele, indem das Ziel nicht etwa bereits vor Beginn der Therapie feststeht. Klienten beginnen während des therapeutischen Verlaufs, ihre Ziele den eigenen Kompetenzen entsprechend zu verändern.

Zu Beginn einer Therapie unter den Anfangsbedingungen frei gewählter Ziele möchten etwa 70 % der Klienten ein Therapieziel erreichen, das mit »weniger Trinken« am besten beschrieben werden kann. Im Laufe der Therapie zeigt sich dann aber, welche Kompetenzen aufgebaut bzw. welche vorhanden sein müssen, damit dieses Ziel erreicht werden kann. Durch Abgleich des Soll-Zustands mit den realen Erfahrungen verändert sich häufig die Zieldefinition. V. a. dann, wenn öfter mehr getrunken wird, als angestrebt wurde, und sich die abhängigen Trinkmuster unübersehbar zeigen. Dies führt dann durch gemeinsames Besprechen dieser Erfahrungen zu Korrekturen am ursprünglichen Ziel, sodass am Ende einer ambulanten Therapie ca. 70 % der Klienten abstinent leben und ca. 30 % weiterhin mit »weniger trinken« experimentieren. Dieses Drittel der Klienten ist dann für ein Abstinenzziel nicht oder noch nicht erreichbar. Und manche dieser Klienten sind mit dieser Art des reduzierten Trinkens durchaus auch längerfristig erfolgreich (Klingemann et al. 2001; Bischoff u. Rumpf 2011) – so ungewöhnlich sich dies für abstinenzorientierte Suchttherapeuten und Vertreter von Selbsthilfegruppen auch anhören mag.

10.2 Motivation wofür? – Die einfache Problem-Lösungs-Balance

Ist eine Öffnung hin zu einem Veränderungsprozess angestoßen worden, kann sich das weitere Vorgehen an einer speziellen Denkfigur orientieren, der einfachen Problem-Lösungs-Balance. Diese Denkfigur orientiert sich zunächst an der Idee, dass Wandlungsprozesse, die durch ein Problem angestoßen wurden, aus insgesamt vier Teilen bestehen (Miller u. Rollnick 1999; Klein 2005a; Kannicht 2012):

- aus den als negativ bewerteten Auswirkungen des Problems, die Klienten in die Therapie führen
- aus den positiven Erwartungen im Hinblick auf das Ziel der Veränderungen
- aus den positiven Effekten, die über gewisse Zeitspannen hinweg mit dem problematischen Verhalten verbunden waren
- aus den negativen Konsequenzen, die eine Lösung nach sich ziehen kann.

Die Lösungsbewegung von Klienten mit einer Trinkproblematik geht jedoch von dem als negativ bewerteten Problemverhalten zu einem positiv bewerteten Lösungsverhalten. So wird z. B. eine Veränderung vom gesundheitsschädlichen Konsum (das Negative des Problems) hin zu einem gesünderen Umgang mit dem eigenen Körper (das Positive der Lösung) angestrebt.

So nachvollziehbar diese Bewegung aus der Sicht der Klienten sein mag – sie dissoziiert damit zwei mindestens ebenso wichtige Erlebens- und Verhaltensbereiche eines Wandlungsprozesses: das Positive des Problems und das Negative der Lösung. Nur wenn alle vier Bereiche ausreichend berücksichtigt werden, können die prinzipiell erwartbaren Ambivalenzen eines Wandlungsprozesses erfahren und verstanden werden.

Praktisch hat es sich als hilfreich erwiesen, sich im Kontakt mit Klienten nach einer speziellen Abfolge dem komplexen Geschehen des abhängigen Trinkens zu nähern. Dies lässt sich folgendermaßen visualisieren:

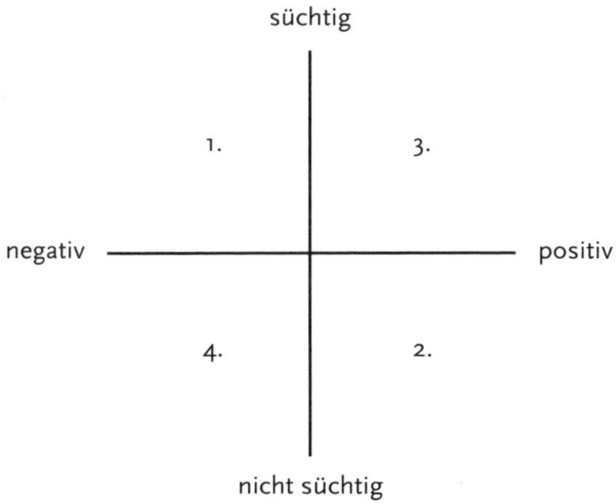

Abb. 9: Die Problem-Lösungs-Balance

Als Erstes sollten die negativen Auswirkungen des Problems erfragt werden. Hier können gesundheitliche Themen wie z. B. erhöhte Leberwerte, leichte Leberschädigungen bis hin zu lebensbedrohlichen Leberzirrhosen zur Sprache kommen. Auch familiäre und berufliche Probleme sowie Schwierigkeiten mit sich selbst sind zu erwarten. Folgende Fragen sind hier sinnvoll:

- Wie zeigt sich das Problem?
- Was beunruhigt Sie an Ihrer Art des Trinkens?
- Warum beunruhigt Sie das?
- Seit wann kennen Sie diese beunruhigenden Gedanken?
- Was glauben Sie, wie es mit Ihnen weitergeht, wenn es so bleibt, wie es sich bis jetzt entwickelt hat?
- Sind Sie bereits entschieden, etwas dagegen zu unternehmen, oder sind Sie eher noch etwas unentschieden?
- Wer macht sich noch Sorgen um Sie (Familie, Arbeitgeber, Kollegen, Freunde, Ärzte usw.)?
- Machen sich diese Menschen eher mehr oder eher weniger Sorgen um Sie als Sie selbst?
- Wie erklären Sie sich das?
- Wie lebt es sich damit, dass Sie und andere sich um Sie Sorgen machen?
- Falls Sie Ihren Tod befürchten, wozu wollen Sie daran etwas ändern?

- Wie lange haben Sie schätzungsweise noch Zeit, sich eine Antwort auf diese Frage zu geben?

Als Zweites sollten die Hoffnungen und Wünsche im Hinblick auf die Lösung thematisiert werden. Sowohl die Problem- als auch die Zielerfragung folgt damit zunächst der Erwartung, die die Klienten mitbringen, und begünstigt so eine kooperative Haltung bzw. eine emotionale Rahmung der therapeutischen Beziehung. Meist erscheinen die Lösungsideen als Gegenteil der Problembeschreibungen: zum Beispiel die Hoffnung auf gesundheitliche Besserung bzw. die Vermeidung einer Verschlechterung, der Erhalt ehelich-familiärer Beziehungen oder die Abmilderung einer Kündigungsdrohung. Folgende Fragen eignen sich zur Konkretisierung:

- Welche Vorstellungen haben Sie von einer Veränderung?
- Worin könnten die Vorteile einer Veränderung liegen?
- Warum sind diese Vorteile für Sie attraktiv?
- Welche positive Veränderung bewerten Sie im Hinblick auf die körperlichen, die psychischen oder die sozialen Auswirkungen als besonders attraktiv?
- Reicht die Attraktivität aus, damit Sie dafür Energie einsetzen?
- Glauben Sie, die Änderung des Trinkens reicht aus, oder könnten noch andere Lebensbereiche davon betroffen sein?
- Wie denken andere Menschen darüber (Familie, Freunde, Kollegen, Ärzte usw.)?

Als Drittes sollten die positiven Elemente des Problems erforscht werden. Eine Haltung neugierigen Respekts ist dabei vorteilhaft, damit auch das oft von Klienten als unverständlich erlebte Trinkverhalten als plausibel und nachvollziehbar herausgearbeitet und gedeutet werden kann. Auf diese Weise bekommt das süchtige Trinken den Charakter eines klugen und nachvollziehbaren Lösungshandelns – eines Lösungshandelns aber, das im Laufe der Zeit mehr und mehr entgleist war. An diesen Stellen wird deutlich, dass das Trinken half, z. B. Stress und Überflutungen emotionaler Art auszuhalten, das Leistungsvermögen förderte, Resignationen abmilderte und nicht zuletzt auch Entzugserscheinungen reduzierte. Folgende Fragen eignen sich:

- In welchen Situationen haben Sie das Trinken eingesetzt?
- Welche Reaktionen konnten Sie dadurch erzielen?

- Was waren die für Sie angenehmsten Effekte?
- Was konnten Sie mit Alkohol besser als ohne?
- Wie kamen Sie auf diese kluge Idee?
- Wovor hat Sie das Trinken bewahrt, möglicherweise gerettet?
- Welche Krisen konnten Sie mit dem Trinken vermeiden, verhindern, angenehmer gestalten?
- Erreichen Sie diese Effekte auch heute noch?

Schließlich kann dann das Negative der möglichen Lösung in den Fokus genommen werden. Dieser vierte Bereich ist meist am schwierigsten zu vermitteln und benötigt etwas Geduld. Für die Klienten war es ja bereits gewöhnungsbedürftig, im Trinken etwas Positives zu sehen (obschon auch erleichternd, da nun plausibel). Nun auch noch in der guten Lösung unangenehme Nebenwirkungen zu vermuten stellt schon eine Herausforderung dar. Hier tauchen nicht selten erstmalig Ideen auf, dass aus der Veränderung des Trinkens auch neue Entwicklungsnotwendigkeiten resultieren könnten. So benötigen die Klienten Alternativen für den Umgang mit Ängsten, Überforderungen, Entzugserscheinungen und anderem Stresserleben. Gleichzeitig zeigt sich, dass alternative Umgangsformen noch nicht zur Verfügung stehen und zudem unklar ist, ob sie genauso wirksam sein werden wie die Selbstmedikation mit Alkohol.

Manchmal können auch zu einem so frühen Zeitpunkt der Therapie Ängste spürbar werden, ob und inwiefern nach einer Veränderung das Leben auf die herkömmliche Art noch weitergeführt werden kann oder Herausforderungen anstehen, an die bis zu diesem Zeitpunkt noch nicht gedacht wurde. Stattdessen konnte bis dato die Hoffnung der Trinker und Angehörigen aufrechterhalten werden, mit der Einstellung bzw. der Reduzierung des Trinkens seien alle anderen Probleme gelöst. Folgende Fragen eignen sich dazu:

- Angenommen, Sie machen sich auf den Weg in Richtung Veränderung, für welche Herausforderungen benötigen Sie dann andere Umgangsformen?
- Welche Auswirkungen könnte diese Veränderung auf Ihr Leben haben?
- Welche Fähigkeiten müssten Sie entwickeln, damit Sie Ihr Ziel erreichen können?
- Auf welche bereits vorhandenen Fähigkeiten könnten Sie zurückgreifen?

- Worauf müssen Sie verzichten, damit Ihnen die Veränderung gelingen kann?
- Was erwarten Sie dann anderes von sich als jetzt?
- Wie werden Sie die Herausforderungen meistern, die Sie bisher mit Alkohol bewältigt oder auch abgemildert haben?
- Wie werden Ihre Angehörigen darauf reagieren?
- Werden sich die Erwartungen an Sie in irgendeiner Art verändern?
- Erscheint Ihnen das dann attraktiv?

Frau Müller, die Angestellte (5. Teil)

Frau Müller hatte zu Anfang der Therapie eine klare Vorstellung davon, wie die Veränderung verlaufen solle: Sie wollte das Trinken aufgeben und damit in der Lage sein, ihre Kinder gut zu versorgen und den beruflichen Anforderungen gerecht zu werden. Zunächst konzentrierte sich das Gespräch auf die Problemsituation. Sie schilderte, sie trinke täglich große Mengen Wein, sei dann entsprechend angetrunken und könne weder die Versorgung der Kinder noch die Hausarbeit so erledigen, wie sie es von sich erwartet. Um die Kinder mache sie sich ohnehin Sorgen. Der 17-jährige Sohn »versacke« regelrecht am PC, und die 15-jährige Tochter ziehe sich mehr und mehr zurück. Beides beunruhige sie sehr. Außerdem hatte sie die Befürchtung, sich entweder bereits einen Leberschaden eingehandelt zu haben oder kurz davor zu sein. Morgens sei sie jeweils verkatert, schaffe es aber noch, zur Arbeit zu gehen, und befürchte, dass man ihren zu hohen Alkoholkonsum merken könne. Die Folgen, die das hätte, wolle sie sich gar nicht erst ausmalen.

Danach wurde sie nach ihren Wünschen für die Therapie gefragt, und sie konnte klare Zielvorstellungen formulieren: In erster Linie wollte sie für die Kinder eine gute Mutter sein, nachdem der Vater sich suizidiert hatte. Dies könne sie aber nur, wenn sie das Trinken unterlasse. Da sie Angst hatte, die Kinder könnten ebenfalls eine süchtige Entwicklung nehmen, der Sohn durch Trinken, die Tochter durch eine Essstörung, wollte sie ein besonders gutes Vorbild sein. Beruflich könne sie sich jetzt überhaupt nichts Negatives erlauben, da sie das Geld für den Lebensunterhalt, abgesehen von der Rente, selber aufbringen müsse. Insofern komme nur eine Abstinenz infrage.

Befragt, in welchen Situationen sie das Trinken eingesetzt habe, wurde deutlich, dass sie mit ihrem Mann keine einfache, dennoch eine erfüllte Ehe geführt hatte. Wenn sie von der Arbeit nach Hause komme, merke sie so richtig, wie groß der Verlust für sie ist. Dieses Gefühl sei fast nicht auszuhalten, und der Wein helfe ihr dann über das Schlimmste hinweg. Sie fühle sich dann weniger einsam, obwohl ihr natürlich völlig klar sei, dass das Trinken niemals den Mann würde ersetzen können. Außerdem erzählte sie von regelrechten Flash-backs, die sie habe, wenn sie an das Auffinden ihres toten Mannes denke. Wie er morgens tot in seinem Bett lag und sie weder am Vorabend noch in der Nacht bemerkt hatte, dass er sich suizidieren wollte. Auch diese »Bilder« müsse sie irgendwie in den Hintergrund drängen, was mit Alkohol mal mehr, mal weniger gut gelinge.

Sie reagierte auf die Deutung überrascht, sie habe mit dem Trinken zunächst offensichtlich eine Möglichkeit gefunden, ihrem Mann nah und gleichzeitig fern zu sein, sich mit ihm verbunden zu fühlen und die Traurigkeit über den Verlust zugleich erträglichzutrinken. Insofern sei das Trinken eine kluge Lösung gewesen, obschon sie mit der Zeit entgleist sei.

Nun wurde auf die Kosten geschaut, die eine Entwicklung hin zur Abstinenz mit sich bringen würde. Diese Kostenfrage verwirrte Frau Müller zunächst. Dann aber wurde deutlich, dass die Hauptentwicklungsaufgabe wohl darin besteht, sich von ihrem Mann zu verabschieden und sich und ihm zuzumuten, dass sie sich dem eigenen Leben wieder mehr zuwenden dürfe und müsse. Diese Vorstellung sei für sie aber sehr schwer, da sie bei dem puren Gedanken daran bereits ein schlechtes Gewissen bekomme. Sie sei sich nicht klar, ob sie das überhaupt beanspruchen dürfe und ob sie eine solche Entwicklung wert sei.

Mit dieser Befragung wurden die Dilemmata von Frau Müller deutlich. Natürlich hatte sie eine klare Problembeschreibung und eine entsprechend klare Zielvorstellung – eine Einstellung, die bei freiwillig sich anmeldenden Klienten durchaus erwartbar ist. Allerdings zeigte sich sehr schnell, wofür das Trinken plausibel und »gut« war und mit welchen Entwicklungsaufgaben die Klientin im Laufe der Therapie zu tun haben würde.

(Fortsetzung folgt.)

Die Orientierung an der Denkfigur der Problem-Lösungs-Balance sollte aufgrund der z. T. ungewöhnlichen Fragen in einem den Klienten angemessenen Tempo erfolgen. Dies kann in seltenen Fällen – wie bei Frau Müller – in einer Sitzung geschehen, kann sich aber auch über mehrere Sitzungen hinziehen. Während für die Klienten anfangs die Veränderungsbewegung vom Negativen des Problems zum Positiven der Lösung geht, wird nun klarer, dass die therapeutische Veränderungsbewegung in erster Linie vom Positiven des Problems zum Negativen des Ziels tendiert. Auf diese Weise wird ein Zugang zu den Entwicklungsaufgaben der Klienten herausgearbeitet.

Den unterschiedlichen Tendenzen und »inneren Teilen« (bzw. Anteilen, Ego-States) der Klienten lassen sich Räume und Stimmen zuordnen, mit denen die Widersprüchlichkeiten und Ambivalenzen von Chancen und Risiken erfahrbar werden. Dies gibt den Klienten die Möglichkeit, sich genau zu überlegen, ob sie sich einem solchen Veränderungsprozess stellen wollen, ob sie dafür noch etwas Zeit benötigen oder sich dagegen entscheiden.

10.3 Worum geht es? – Anstoßen existenzieller Herausforderungen

Im süchtigen Trinken sind existenzielle Fragen verborgen, die in der therapeutischen Begegnung thematisiert werden sollten. Klienten, die zur Sitzung erscheinen und von ihrem Problem des süchtigen Trinkens berichten, präsentieren Folgendes: Sie zeigen einen Teil von sich, den sie als Problem bezeichnen, den süchtigen Teil. Und sie präsentieren einen anderen Teil, der etwas anderes möchte, obwohl dieses »Etwas« noch sehr unklar ist. Therapeuten haben es daher in der therapeutischen Begegnung von Anfang an mit einer Triade zu tun: mit den Klienten, mit ihrer einen und mit ihrer anderen Seite.

Diese Ausgangsituation ist immer gegeben – auch dann, wenn der Erstkontakt aufgrund eines Zwangskontextes zustande kommt und dieser Zwangskontext den Blick auf die beiden Seiten der Klienten zu verstellen scheint (Klein 2007a).

Das »eigentlich« Interessante dabei ist die Frage, weswegen Klienten mit einem Änderungswunsch ihn noch nicht umgesetzt haben. Nicht selten existiert die eigene oder auch fremde Problembewertung schon seit langer Zeit, was nichts anderes bedeutet, als dass auch der Teil, der den Änderungswunsch repräsentiert, bereits seit Jahren vorhanden ist. Diese einfache Beschreibung kann eine existenziell bedeutsame Tiefenwirkung entfalten.

Herr Meier, der arbeitslose Hilfsarbeiter (6. Teil)

Nachdem der Klient im ersten Gespräch in erster Linie über seine vielfältigen körperlichen Beschwerden gesprochen hatte, verbesserte sich das emotionale Gesprächsklima. Er schien den Eindruck zu gewinnen, dass vonseiten des Therapeuten kein Veränderungsdruck ausging. Insofern war es nachvollziehbar, dass er erklärte, er könne sich vorstellen, weitere Gespräche in der Ambulanz zu führen, obwohl er keine Ahnung hatte, was dabei für ihn Sinnvolles herausspringen könnte – schließlich trinke er nur zwei Gläschen Wein am Abend. Eine stationäre Maßnahme, welcher Art auch immer, lehnte er weiterhin ab.

Einiges deutete darauf hin, dass der Klient sich mit seiner gegenwärtigen Lebenspraxis Trost spendete und sich davor bewahrte, einen neuen, nichtsüchtigen Entwurf zu wagen, dessen Erfolg unkalkulierbar war. Gleichzeitig attackierte er mit dieser Lösung seine körperliche Gesundheit.

An diesem Punkt des Gesprächs wurden die angesprochenen Themen vom Therapeuten zusammengefasst: Der Klient habe ernst zu nehmende körperliche Probleme. Die Lunge sei stark beeinträchtigt, das Knie nicht mehr belastbar, der Rücken dauerhaft geschädigt, die Halswirbelsäule verursache Kopfschmerzen. Seine Scheidung habe ihn sehr getroffen, und er habe seinen Sohn seit etwa 20 Jahren nicht gesehen.

Andererseits habe er während seiner Lungenerkrankung das Rauchen von 80 Zigaretten auf 0 reduziert und rauche zurzeit etwa 15–20 Zigaretten täglich. Auch seinen Alkoholkonsum habe er nach einer Zeit starken Trinkens vor einigen Jahren deutlich reduzieren können. Er habe seine Offenheit für weitere ambulante Gespräche gezeigt, lehne stationäre Maßnahmen jedoch strikt ab.

Es komme nun darauf an, welche Maßnahme für seine Zwecke hilfreich sei. Dazu sei es zunächst wichtig, dass er sich auf das konzentriere, was ihm am meisten auf der Seele liege: seinen Körper. Er könne daher bis zur nächsten Sitzung einfach einmal beobachten, ob er so rauche, wie er glaubt, dass es für seinen Körper gut sei. Ob er eher zu viel, zu wenig oder die richtige

Menge rauche. Ob er aus der Sicht seines Körpers eher zu viel, zu wenig oder genau richtig trinke. Ob er insgesamt genügend, zu viel oder eher zu wenig auf seinen Körper achte.

Durch dieses Vorgehen wurde keine Änderungserwartung produziert, sondern lediglich eine Einladung, darüber nachzudenken, ob es für Herrn Meier interessant sein könnte, über seinen körperlichen Zustand nachzudenken und zu überlegen: Wenn er schon kaum etwas dazu beitragen konnte, dass die körperlichen Symptome besser werden, könnte er dann zumindest etwas dazu beitragen, dass sie nicht schlechter werden?

Nachdem die Beobachtungsaufgabe dargelegt worden war, erfolgte ein überraschender Themenwechsel durch den Klienten: Herr Meier meinte, er wolle ohnehin nur 50 Jahre alt werden. Die werde er in sieben Monaten. Auf die Frage, ob er denn 50 Jahre alt werde, wenn er mit seinem Körper so umgehe, wie er es die letzten Jahre gemacht habe, antwortete er, er mache das schon alles richtig. 50 Jahre alt zu werden sei immer sein Ziel gewesen. Er wirkte in dieser Passage sehr energisch und wiederholte, es sei für ihn ein wichtiges Ziel, 50 Jahre alt zu werden, »und wenn es auf Krücken« sei. Was danach komme, sei ihm egal.

Das Gespräch bekam plötzlich ein anderes Tempo und wurde deutlich emotionaler. Ihm wurde mitgeteilt, seine Aussage in Bezug auf sein Ziel sei interessant. Es gebe Menschen, die 100 Jahre alt werden wollen, er hingegen wolle 50 Jahre alt werden. Unmittelbar danach erwähnte der Klient, vor drei Monaten sei sein »Brüderchen« gestorben, mit 45 Jahren. Der Grund sei ihm unbekannt. Herr Meier war sehr berührt von seinen Erzählungen und reagierte mit einem kaum merklichen Weinen. Um das Risiko einer von ihm empfundenen Scham zu reduzieren, wurde das Gespräch möglichst sachlich gehalten und damit die affektive Berührung ganz bei ihm gelassen. Das Thema, ob überhaupt und auf welche Weise er sein Leben weiterführen wolle, war nun auf direkte Art angestoßen worden. Und es war deutlich, dass der Therapeut jedwede Entscheidung zu akzeptieren bereit war. Herr Meier nahm sich einen weiteren Termin.

(Fortsetzung folgt.)

Nicht nur Fragen von Gesundheit und Krankheit und ihren Folgen tauchen in solchen anfänglichen Begegnungen auf. Oft geht es bereits zu Anfang einer möglichen Therapie um die Fokussierung auf Fragen, ob das Leben auf diese Art weitergehen soll oder nicht. Dann hat man es mit der Abgrenzung zu tun, ob das jeweilige Trinken eher ein süchtiges Trinken mit entsprechenden physischen, psychischen und sozialen Folgen darstellt oder ob es sich um ein suizidales Trinken handelt, das mit jedem weiteren Trinken das eigene Weiterleben riskiert.

Herr Hoffmann, der Manager (6. Teil)

Herr Hoffmann hatte aufgrund seiner alkoholbedingten schweren körperlichen Folgeerkrankungen schon mehrfach Kontakt mit medizinischem und psychologischem Personal. Eine Abstinenz, von den behandelnden Internisten und den Psychologen dringend angeraten, hielt er für völlig abwegig, überzogen, und dieser dringende Rat »beweise« ihm, dass diese Fachleute keine Ahnung von seinen Problemen hatten.

Im Rahmen des Erstgesprächs hatte er die Erfahrung gemacht, dass er niemanden vor sich hatte, der ihm sagen wollte, was besser für ihn sei. Dadurch hatte es keinen Gegner gegeben, gegen den er hätte kämpfen müssen oder gegen den er hätte kämpfen können. Die an ihn gestellten Fragen waren so gehalten gewesen, dass sie als Einladung hatten wirken können, sich mit sich und den eigenen Einstellungen auseinanderzusetzen. Sie hatten sich um die übergeordnete Frage gedreht: Was mache ich mit dem Rest meines Lebens?, statt um die Frage: Wie bewahre ich meinem Gesprächspartner gegenüber meine Autonomie? Die therapeutischen Fragen hatten gelautet: »Möchten Sie den Rest Ihres Lebens so verbringen wie die letzten Jahre?« »Wie alt werden Sie dann?« »Woran werden Sie vermutlich sterben?« »Gibt es etwas, das Sie noch gerne erleben wollen?« »Werden Sie das, was Sie noch erleben wollen, noch erleben, wenn Sie sich für ein ›Weitermachen-wie-bisher‹ entscheiden?«

Letztlich sind dies Fragen, die Klienten nur sich selbst stellen und beantworten können. Therapeuten haben dabei die Aufgabe, passende Fragen zu präsentieren – niemals jedoch die besseren oder passenderen Antworten zu haben.

In der Folge konnte sich Herr Hoffmann in einem bemerkenswerten Prozess mit seinen Erfahrungen aufgrund der lebensbedrohlichen Ereignisse auf den verschiedenen Intensivstationen auseinandersetzen und langsam den Gedanken zulassen, dass er mit seiner starren Einstellung eine Gefahr für sich selbst darstellte. Die Leberzirrhose, die damit im Zusammenhang stehenden Ösophagusvarizen und die beiden Hirnblutungen gaben ihm Hinweise, dass ihm sein Körper Begrenzungen aufzeigte, die er nicht mehr beliebig ausdehnen konnte. Da er sich nach reiflicher Überlegung für ein längeres Leben (obwohl es dafür natürlich keine Garantie geben kann) entschied, lag auf der Hand, dass er damit seinen Umgang mit dem Alkohol anders regulieren musste. Er begann, in Bezug auf seinen Alkoholkonsum Einfluss auf das zu nehmen, worauf er als einziger Mensch Einfluss hatte: auf sein eigenes Verhalten. Und er unterließ es, dort Einfluss geltend zu machen, wo er keinen hatte, nachdem er über Jahre hinweg versucht hatte, Ärzte, Angehörige und Betriebsangehörige von ihren Fehleinschätzungen zu überzeugen. In der Folge dieser zweifachen Veränderung entwickelte Herr Hoffmann eine stabile Abstinenz.

(Fortsetzung folgt.)

Die existenziellen Herausforderungen, so individuell unterschiedlich sie auch sein mögen, lassen sich durch vier übergeordnete Fragestellungen berühren. Sie eignen sich sowohl für therapeutische Überlegungen als auch für das therapeutische Gespräch. Die dazugehörigen Fragen lauten (nach Isebaert 1999, 2004):

- Leben Sie das Leben, das Sie leben wollen?
  - Wenn ja: Wie erklärt es sich, dass Sie heute hier sind?
  - Wenn nein: Was ist anders als das, was Sie möchten?
- Gehen Sie mit sich so um, wie Sie das immer wollten (körperlich, psychisch, in Beziehungen)?
  - Wenn ja: Warum sind Sie heute hier?
  - Wenn nein: Wie erklären Sie sich das?
- Gehen andere mit Ihnen so um, wie Sie das möchten?
- Was müssen Sie tun/unterlassen, damit Sie mit sich und andere mit Ihnen so umgehen, wie Sie das möchten?

10.4 Wie wichtig bin ich mir? – Förderung der Beziehung zu sich selbst

Bei manchen Klienten zeigen sich zu Beginn der Kontakte durchaus nachvollziehbare Wünsche zur Veränderung des Trinkverhaltens einerseits und gleichzeitig die Enttäuschung darüber, dass sich diese Veränderung nicht stabil einstellt. Sie trinken immer wieder mehr, als sie wollen. Diese Schwankungen können durchaus Hinweise auf unterschätzte Auswirkungen einer physischen Abhängigkeit sein.

Allerdings sind solche Dynamiken auch dann zu beobachten, wenn die körperliche Abhängigkeit deutlich reduziert ist und die Fähigkeit zur alternativen Selbstregulation möglich scheint.

In solchen Fällen ist es sinnvoll, auf die Beziehung der Klienten zu sich selbst zu achten. Und darauf, ob sie sich selbst so als wertvoll oder kostbar erleben, um anders, besser und/oder angemessener mit sich umzugehen.

Bei diesen Klienten liegt der Verdacht nahe, dass sie, aus bisher noch unerklärlichen Gründen, keine tragfähige Beziehung zu sich aufbauen konnten und das Trinken einen Selbstzerstörungsprozess fortführt, dessen Beginn schon geraume Zeit zurückliegt.

Allerdings sollte das Einfließenlassen solcher Hypothesen zu biografisch relevanten und oftmals schmerzlichen Erfahrungen am Beginn eines therapeutischen Arbeitens vorsichtig dosiert werden. Die emotionale Rahmung in der therapeutischen Begegnung ist zu diesem frühen Zeitpunkt noch nicht genügend gefestigt. Es besteht dann das Risiko einer emotionalen Überflutung durch Reaktivierung schmerzlicher Erfahrungen. Dies kann eher ein süchtiges Trinken aktivieren, als dass es die therapeutische Auseinandersetzung und Bearbeitung zu fördern vermag. Immerhin muss unterstellt werden, dass das Trinken möglicherweise bereits seit Jahren auch die Funktion hatte, Ängste vor Überflutung oder vor Ausgeliefertsein zu reduzieren und es zu ermöglichen, damit zu leben.

Eine Vorgehensweise, die sich zu einem solch frühen Zeitpunkt anbietet, ist die Arbeit mit Externalisierungen (White u. Epston 1990; White 2010; Furman 2005; Schmidt 2004; Klein u. Kannicht 2007). Der Beginn dieser Arbeit im Einzelsetting ist dadurch gekennzeichnet, dass Klienten relevante Erlebnisinhalte (z. B. das süchtige Trinken, das nichtsüchtige Trinken, eigene Ressourcen und Kompetenzen, Ängste usw.) durch Figuren, Gegenstände oder Bodenanker symbolisieren.

Da sich Klienten oft in ihrer gesamten Persönlichkeit als symptomatisch beschreiben, erleben sie sich notgedrungen als von ihren Problemen komplett eingenommen und überwältigt. Die Präsentation der Idee, dass das symptomatische Verhalten nur einen Teil der gesamten Person darstellt, erzeugt sofort die Option einer bisher dissoziierten Ressourcenseite. Folgende Aspekte können therapeutisch genutzt werden:

- Ein innerer Suchprozess bezüglich bisher übersehener Ressourcen wird gestartet.
- Visuelle, akustische und kinästhetische Ebenen werden durch den Einsatz entsprechender Metaphern aktiviert.
- Die Dynamiken des psychischen Systems lassen sich als ein triadisches Verhältnis beschreiben und nutzen, indem die Klienten eine Außenperspektive gegenüber ihrer Problem- und ihrer Ressourcenseite einnehmen und darüber befragt werden.
- Klienten können dadurch ihre eigenen Einflussmöglichkeiten zur Aktivierung der Problem- wie auch der Lösungsseite erforschen.

Entsprechend ist es wichtig, mit Klienten auf die Suche nach der Seite zu gehen, die etwas ändern möchte, und auch die Seite zu benennen, die von einer Änderung noch absieht. Zum Beispiel: »In Ihnen scheinen zwei Seiten eine Auseinandersetzung zu führen: eine Seite, die etwas ändern und weniger bzw. nichts mehr trinken möchte; und eine andere Seite, die immer wieder die Erfahrung macht, mehr zu trinken, als sie eigentlich will.«

Nun deutet aber die Oszillation zwischen süchtigem Trinken und nichtsüchtigem Verhalten darauf hin, dass die Klienten noch keine überzeugenden Gründe für eine konsequente Änderung sehen. Möglicherweise sind sie noch nicht neugierig auf sich, sind noch nicht an sich selbst interessiert und wollen noch nichts für sich selbst investieren. Es scheint, als ob die Klienten die möglichen Verbindungen zwischen sich, der süchtigen, der nichtsüchtigen Seite und den eigenen Ressourcen noch nicht ausreichend realisiert hätten.

Frau Müller, die Angestellte (6. Teil)

Die Klientin hatte in den anfänglichen Sitzungen gute Fortschritte gemacht, was die Beeinflussung ihres Trinkverhaltens anging. Da sie von Anfang an eine Abstinenz als Ziel der Therapie angestrebt hatte, war sie mit ihrer Entwicklung unzufrieden, da sie von Zeit zu Zeit immer wieder mehr trank, als sie wollte. Diese Enttäuschungen waren größer als die Zufriedenheit mit der deutlich reduzierten Trinkmenge und der geringeren Häufigkeit des Trinkens.

Mit Frau Müller wurde daraufhin über die Ambivalenz gesprochen, die sich zwischen den Gründen, die für eine Veränderung sprachen, und den möglichen Gründen, die Veränderungen noch nicht sinnvoll bzw. nur phasenweise nützlich erscheinen ließen, entwickelt hatte. Gleichzeitig wurde ihr mitgeteilt, sie verfüge über alle Fähigkeit zur Veränderung, da sie zwischenzeitlich immer wieder sehr gute Phasen habe, diese Veränderungen jedoch noch nicht durchgängig und stabil erschienen. Insofern stelle sich die Frage, ob die sicher überzeugenden kognitiven und »vernünftigen« Gründe zur Veränderung ausreichen wie z. B. die Hoffnung, dann eine bessere Mutter sein oder die beruflichen Herausforderungen besser bewältigen zu können. Und es gehe auch um die Frage, inwiefern noch unklare emotionale Dynamiken die erwünschten Veränderungen boykottierten.

Daraufhin wurde ihr eine räumliche Externalisierung vorgeschlagen. Folgende Elemente wurden mit Frau Müller herausgearbeitet: eine Seite der Veränderung und eine Seite der Nichtveränderung. Darüber hinaus stelle sich aber die Frage, ob es ein drittes Element gibt, wofür sich eine Veränderung für sie selbst lohnt. Ein Element also, das unabhängig von Kindern und Beruf existiert. Etwas, von dem sie glaubt, dass sie es wert sei, etwas für sich zu investieren. Zunächst wirkte die Klientin etwas überfragt und verwirrt. Dann begann sie, langsam zu formulieren, dass sie es trotz großen Selbstzweifels in gewisser Weise auch verdient habe, ein besseres Leben zu leben. Vieles sei zwar schiefgelaufen, und der Verlust des Mannes wiege schwer. Dennoch glaube sie, in sich etwas zu spüren, wofür sich ihr Einsatz lohnen könnte.

Nun begann die Suche nach einem Wort, das diesen inneren Bewusstseinszustand am besten repräsentieren könne. Es wurden ihr Formulierungen wie »meine Würde«, »meine Mitte«,

»meine Achse«, »Ich«, »meine Kostbarkeit« und »das Kostbare« angeboten. Sie wählte sich spontan das Wort »das Kostbare«. Dieses Wort treffe am besten das Gefühl, das sie spüre.

Nun wurde Frau Müller aufgefordert, zunächst die »Veränderung« und dann die »Nichtveränderung« im Raum zu platzieren, indem sie auf die Stellen zeigte, wo sich die beiden Wörter bzw. Befindlichkeiten befänden. Der Therapeut nahm nacheinander die Positionen ein, indem er sich an die jeweilige Stelle begab. Damit wurde die Konfiguration plastisch erlebbar. Danach wurden diese Stellen durch Bodenanker in Form von Holzfiguren markiert. Dann stellte sich Frau Müller hinzu.

Die Struktur dieser Externalisierung sah folgendermaßen aus: Rechts neben Frau Müller stand im Winkel von etwa 45 Grad die »Veränderung«. Links neben ihr im gleichen Winkel und Abstand stand die »Nichtveränderung«. Sobald Frau Müller ihre Position eingenommen hatte, begann sie, von links nach rechts zu schwanken. Dieses Schwanken wurde immer heftiger, und sie sagte, dass das genau das Gefühl sei, das sie immer spüre: Sie sehe die Veränderung und den Wunsch dazu, und gleichzeitig werde sie von der Nichtveränderung angezogen. Sie schwanke und entscheide nicht.

Dann wurde sie aufgefordert, das »Kostbare« im Raum zu platzieren. Sie nannte eine Stelle in direkter Linie vor sich, dirigierte den Therapeuten aber, nachdem er die Position eingenommen hatte, mehr und mehr von sich weg und vergrößerte so die Distanz zwischen sich und dem »Kostbaren«. Und zwar bis zu einem Punkt, an dem das Zimmer zu Ende war und der Therapeut mit dem Rücken an der Wand stand. Sie kommentierte, eigentlich stehe ihre Kostbarkeit noch viel weiter von ihr entfernt.

Nun wurde das »Kostbare« durch die entspannte Hand des Therapeuten (vgl. Klein u. Kannicht 2007) in Augenhöhe der Klientin repräsentiert. Dann wurde sie gebeten, die Hand als Symbol für das »Kostbare« zu fokussieren. Das Schwanken ließ sofort nach, und sie wirkte zentriert. Dann wurde sie gebeten, auf das »Kostbare« zuzugehen, dabei aber das »Kostbare« anzusehen. Nach jedem Schritt sollte sie stehen bleiben, um genau darauf zu achten, was jeweils passiert. Außerdem sollte sie darauf achten, wie weit sie sich bereits dem »Kostbaren« nähern konnte.

Bereits nach dem ersten Schritt beschrieb sie eine gewisse Unruhe und Nervosität in Kombination mit Neugierde auf das noch Unbekannte. Nach dem zweiten Schritt berichtete sie von Herzrasen. Nach dem dritten Schritt schnaufte sie, zitterte und begann zu schwitzen. Nach dem vierten Schritt begann sie zu weinen, machte noch einen Schritt und blieb dann stehen. Sie weinte und schien außer sich. Nach einer gewissen Zeit beruhigte sie sich, fokussierte das »Kostbare« und war nun wieder für Informationen zugänglich. Ihr wurde angekündigt, dass unterschiedliche Aussagen vorgeschlagen werden. Sie sollte diese Aussagen sorgfältig prüfen und sie nur dann dem »Kostbaren« sagen, wenn sie passten. Folgende Sätze konnte sie aussprechen, wobei sie anfangs erneut weinte, sich dann aber beruhigte:

- »Ich übersehe dich.« Pause.
- »Obwohl es dich gibt.« Pause.
- »Schade [weint].« Pause.
- »Du bist ein Teil von mir.« Pause.
- »Ich gebe dir nun einen guten Platz.«

Danach wurde sie gefragt, ob sie zu einem Experiment bereit sei. Sie bejahte und wurde gebeten, weiterhin das »Kostbare« anzusehen und zu prüfen, ob vom »Kostbaren« eine Energie ausgehe, die zu ihr hinfließe. Wenn ja, solle sie diese Energie mit ihren Augen aufzunehmen versuchen und genau darauf achten, an welche Stelle in ihrem Körper sich ein inneres Reservoir für das »Kostbare« zu bilden beginnt.

Sie schaute wie gebannt auf die Hand und sagte dann unvermittelt: »Es klappt.« Nach einigen Minuten wurde sie gefragt, wo sich das Reservoir gebildet habe, und sie berührte mit beiden Händen ihr Brustbein. Sie berichtete, es tue ihr unendlich gut, und sie fühle sich kraftvoll und zufrieden.

Danach wurde sie gebeten, langsam wieder zu ihrer ursprünglichen Position zurückzugehen und ihre Hände weiter an ihrem Brustbein zu lassen. Sie könne genau spüren, wie sich diese Stelle von außen und auch von innen anders anfühle. Sie stand dann erneut in den beiden 45-Grad-Winkeln von der »Veränderung« und der »Nichtveränderung« entfernt und meinte, sie habe einen regelrechten Frieden. Es komme im Moment auch nicht darauf an, ob sie sich verändere oder nicht, sondern darum, was sie von sich eigentlich möchte. Die Sitzung endete mit Empfehlungen, gelegentlich ihre Hände auf die Stelle an ihrem Brustbein zu legen oder auf andere Art sich an diese Körperstelle und das »Kostbare« zu erinnern.

In der Folgesitzung berichtete sie, die Stelle an ihrem Brustbein habe inzwischen eine besondere Bedeutung für sie. Sie lege gelegentlich ihre Hände auf diese Stelle, und das tue ihr gut. Sie werde dadurch ruhiger und überlege genauer, wie sie sich entwickeln möchte. Die letzte Sitzung sei sehr anstrengend gewesen, seither gehe es ihr aber viel besser. Sie wisse genau, das »Kostbare« existiere in ihr, und sie werde es nutzen.

(Fortsetzung folgt.)

Natürlich ersetzt diese Art der Arbeit nicht die Therapie. Klienten wird es dadurch eher möglich, auf die Suche nach der Beziehung zu sich zu gehen und neue Formen der Selbststabilisierung auszuprobieren. Dies sensibilisiert Klienten für eine Haltung der Selbstfürsorge und Achtsamkeit. Dass dies zu besseren Startbedingungen für Veränderungen beitragen kann, liegt auf der Hand. Ein weiterer Vorteil liegt darin, diese Körperanker in bedrohlichen Situationen zu aktivieren und damit über Möglichkeiten zu verfügen, Kontakt mit den eigenen Ressourcen aufzunehmen.

Aber auch andere Elemente können auf diese Weise benannt und externalisiert werden.

Fallbeispiel

Eine 46-jährige Klientin berichtete von zahlreichen Entgiftungen, bei denen sie bereits dreimal wegen lebensbedrohlicher Symptome intensivmedizinisch behandelt werden musste. Außerdem berichtete sie von seit Langem bestehenden Suizidfantasien. Trotz einer bewegenden Leidensgeschichte erschien sie extrem affektdistanziert. Versuche, durch entsprechende Fragen eine dem Problemgrund angemessene Affektlage zu erreichen, schlugen fehl.

Nach einer gewissen Zeit wurde der Klientin zunächst ein ungewöhnlicher Gedanke angekündigt. Auf Nachfrage ihrerseits wurde zunächst darauf hingewiesen, der Gedanke sei so ungewöhnlich, dass Bedenken bestünden, ihn überhaupt zu benennen. Auf weiteres neugieriges Nachfragen wurde ihr schließlich mitgeteilt, man müsse nur drei Dinge berücksichtigen, um zu verstehen, worum es bei ihr schon seit längerer Zeit gehe: Es gehe um ihr Leben, ihren Tod und ihre Würde.

Die Klientin dachte kurz nach und bemerkte, dass an diesem Gedanken etwas dran sein könne. Auf Anfrage war sie zu einem Experiment bereit: Die drei Elemente wurden jeweils im Raum platziert und zunächst durch mich repräsentiert. Dadurch konnte die spezifische Dynamik zwischen der Klientin, ihrem Leben, ihrem Tod und ihrer Würde erlebt werden. Dann wurde mithilfe einer kataleptischen Hand weitergearbeitet.

Zunächst nahm sie Kontakt mit ihrem Tod auf, was zu einer der kürzlich erlebten Grenzerfahrung angemessenen Reaktion führte: Sie weinte. Wichtiger schien jedoch, Kontakt mit ihrer Würde zu bekommen und sie zwischen den Schulterblättern zu ankern. Diese Ankerung führte zu einer Beruhigung und Stärkung. Danach wurde das Leben ebenfalls körperlich an der linken Schulter geankert, was einen zusätzlich stabilisierenden Effekt hatte. Nun konnte sie auch den Tod anschauen, ohne zu weinen. Sie gab zu verstehen, dass sie noch etwas näher auf ihren Tod zugehen wolle, dennoch eine genügend große Distanz wahren möchte. Aufgefordert, nun auch den Alkohol dazuzustellen, gab sie zu verstehen, dass der Alkohol zwischen ihr und dem Tod stehe.

Sie bekam die Empfehlung, die Ankerstellen für ihre Würde und ihr Leben immer wieder durch Berührung oder Auflegen einer Wärmeflasche in Erinnerung zu rufen.

Im weiteren Verlauf der Therapie wurden die Bedeutungen der Themen »Leben« und »Tod« in einen biografischen Zusammenhang gestellt. Die Klientin berichtete, bei ihrer Mutter sei Brustkrebs diagnostiziert worden, als sie selbst etwa sieben Jahre alt war. Diesen Befund habe die Mutter verheimlicht, eine Behandlung unterlassen und sei, als der Tumor durchzubrechen drohte, notfallmäßig ins Krankenhaus gekommen. Die Mutter sei innerhalb weniger Wochen, für die Klientin völlig überraschend, gestorben. Weiterhin konnte sie über eine Tante, eine Schwester der Mutter, in Erfahrung bringen, dass die Mutter zwei Brüder gehabt hatte, die beide als Kinder gestorben waren. Am Tod des jüngsten Bruders, der durch einen Autounfall ums Leben kam, sei der Mutter die Schuld zugeschrieben worden. Sie hätte nicht genügend auf den jüngeren Bruder aufgepasst.

Nachdem diese biografischen Zusammenhänge und der Umgang der Mutter mit dem eigenen Leben und dem eigenen Tod deutlich geworden waren, konnte die Klientin auch Parallelen zum eigenen Verhalten erkennen. Die Therapie dauerte 1,5 Jahre. Es kam zu keinem stationären Aufenthalt mehr.

10.5 Jetzt ist eh alles zu spät: Rückfälle und ihre Bedeutung für die Therapie

Auf der Grundlage der bisher beschriebenen Beziehungsgestaltung erhöht sich die Wahrscheinlichkeit, dass Klienten ihre Therapeuten weniger als Instanzen wahrnehmen, die ausschließlich an einer Veränderung interessiert sind. Vielmehr werden sie als ein Gegenüber gesehen, das verstehen möchte, weswegen die Dinge so sind, wie sie sind, welche Ziele die Klienten erreichen möchten, und Fragen stellt, die das wecken, was für einen Veränderungsprozess unabdingbar ist: Neugierde an der eigenen Gewordenheit und an einem möglichen Neuentwurf.

Dadurch kann auch eine auf den ersten Blick merkwürdig erscheinende Aussage gemacht werden:

»Ich rechne aufgrund meiner therapeutischen Erfahrung damit, dass Sie mit einer hohen Wahrscheinlichkeit und über eine gewisse Zeitspanne hinweg, vielleicht aber auch nur gelegentlich mehr trinken werden, als Sie sich das selbst vorgenommen haben. [Pause.]

Sie müssen sogar damit rechnen, dass dieses Verhalten Sie von Ihrem angestrebten Ziel abhalten, die Zielerreichung sogar gänzlich verhindern könnte. [Pause.]

Dennoch ist es aus therapeutischer Sicht gar nicht so schlecht, wenn es passiert. [Pause.]

Dieses Trinken gibt uns nämlich, Ihnen und mir, die Möglichkeit, genau zu prüfen, welche Bedingungen dazu führen, dass Sie trinken und wofür das Trinken ein Lösungsversuch dargestellt hat bzw. darstellt. [Pause.]

Und das ist für den Erfolg einer Therapie wichtig. Ohne Rückfälle könnte man wesentliche und wichtige Einflussfaktoren übersehen.«

Klienten reagieren auf solche Äußerungen oft verwirrt, gar ungläubig. V. a. dann, wenn sie bereits in Entzugs- oder Entwöhnungsbehandlungen waren. Mithilfe des Problem-Lösungs-Balance-Schemas lässt sich dann aber die therapeutische Haltung gut erklären. Für die Klienten reduziert sich damit der eigene Veränderungs- und (oft fantasierte) Erwartungsdruck durch die Therapeuten. Dieses Vorgehen hat zwei Effekte. Einerseits klärt sich die Verantwortung für etwaige Veränderungen. Sie liegt nämlich bei den Klienten. Andererseits wird ein mögliches Rückfallgeschehen als weniger schambesetzt erlebt. Dies begünstigt eine therapeutisch relevante Analyse der Kontextbedingungen eines Rückfalls und reduziert auf diese Weise die Wahrscheinlichkeit des Therapieabbruchs.

Auch für die Therapeuten hat diese Einstellung Konsequenzen. Sie müssen sich für Rückfälle der Klienten nicht verantwortlich, gar schuldig fühlen – was nicht selten passiert – und können die Tatsache des Rückfalls nutzen, um die bisherige therapeutische Strategie zu überdenken. Insofern kann ein Rückfall auch als kooperationsfördernder Vorfall verstanden und genutzt werden. Auf diese Weise wird eine stabile und neugierige Haltung gefördert, die die Grundlage einer gelingenden und passenden affektiven Rahmung ist.

Natürlich gibt es immer unterschiedliche Bedingungen für ein erneutes und verstärktes Trinken. Als Faustregel hat sich aber herauskristallisiert, dass gerade in der ersten Therapiephase ein verstärktes Trinken oder erneutes Trinken nach kurzen Abstinenzphasen als Hinweis gedeutet werden kann, dass die physische Abhängigkeit stärker ausgeprägt ist als bislang angenommen. Insofern sollten solche Vorfälle als Hinweisgeber genutzt werden, über die angestrebten Therapieziele zu verhandeln und/oder über eine zusätzliche Unterstützung in Form einer ambulanten oder stationären und medizinisch begleiteten Entziehung nachzudenken.

10.6 Ich schaff's nicht: Hinweise auf notwendige Entzugsbehandlungen

Selbst wenn mehrere Techniken zur Selbstbeeinflussung des süchtigen Trinkens angeboten werden, kann es passieren, dass die Klienten eine Veränderung nicht schaffen. Sie trinken öfter und mehr, als sie wollen. Dies kündigt sich meist bereits dadurch an, dass in den ersten Gesprächen von früheren Entzugsbehandlungen berichtet wird oder die Klienten in der Gesprächssituation Zeichen von Entzugserscheinungen zeigen. Diese Zeichen müssen unbedingt ernst genommen werden, da in nicht wenigen Fällen die Entzugssymptomatik eine gefährliche Eigendynamik entwickeln kann. Problematisch wird es v. a. dann, wenn die Klienten in einen deliranten Zustand rutschen und sich daraus lebensbedrohliche Konsequenzen entwickeln. Es wäre also ein Kunstfehler, in jedem Fall ausschließlich über ein Anbieten von Selbstbeeinflussungstechniken eine Veränderung des Trinkverhaltens anzustreben.

Fallbeispiel

Ein Klient von 48 Jahren berichtete, er habe immer mehrere »Zündkerzen« (kleine Schnapsflaschen) neben seinem Bett platziert, die er nach dem Erwachen noch liegend austrinke. Ohne dieses »Anschieben« könne er nicht aufstehen – seine Entzugserscheinungen seien einfach zu groß. Nach dem Aufstehen beginne er mit dem Biertrinken und ziehe dies dann bis zum Abend, teils alleine, teils mit Freunden, durch. In den ersten Kontakten imponierte er durch ein sich steigerndes Zittern und Schwitzen.

Sollten sich die Beobachtungen verdichten, dass eine körperliche Abhängigkeit in oben genanntem Maße vorliegt, ist unbedingt der Vorschlag zur medizinisch begleiteten Entziehungsbehandlung anzusprechen. Diese kann ambulant oder auch stationär erfolgen und sollte den Klienten als eine Maßnahme erklärt werden, an die v. a. aus fürsorglichen Gründen gedacht wird.

Manche Klienten verweigern eine solche medizinische Behandlung und ziehen es vor, sich selbst durch sukzessive Alkoholreduzierung zu entziehen. Dann ist es allerdings sinnvoll, mit ihnen möglichst präzise zu erwartende Entzugssymptome zu besprechen. Meist haben die Klienten bereits Erfahrung im Erkennen dieser Symptome wie Schwitzen, Zittern, Erbrechen usw. Sie sollten dann unbedingt die »Erlaubnis« bekommen, in solchen Fällen eher wieder zu Alkohol im Sinne einer Selbstmedikation gegen die Entzugserscheinungen zu greifen, statt das Risiko einer deliranten Entwicklung einzugehen.

Sollte es zu den erwähnten Komplikationen kommen, muss im Folgegespräch erneut über eine medizinisch begleitete Entzugsbehandlung nachgedacht werden. Als Erklärung kann man z. B. Folgendes anbieten:

»Es sieht so aus, als ob Sie trotz Ihres Mutes und trotz Ihrer Willenskraft das Trinken nicht so reduzieren konnten, wie Sie es wollten. Sie haben den Versuch abgebrochen und erneut Alkohol getrunken.

Zum Glück ist Ihre Klugheit stärker als Ihr Wille und Ihr Mut. Wer weiß, was hätte passieren können. [Pause.]

Offensichtlich gibt Ihnen Ihr Körper den Hinweis, dass das neuronale Netzwerk, das eine Alternative zum süchtigen Trinken darstellt, noch nicht stabil genug entwickelt wurde. [Pause.]

Wenn man es in einem Bild ausdrücken will, läuft Ihr inneres Navigationssystem noch immer auf dem Modus, die schnellste Strecke zu wählen. [Pause.]

Obwohl Sie angetreten sind, neue Wege einzuschlagen. Wege, die im Moment noch aufwendiger erscheinen, allerdings mit weniger längerfristigen Kosten verbunden sind und vermutlich mehr Überraschungen versprechen. [Pause.]

Wie wäre es, wenn wir diesem Teil in Ihnen, der das Neue anstrebt, eine Chance einräumen, die offensichtlich ohne medizinische Hilfe nicht möglich ist?«

10.7 »Gibt's nicht« geht nicht: Beobachtungen des eigenen Trinkverhaltens

Die Beeinflussung des Trinkverhaltens stellt eine besondere und unvermeidliche Herausforderung für die Klienten dar. Das Trinken wurde über Jahre praktiziert und muss als ein chronifiziertes Verhalten verstanden werden.

Zunächst ist es wichtig, dass Klienten beobachten, wann sie was wie viel unter welchen Umständen trinken. Es kann sinnvoll sein, darüber eine Art Trinktagebuch zu führen. Klienten, die mit solchen Aufzeichnungen experimentieren, sind eher überrascht, dass sie mehr und öfter trinken, als sie dachten. Die sorgfältige Analyse der Auslösebedingungen und ihr fortgesetztes Beobachten sensibilisieren die Klienten dafür, dass das Trinken nicht »einfach so« passiert, sondern durch individuell unterschiedliche Ereignisse bzw. Erlebensformen ausgelöst wird.

Das Beobachten und Registrieren des Trinkverhaltens sollte sich daher weniger am Interesse der Therapeuten orientieren. Vielmehr sollte es für die Klienten interessant sein. Es ist auch wenig relevant, ob die erzählten Beobachtungen der Klienten von therapeutischer Seite als »wahrhaftig« eingeschätzt werden. Denn: Nicht Geständnis, sondern (Selbst-)Erkenntnis ist das Ziel dieses Vorgehens. Daher ist es effektiver, wenn Klienten ihr Trinkverhalten nicht nur registrieren, sondern es in Verbindung mit einer Frage an sich selbst beobachten.

Folgende Fragen bieten sich an:

- Gehen Sie bei der Art und Weise zu trinken so mit Ihrem Körper um, wie Sie das möchten?
- Gehen Sie bei der Menge, der Art und der Häufigkeit des Trinkens mit Ihrem Körper so um, wie Ihr Körper es verdient hat?
- Wenn Sie so oft und so viel trinken, wie Sie es gerade tun, können Sie dann der/die sein, der/die Sie sein wollen?
- Wenn Sie weiterhin so trinken, wie Sie es beobachten, können Sie dann in Ihren Beziehungen der/die sein, der/die Sie sein möchten?

Neben dieser Beobachtung des eigenen Trinkverhaltens ist es allerdings auch wichtig, auf Zeiten zu achten, in denen weniger oder *nicht* getrunken wird. Es ist fast undenkbar, dass Menschen immer trinken bzw. immer zu viel trinken. In aller Regel können Klienten von Trinkpausen bzw. Reduzierungen des Trinkverhaltens im Hinblick auf Dauer, Menge und Häufigkeit berichten – und zwar unabhängig davon, ob dies durch eine stationäre Maßnahme eingeleitet wurde oder durch eine selbst auferlegte Begrenzung des Trinkens. Hier ist es sinnvoll, die Bedingungen dieser Fähigkeiten herauszuarbeiten. Immerhin verweisen diese Ausnahmen (Berg u. Miller 1993) auf Kompetenzen im Umgang mit Alkohol, die auf den ersten Blick nicht existieren dürften. Therapeutisch ist es dann nützlich zu prüfen, welche psychischen, physischen und sozialen Bedingungen hergestellt bzw. vermieden werden müssen, damit solche Ausnahmen vom süchtigen Trinken wahrscheinlicher und damit zur Regel werden können.

Herr Hans, der Handwerksmeister (6. Teil)

Herr Hans, der immerhin mehr als eine Flasche Cognac am Tag trank und erste therapeutische Erfahrungen in einer Fachklinik für Alkoholabhängige gesammelt hatte, strebte zunächst eine Trinkreduzierung an. Er schaffte es durch Einsatz verschiedener Selbststeuerungstechniken, Einfluss auf sein Trinken zu bekommen. Wichtig war dabei, dass er trotz extremer Trinkexzesse immer auch zwischenzeitlich in der Lage war, weniger oder gar nichts zu trinken.

Bei der Beobachtung des Unterschieds zwischen massivem und gemäßigterem Trinken fiel besonders auf, dass er im Zusammenhang mit fremden Erwartungen in besondere Notlagen geriet. So versuchte er, als Handwerker den zeitlichen, finanziellen und qualitativen Wünschen seiner Kunden perfekt zu entsprechen. Dies führte dazu, sich unbeeinflussbaren Dingen wie dem Wetter oder Lieferproblemen bei Bauteilen komplett ausgeliefert zu fühlen: Bei Regen und aus Mangel an Materialien konnte er nicht arbeiten, was den Zeitplan durcheinanderbrachte und zu Unzufriedenheiten bei der Kundschaft führte. Um alles unter Kontrolle halten zu können, machte er sich abends einen Plan für den nächsten Tag. Wenn das Wetter hielt, die Materialien vorhanden waren und auch sonst keine Störungen auftraten, ging es auch mit dem Trinken viel besser. Wenn aber Störungen auftauchten, kam er unter enormen Druck und konsumierte dann zur »Beruhigung« große Mengen Alkohol. Manchmal zog er sich in seine Wohnung zurück und betrank sich komplett.

Nachdem diese Zusammenhänge deutlich geworden waren, wurden innere Dialoge und Visualisierungen angeboten, die ihm halfen, bereits vorhandene Selbststeuerungskompetenzen zu stabilisieren. So nannte er seinen inneren Teil, der ihn sowohl über die Baustelle jagte als auch zum Trinken überredete, den »Stinkbeutel«, den er als einen kleinen, frechen und ihn tyrannisierenden Jungen visualisierte. Der andere Teil, der dem »Stinkbeutel« widerstehen wollte (und manchmal konnte), nannte er den »erwachsenen Jörg«.

In einem ersten Schritt wurde Herr Hans angeregt, morgens zu prüfen, ob beide, der Stinkbeutel und der erwachsene Jörg, bei ihm waren und mit zur Baustelle fuhren. Interessanterweise »vergaß« er anfangs den erwachsenen Jörg, wohingegen der Stinkbeutel immer dabei war – meist, wie Herr Hans lachend sagte, schneller im Auto saß als er selbst. Dies änderte sich im Laufe der gemeinsamen Arbeit zusehends.

Wichtig war aber auch, dass der Klient in seinem inneren »Stinkbeutel« neben dem ihn überfordernden und zum Trinken überredenden Antreiber auch die Teile entdeckte, die ihm geholfen hatten, einen Beruf zu erlernen, die Meisterprüfung zu absolvieren, sich selbstständig zu machen und manche Widerfahrnisse auszuhalten. Gleichzeitig war es sinnvoll, ihn auf den fürsorglichen Teil des erwachsenen Jörg und dessen Hinweise auf notwendige Entspannungszeiten aufmerksam zu machen, für die Herr Hans noch keine adäquaten Antworten gefunden hatte.

In der Folge wurden die Phasen, in denen er weniger oder gar nichts trank, immer länger. Gelegentlich trank er dennoch mehr, als er wollte.

(Fortsetzung folgt.)

10.8 Es trinkt mich: Hilfen zur Unterbrechung des Trinkmusters

Wenn Klienten das eigene Trinken beeinflussen möchten, gibt es verschiedene Ideen, auf welche Weise die eingespurte Trinkchoreografie unterbrochen werden kann. Keine dieser Ideen ist immer hilfreich, und manchmal müssen sie individuell variiert werden.

Eine Möglichkeit stellt die langsame Reduzierung der Trinkmenge dar, die immer wieder und durchaus mit Erfolg versucht wird.

Fallbeispiel

Ein 45-jähriger Klient reduzierte z. B. seinen Konsum hochprozentiger alkoholischer Getränke zunächst dadurch, dass er auf Wein und Bier umstellte. Danach reduzierte er die Trinkmenge der niedrigprozentigen Getränke, wechselte dann zu Apfelwein, reduzierte auch diesen Konsum und unterließ das Trinken schließlich gänzlich.

Allerdings können auch nach gelungener Reduzierung bzw. nach Erreichen eines abstinenten Verhaltens Irritationen auftauchen, die die erreichte Stabilisierung infrage stellen: Klienten trinken dann in bestimmten Auslösesituationen wieder, oder sie trinken mehr, als sie wollen. Nicht selten wird dieses Geschehen als ein »Saufdruck« beschrieben – als ein unstillbares Verlangen nach Alkohol. Dieses als »Craving« (*craving* = »heftiges Verlangen, Sehnsucht, Begierde«) bezeichnete Phänomen stellt Klienten vor besondere Herausforderungen.

An diesem Punkt gibt es verschiedene Möglichkeiten, wie Einfluss auf die sich zunehmend einengende gedankliche und emotionale Beschäftigung mit dem Trinken genommen werden kann. Letztlich geht es dann darum, den Trancezustand mit der Zielvision eines Erleichterungstrinkens zu defokussieren und alternative Möglichkeiten in Betracht zu ziehen. Diese Ideen sollten individuell zugeschnitten sein und benötigen auch eine gewisse Einübung. Folgende Defokussierungen bieten sich in solchen Situationen an:

- kaltes Duschen
- Eiswürfel lutschen
- Pepperonischoten kauen
- die Auslöseszene verlassen
- Joggen
- Spaziergänge
- laute Musik usw.

Die aufgezählten Beispiele sind auch aus der Traumatherapie bekannt und verfolgen dort den Zweck, einen körperlichen Gegenreiz zur Selbstverletzungstendenz zu setzen.

Für manche Klienten stellt das sogenannte Klopfen eine zusätzliche Möglichkeit dar, eine schnelle und einfache Reduzierung des inneren Spannungszustands zu erreichen. Diese Methode (Bohne 2008, 2010) erlaubt durch selbst vorgenommenes Beklopfen spezieller Punkte an Händen, Kopf und Oberkörper eine relativ rasche Spannungsreduktion. Die Technik kann schnell erlernt werden und sollte im Therapieverlauf immer wieder eingesetzt werden.

Durchaus nützlich kann es darüber hinaus sein, Anti-Craving-Medikation in Betracht zu ziehen. Klienten kommen manchmal zur Therapie und nehmen diese Medikamente bereits, weil sie von behandelnden Ärzten verschrieben wurden. Die von den verschreibenden Ärzten angenommene und angepriesene positive Wirkung führt bei den Klienten zu dem subjektiven Gefühl, einen zusätzlichen Schutz gegen das übermächtige Gefühl, trinken zu müssen, zu haben. Hierbei ist es ratsam, die Einnahme nicht etwa negativ zu bewerten. Stattdessen kann darauf hingewiesen werden, Klienten seien offensichtlich so an ihrer Veränderung interessiert, dass sie sogar zur Einnahme von Medikamenten bereit seien und damit möglichst viele Ressourcen wirken lassen möchten.

In einem weiteren Schritt kann dann angesprochen werden, welche Erfahrungen sie mit der Einnahme des jeweiligen Medikaments machen. Inwiefern sie z. B. unterscheiden können, ob ihnen eher das Medikament hilft oder ihre eigenen Fähigkeiten. Ob sie während der Einnahme des Medikaments auch eigene Fähigkeiten zum besseren Umgang mit einem Craving entwickeln und wie sie den Unterschied zwischen fremden, medikamentösen und eigenen psychischen Wirkungen unterscheiden können. Ziel sollte es dabei sein, Klienten für die eigenen Lösungskompetenzen im Umgang mit einem möglichen »Saufdruck« zu stärken und Schritte in Richtung einer Unabhängigkeit zu fördern. Es bieten sich folgende Fragen an, die parallel zur Einnahme solcher Medikamente gestellt werden sollten:

- Zu wie viel Prozent hilft Ihnen das Medikament, und zu wie viel Prozent ist es Ihre eigene Sensibilität und Kompetenz?
- Bei welcher prozentualen Verteilung werden Sie auf Ihre eigenen Kompetenzen vertrauen und an das Absetzen des Medikaments zu denken beginnen?
- Wie schätzt Ihrer Ansicht nach Ihr Arzt das ein?
- Wem glauben Sie mehr, Ihrem Arzt oder sich selbst?
- Wie erklären Sie sich Ihre Einschätzung?

Manche Klienten nehmen die Medikamente nur zwei bis vier Wochen, manche bis zu einem halben Jahr und länger, bis sie sich so stabil fühlen, dass sie den weiteren Entwicklungsweg ohne zusätzliche Chemie riskieren.

Neben diesen eher aktiv herstellbaren Möglichkeiten, Einfluss auf sich selbst zu nehmen, gibt es aber auch eine andere, passive Form der Problembewältigung. Hierbei wird mit den Klienten das Aufkommen innerer Unruhe in Verbindung mit bestimmten Auslösereizen besprochen. Man sollte sich außer auf die Auslösereize v. a. auch auf die psychischen und körperlichen Vorgänge konzentrieren, die als Hinweisgeber in Bezug auf ein erneutes Trinken dienen können. Im nächsten Schritt werden die Klienten eingeladen, sich in solchen Situationen zu beobachten: wie die innere Unruhe entsteht, welche Gefühle, Gedanken, Visualisierungen und andere Sinnesreize eine Rolle spielen, wie sich ein enormer innerer Druck aufbaut und nach einer gewissen Zeitspanne – wieder verschwindet. Damit dieser überraschende Vorgang einer Problembewältigung überhaupt erlebt werden kann, sollten Klienten bereits eine gewisse Zeit auf das Trinken verzichtet haben. Letztlich handelt es sich um ein Training in bewusster (Selbst-)Wahrnehmung der bislang als unkontrollierbar empfundenen Spannung. Klienten sind überrascht, wie schnell sich solche Spannungssituationen von selber wieder abbauen und verschwinden.

Gelegentlich entwickeln Klienten ganz eigene Vorstellungen von der Kombination spannungsregulierender Maßnahmen.

Fallbeispiel

Ein Klient von 38 Jahren trank seit mehreren Jahren exzessiv. So trank er bereits während der Arbeit, kehrte unmittelbar nach Feierabend in verschiedenen Kneipen ein und »versackte« dort regelmäßig. Die negativen Folgen des Trinkens machten sich nicht nur finanziell, beruflich und innerhalb seiner Ehe und Familie bemerkbar – sie wurden zunehmend gefährlich. Er hatte zwei Autounfälle, von denen einer mit einem Totalschaden endete. Er war jeweils auf der Fahrt nachts eingeschlafen und im Straßengraben gelandet.

Der Klient entschied sich nach zwei bis drei Gesprächen, in denen die Vor- und Nachteile des Trinkens und des Nichttrinkens erwogen worden waren, für eine Abstinenz, die er durch langsame Reduzierung der Trinkmenge nach mehreren Wochen selber bewerkstelligte.

Dieser Klient erlebte aber auch von Zeit zu Zeit unter bestimmten Auslösebedingungen – dann nämlich, wenn er sich von Arbeit und Familie »aufgefressen« fühlte und kaum Zeit für sich beanspruchen konnte – ein enormes Craving. Ihm wollte und musste er widerstehen, wenn er sein Ziel einhalten wollte.

Deswegen wurden verschiedene Möglichkeiten durchgesprochen, wie z. B. das Kauen von Pepperonischoten, das Lutschen von Eiswürfeln, das Verlassen der Auslöseszene, kaltes Duschen oder Joggen. Der Klient hörte sich das in Ruhe an und hatte nach einer kurzen Zeit die Idee, ein Experiment mit kalter Cola zu machen. Und tatsächlich war er dadurch erfolgreich, dass er sowohl auf seiner Arbeitsstelle als auch in seinem Privathaus immer eine Flasche eisgekühlte Cola auf Vorrat hatte. Immer dann, wenn er einen »Saufdruck« verspürte, goss er sich ein großes Glas Cola aus und versuchte, es in einem Zug auszutrinken. Diese Intervention führte durch den Temperaturunterschied, den Geschmack, am meisten allerdings durch die meist vergeblichen Versuche, des aus der Nase schäumenden Getränks Herr zu werden, zu einer radikalen Defokussierung. Diese Methode konnte der Klient mehrfach erfolgreich anwenden.

Im weiteren Therapieverlauf erzählte er, er habe eines Abends wieder einmal ein enormes Craving gespürt und habe sich dann – erstmals – vorgenommen, »nichts« zu tun. Er sei im Sessel sitzen geblieben und habe einfach abgewartet. Aufgrund seiner inzwischen vorhandenen Fähigkeit, im Notfall kalte Cola zu trinken, sei er mutig gewesen. Er erzählte von Hitzewallungen, innerer Unruhe, der Visualisierung von Weißwein und der Erinnerung an den Geruch beim Öffnen der Flasche. Er habe sich überwunden, diese einzelnen Dinge »einfach« wahrzunehmen. Und dann sei nach wenigen Minuten die Sache vorbei gewesen. Er verfüge nun über eine weitere Möglichkeit des Spannungsabbaus, der er sich aber ohne die vorherige Sicherheit durch die kalte Cola nicht hätte nähern können.

10.9 Einer geht noch: Empfehlungen zum kontrollierten Trinken

Da manche Klienten sich trotz ihres abhängigen Trinkens nicht für eine Abstinenz entscheiden möchten, stellt sich die Frage, auf welche Weise sie, abgesehen von den bereits erwähnten Ideen zur Unterbrechung von Trinkmustern, Empfehlungen zum kontrollierten Trinken anwenden können. Kontrolliertes Trinken wird hier – wie alle Zielvorstellungen der Klienten – als ein Ziel begriffen, das sich erst durch Versuch und Irrtum als dauerhaft erreichbar oder eben nicht erreichbar erweisen kann. So lassen sich z. B. folgende Vorschläge unterbreiten:

- Dem Beginn des kontrollierten Trinkens sollte eine längere abstinente Zeit vorausgehen, damit genügend Distanz zum abhängigen Trinkmuster entstehen kann.
- Der Zeitraum dieser vorbereitenden Abstinenz sollte mindestens drei Monaten umfassen und benötigt gelegentlich die Unterstützung einer Entziehungsbehandlung.
- Das dann einsetzende Trinken sollte in einem ausgeglichenen emotionalen Zustand erfolgen.

- Es sollten immer Personen anwesend sein, die in das Experiment eingeweiht sind.
- Die Getränke sollten einen geringen Alkoholgehalt haben.
- Der Beginn des Trinkens sollte festgelegt werden, z. B. erst ab 18.00 Uhr.
- Es sollten trinkfreie Tage während der Woche definiert werden.
- Vor dem Trinken von Alkohol ist es sinnvoll, zunächst Wasser oder andere nichtalkoholische Getränke zu konsumieren.
- Die selbst anvisierte Trinkmenge sollte definiert werden.

Fallbeispiel

Eine 53-jährige Frau nahm Kontakt auf, nachdem sie vor zwei Jahren eine stationäre Therapie in einer Fachklinik absolviert hatte, jedoch nach einer kurzen Zeit danach wieder zu trinken begonnen hatte. Zwischenzeitlich war sie mehrmals zu Entgiftungen gewesen und hatte dabei erhebliche Entzugserscheinungen gehabt. Sie hatte nach diesen Entziehungen zwar eine gewisse Zeit abstinent leben können – aber es wäre ihr enorm schwergefallen und letztlich nicht möglich gewesen. Das entgleisende Trinken war einer wiederkehrenden Choreografie gefolgt: Sie hatte nach einer stationären Behandlung jeweils irgendwann morgens ohne ersichtlichen Grund Portwein zu konsumieren begonnen.

Die Trinkmenge hatte sich dann in kurzer Zeit gesteigert und die Patientin war auf hochprozentige Getränke wie Cognac oder Whisky umgestiegen. Meist hatte sie das Trinken vor ihrem Mann zu verstecken versucht, was aber aufgrund der großen Trinkmengen und ihres zusehends schlechteren Zustands nicht möglich gewesen war. Nach einer gewissen Zeit wäre dann eine stationäre Entgiftung notwendig gewesen, damit Schlimmeres verhindert würde.

Obwohl es anfangs sinnvoll schien, auf ein Abstinenzziel hinzuarbeiten, konnte sich die Klientin darauf in keiner Weise einlassen. Sie hatte für sich beschlossen, kontrolliert zu trinken. Die Abstinenzversuche seien schließlich alle gescheitert. Der Hinweis, ihre Selbstversuche mit einem gemäßigten Trinken hätten aber auch zu keinen gewünschten Effekten geführt, konterte sie damit, dass sie es noch nie mit fachlicher Begleitung versucht habe.

Mit der Frau wurde daraufhin ein genaues Programm entwickelt, mit dem sie experimentieren sollte. Die Absicht war es, zu prüfen, ob sie eine Chance hatte, ihr Ziel zu erreichen. Der Ehemann wurde in die Entwicklung des Programms einbezogen. Zunächst erfolgte eine erneute Entgiftung. Nach einer gewissen abstinenten Zeitspanne begann sie mit dem Experiment: Sie trank erst dann, wenn der Ehemann von der Arbeit nach Hause kam. Sie erlaubte sich zwei Gläser Wein zum Essen. Der Ehemann wurde von ihr gebeten einzuschreiten, wenn sie auf die Idee käme, sich ein drittes Glas einzugießen. Auf dem Tisch standen immer auch Wasser und Säfte.

Zur Überraschung des Ehemannes schaffte sie es, ihren Alkoholkonsum deutlich einzuschränken und sich an die Empfehlungen zu halten. Ab und zu berichtete sie von kleinen Ausrutschern – dann nämlich, wenn sie mit unangenehmen Situationen wie dem Besuch eines Gerichtsvollziehers konfrontiert war und danach an die Hausbar ging. Diese Bedrohungsszenarien konnten aber im Laufe der fortgesetzten Therapie besprochen und dafür andere Umgangsformen gefunden werden.

Die Klientin hat sich mit ihrem Mann darauf geeinigt, dass das Trinkverhalten auf diese Weise weiterpraktiziert werden könne. Es sei die stabilste Phase im Umgang mit Alkohol, die sie seit Jahren erreicht habe.

10.10 Was kann man tun, wenn man (scheinbar) nichts tun kann? – Umgang mit Zwangskontexten

Im Bereich der Suchttherapie, v. a. der Drogentherapie, gehören Zwangskontexte fast zum Normalfall. Auflagen seitens des Gerichts im Sinne von »Therapie statt Strafe« nach § 35 des Betäubungsmittelgesetzes sind keine Seltenheit und stellen Therapeuten vor besondere Herausforderungen. Dabei ist manchmal unklar, ob sich eher die Klienten oder eher die Therapeuten durch eine Zwangstherapie bestraft fühlen.

In der Behandlung von Alkoholabhängigkeit kommen diese gerichtlichen Zwangskontexte seltener vor. Dafür hat man es mit anderen Drucksituationen zu tun: Der überweisende Arbeitgeber möchte, dass der Arbeitnehmer abstinent wird und droht mit Abmahnung und/oder Entlassung. Die Führerscheinstelle wird die Fahrerlaubnis nur dann wieder erteilen, wenn eine einjährige Abstinenz nachgewiesen werden kann. Ehepartner und Familienangehörige erwarten eine deutliche Veränderung im Sinne einer stabilen Abstinenz und kündigen Konsequenzen wie Liebesentzug, Verachtung und Trennung an. Und manchmal haben auch Berater und Therapeuten den Wunsch, dass Klienten bei der »Wahrheit« bleiben, sich aufrichtig ihrer »Sucht« stellen und sie, die Berater und Therapeuten, keinesfalls zu »hintergehen« versuchen. Disziplinarische Entlassungen bei stationären Maßnahmen und Therapieabbrüche bei ambulanten Behandlungen seitens der Therapeuten können die Folge sein. Nicht selten werden Atemluftkontrollen, Blutuntersuchungen, Drogenscreenings verordnet. In der stationären Behandlung gehören sie obligatorisch dazu, in ambulanten Einrichtungen trifft man Kontrollen etwas seltener an.

In allen Fällen entsteht dadurch ein spezifisches Beziehungsmuster, bei dem die Erwartung an eine Veränderung des Trinkens präsentiert wird, ohne dass man direkten Einfluss darauf hätte. Einfluss auf das Trinken haben nämlich nur die Trinkenden selbst – von einer Zwangsunterbringung mit angeordneter Abstinenz einmal abgesehen. Die Konsequenz besteht darin, dass sich ein Machtgefälle zugunsten der Trinkenden einstellt. Der einfache Satz gilt auch hier: Wer vom anderen mehr will als dieser selbst, ist in der schwächeren Position. Aber auch der nächste Satz gilt: Wer mehr vom anderen will als dieser selbst und gleichzeitig die Beziehung nicht verlassen möchte (oder kann), gerät in eine Abhängigkeit.

Kontrolle kann daher nur dann gewünschte Effekte erzielen, wenn die zu Kontrollierenden die Kontrollmechanismen »für« ihre eigenen Zielvorstellungen nutzen möchten. Kontrollen »gegen« die Zielvorstellungen der Klienten, seien sie offen oder heimlich, bewusst oder unbewusst unterstellt, müssen daher ins Leere laufen.

Zudem haben sogenannte Zwangskontexte auch Implikationen und Konsequenzen für diejenigen, die die Veränderung bewirken wollen – und dies unabhängig davon, wie gut gemeint die Absichten auch immer sein mögen:

- Sie folgen der Idee, mit konsequentem Verhalten einseitig Einfluss auf das Trinkverhalten zu haben.
- Sie übersehen, dass sie sich einer möglichen Enttäuschung aussetzen, wenn trotz angedrohter Konsequenzen die Änderung ausbleibt. Dann müsste das Angedrohte umgesetzt werden, was aber nicht selten ausbleibt, womit sich der Zwangskontext gegen diejenigen richtet, die die Veränderungen erzwingen wollten.

Es können zwar Kündigungen ausgesprochen, Trennungen vollzogen, Führerscheine einbehalten und Therapien beendet werden – Einfluss auf das Trinkverhalten muss all dies aber keineswegs haben.

Das soll nun nicht bedeuten, Druck- oder Zwangskontexte möglichst zu vermeiden oder sie für untauglich zu erklären. Allerdings sollte bedacht werden, dass Zwang, wie Therapie auch, nur Mittel zum Zweck sein kann. Wenn der Zweck klar ist – und zwar für die Klienten –, kann das Mittel Zwang adäquat sein. Dann wird aus der Sicht der Klienten der Zwangskontext zum potenziellen Hilfekontext. Die Zielsetzung des Klienten ist also entscheidend. Ist dagegen der Zweck die Zielsetzung der Therapeuten, wird der Zwang zum Selbstzweck.

Ob die durch Zwang anvisierten Ziele von den Klienten angestrebt oder gar erreicht werden, hängt somit davon ab, ob die Ziele von den Klienten als wichtiger eingestuft werden denn das Trinken – ob also das Ziel in einer Art bewertet wird, dass dafür die Aufgabe und der Verlust des Trinkens riskiert werden.

Fallbeispiel

Ein 43-jähriger Handwerker war wiederholt wegen Trunkenheit am Arbeitsplatz und vieler Fehlzeiten aufgefallen. Auch hatte die Leistungsfähigkeit in den letzten drei Jahren erheblich nachgelassen. Vorangegangen war die Beendigung seiner Ehe seitens der Ehefrau. Die Kinder verblieben bei der Mutter. Damit ging für den Klienten der Verlust einer Lebensperspektive einher.

Der Klient hatte auch schon vor und während der seit Langem krisenhaften Ehe aus seiner heutigen Sicht zu viel getrunken, hatte zwei stationäre Entwöhnungstherapien absolviert und gab unumwunden eine Alkoholabhängigkeit zu. Er betonte aber genauso überzeugt, er wolle nicht auf das Trinken verzichten, da seine bisherigen Abstinenzversuche alle gescheitert seien. Er strebe stattdessen ein gemäßigtes Trinken an, ohne zu wissen, ob er dies jemals schaffen werde.

Der Arbeitgeber hatte ihm die Auflage erteilt, eine ambulante Therapie zu absolvieren. Die Erwartung war, der Klient solle morgens nüchtern zur Arbeit erscheinen und auch während der Dienstzeit nichts trinken. Die Überprüfung sollte durch unregelmäßig von Arbeitgeberseite durchgeführte stichprobenartige Atemluftkontrollen erfolgen.

Diese Kontrollen empfand der Klient als entwürdigend, außerdem hatte er den Verdacht, sein morgendliches »Standgas« könnte ihn irgendwann die Arbeitsstelle kosten. Das Ziel einer Abstinenz war ihm suspekt, da das abendliche Trinken für seine desolate private Situation überlebensnotwendig sei. Er konnte sich anfangs »nur« auf das Ziel einlassen, morgens möglichst nüchtern zur Arbeit zu fahren und während der Schicht auf Alkohol zu verzichten. Abstinenz sei nicht erreichbar und v. a. nicht von ihm erwünscht. Die Verknüpfung seines Ziels (weniger zu trinken) und des Ziels seines Arbeitgebers (Abstinenz und ihre Überprüfung durch Kontrollen) ergab eine für den Klienten extrem anstrengende Situation.

Erst die Idee, dass er für seinen Arbeitgeber wichtig sein müsse, sonst würde er sich die Mühe der Kontrolle gar nicht erst machen – er brauche, wenn er den Mann loswerden wolle, nur bis zur nächsten Auffälligkeit zu warten – schien beim Klienten eine Veränderung in Gang zu setzen. Er war danach bereit, seinen Vorgesetzten zu einem der Folgegespräche einzuladen.

In diesem Gespräch ging es zunächst um die Frage, was mit der Kontrolle und der Therapieauflage bezweckt wird. Nachdem hierbei klar wurde, dass zunächst Arbeitsunfälle vermieden und zudem die qualitativ hoch bewerteten Fähigkeiten des Klienten genutzt werden sollten, entspannte sich die Situation. Danach wurde die Frage aufgeworfen, weswegen der Vorgesetzte dem Arbeitnehmer nicht kündigt, da es ein Leichtes sei, für guten Ersatz zu sorgen. Daraufhin wurde deutlich, dass der Klient auch als Kollege geschätzt wurde – sofern er nicht betrunken zur Arbeit kam und während der Arbeit das Trinken vermied. Das Ziel des Arbeitgebers war eine Abstinenz während der Dienstzeit, und der Vorgesetzte ließ durchblicken, dass er diese Abstinenz nur für möglich halte, wenn der Klient sie auch im Privatleben durchhalte. Es wurden regelmäßige Gespräche zu dritt in größeren Abständen und mit dem Klienten regelmäßige Einzelgespräche in kürzeren Abständen vereinbart.

Im Verlauf der Einzelsitzungen eröffnete der Klient, er sehe überhaupt nicht ein, im Privatleben abstinent zu sein. Die Wochenenden, v. a. der Samstag, seien seine Trinktage, und bis Montag merke man nichts mehr davon. Zunächst ging die Sache gut. Er begann seinerseits, dem Arbeitgeber zu beweisen, dass er nichts getrunken hatte, indem er die Atemluftkontrollen einforderte. Diese jeweils negativ ausfallenden Tests führten zu positivem Zuspruch durch die Vorgesetzten. Beim Klienten förderte das die

Idee, das Trinken und den Arbeitgeber »im Griff« zu haben. Dies führte am Wochenende zu verstärktem und während der Woche zu erneutem und heimlichem Trinken – ohne dass es jedoch auffiel.

An einem Wochenende trank er bereits früh so viel, dass er in einem Kaufhaus umfiel und sich eine Platzwunde am Kopf einhandelte, die im Krankenhaus genäht werden musste. Der Grund der Krankschreibung war kaum geheim zu halten, da ein Arbeitskollege den Vorfall im Kaufhaus zufällig miterlebt hatte und es unklar war, ob er den Vorfall weitererzählen würde.

Der Klient war von dem Vorfall sichtlich geschockt, überlegte sich, was wohl passiert wäre, wenn ihm ein solcher Black-out im Auto widerfahren wäre. Außerdem beschäftigte ihn, inwiefern er zukünftig mit ähnlichen oder gar schlimmeren Vorfällen rechnen müsse und inwiefern dieser Zusammenbruch Hinweise auf hirnorganische Abbauprozesse gebe. An diesem Punkt wurde die Frage aufgeworfen, ob er biografische Erfahrungen damit hat, wenig bis gar nicht auf sich zu achten und unkalkulierbare Folgen zu riskieren. Er erzählte daraufhin von seinem Vater, der im beruflichen Bereich erfolgreich gewesen sei, im privaten Bereich allerdings größte Probleme habe. Er trinke seit Jahren hochprozentige Getränke in süchtiger Art, und inzwischen sei eine Leberzirrhose sicher diagnostiziert, ohne dass diese Diagnose Auswirkungen auf sein Trinkverhalten habe. Es sei sicher, dass der Vater unter diesen Bedingungen sein Leben riskiere.

Vor diesem Hintergrund wurde dann besprochen, wie seine Einstellung dem eigenen Leben gegenüber aussehe. Ob er weiterleben möchte und ob es in seinem Leben noch etwas gebe, wofür es sich zu leben lohne. Er wies darauf hin, er habe als Vater zweier Kinder noch eine Aufgabe zu erfüllen, die er in den letzten Jahren bereits in großen Passagen versäumt habe. Damit er dieses Ziel als Vater erreiche, sei der Erhalt der Arbeit eine wichtige Grundlage. Er entschied sich erneut zu einer anfangs nicht für möglich gehaltenen Abstinenz.

Das emotionale Klima entspannte sich am Arbeitsplatz zusehends. Er wurde sicherer in seinem Auftreten, da das permanente schlechte Gewissen und die Angst vor einer Entlarvung sich verflüchtigt hatten. Er erreichte in der Folge eine stabile Abstinenz. Noch während der Therapie verstarb sein Vater an den Folgen seiner Leberzirrhose.

Auch in Kontexten, in denen die Druckausübenden auf den ersten Blick kein persönlich geprägtes Interesse an einer Veränderung der Klienten haben, lohnt sich der Versuch, die Zwangssituation umzudeuten. Das funktioniert auch dann, wenn z. B. aufseiten einer Institution finanzielle Vorteile entstehen, wenn eine Änderung verweigert wird. Dann nämlich, wenn bei Nichtänderung Zahlungskürzungen oder gar Zahlungsverweigerungen vorgenommen werden können.

Die Möglichkeit zur Umdeutung hängt damit zusammen, dass die Bedeutung eines Zwangskontextes eben nicht einseitig und eindeutig festgelegt werden kann. Der dem Druck Ausgesetzte kann die Situation aus seiner Sicht anders definieren und kann entsprechend anders handeln.

Herr Meier, der arbeitslose Hilfsarbeiter (7. Teil)

Herr Meier erzählte auf Nachfrage, er habe keine Ahnung, weswegen beim Arbeitsamt oder bei der Rentenversicherung irgendjemand zu glauben schien, er benötige eine Therapie. Schließlich trinke er, wenn überhaupt, nur zwei Gläschen Wein am Abend. Er blieb auch bei der Version, obwohl vonseiten des Arbeitsamtes mit ihm gemeinsam ein Antrag auf eine stationäre Entwöhnungstherapie gestellt worden war. Herr Meier hatte auch keine Ahnung, ob er wählen könnte zwischen einer ambulanten und einer stationären Therapie oder ob er beides sogar ablehnen könnte, ohne dass dies Konsequenzen haben würde.

Diese Ahnungslosigkeit wurde jäh beendet, nachdem ein mit ihm abgesprochener Brief an die Rentenversicherung geschickt worden war. In diesem Brief wurde darauf hingewiesen, Herr Meier sei an ambulanten Kontakten, nicht jedoch an einer stationären Maßnahme interessiert. Als Folge wurde ihm vom Arbeitsamt aufgrund einer Information seitens der Rentenversicherung die finanzielle Unterstützung gestrichen. Begründung: mangelnde Mitwirkungspflicht nach § 56 Sozialgesetzbuch. Völlig schockiert besprach er mit seiner Arbeitsberaterin, dass er für eine undefinierte Zeitspanne noch Geld bekommen könne, wenn er eine Bescheinigung über die Zusammenarbeit mit mir abliefern würde. Die Bescheinigung wurde ihm ausgestellt, und damit waren die Karten neu gemischt.

Nun war klar, dass sich um Herrn Meier ein Zwangskontext organisiert hatte, von dem noch nicht ganz klar war, welche Erwartungen an ihn gerichtet wurden und welche Konsequenzen es hätte, wenn er den Erwartungen nicht folgen sollte.

Im weiteren Verlauf wurde versucht, ihm einen Zugang zu seiner potenziellen Wahlfreiheit in Bezug auf für ihn bedeutsame Entscheidungen zu eröffnen. Dazu wurde ihm erklärt, dass er bei jeder Entscheidung, die er treffe, ein unkalkulierbares Risiko eingehe, wenn er die möglichen Konsequenzen, die von den beteiligten Institutionen gezogen würden, außer Acht lasse. Der Therapeut bot ihm an, für ihn als »Lotsen« oder »Pfadfinder« zu fungieren, und versichert ihm zugleich, den von ihm eingeschlagenen Weg zu akzeptieren. Allerdings ihn durch respektloses Fragen mit möglichen Konsequenzen seiner jeweiligen Wahl zu konfrontieren.

So wurden die Möglichkeiten durchgespielt, wie er sich von den drohenden Konsequenzen eines Zwangskontextes befreien könnte. Er könnte sich selber eine Arbeit suchen oder auch auf die Annehmlichkeiten einer Wohnung verzichten. Als Clochard ließe sich schließlich auch leben. Beides wären Entwürfe, die ihm eine komplette Unabhängigkeit gegenüber allen Bevormundungsversuchen durch die beiden Institutionen zusicherten.

Da ihn solche Unabhängigkeitsvarianten nicht so sehr zu überzeugen schienen, wurde besprochen, was er denn wissen müsse, um eine gute Entscheidung treffen zu können. Er meinte daraufhin, er müsse wissen, was beide Institutionen von ihm erwarteten und welche Konsequenzen es hätte, wenn er sich daran hielte, und welche es hätte, wenn er anders entscheiden würde. Nach einigem Hin und Her sprach er sich für die Idee aus, innerhalb der Sitzung die beiden Sachbearbeiter jeweils anzurufen, wobei das Gespräch stellvertretend für ihn vom Therapeuten geführt werden sollte. Er wolle aber über den Raumlautsprecher mithören. Vor den Telefongesprächen wurden die für ihn wichtigen Fragen gemeinsam erarbeitet.

Es stellte sich während des Anrufs mit dem Sachbearbeiter der Rentenversicherung sehr schnell heraus, dass eine stationäre Maßnahme erwartet wurde und bei einer Weigerung des Klienten das zuständige Arbeitsamt entsprechend informiert werde. Einer ambulanten Therapie stimme die Rentenversicherung nicht mehr zu. Der Sachbearbeiter betonte, der Klient sei schon seit Jahren bekannt, und eine Alkoholabhängigkeit mit beträchtlichen körperlichen Folgen sei von einem medizinischen Gutachter des medizinischen Dienstes seit mindestens drei Jahren diagnostiziert worden. Der Klient habe sich bisher allen Änderungsbemühungen widersetzt. Jetzt sei das Maß voll.

Im zweiten Telefonat erklärte die Sachbearbeiterin des Arbeitsamtes, Herr Meier müsse, sollte er seiner Mitwirkungspflicht nach dem Sozialgesetzbuch nicht nachkommen, damit rechnen, dass die ihm noch zustehenden Zahlungen eingestellt würden. Eine Zahlungsverlängerung, wie sie kürzlich stattgefunden habe, sei dann ausgeschlossen.

Herr Meier schien zunächst schockiert und kommentierte die beiden Telefongespräche schließlich mit der Aussage: »Scheiße. Jetzt haben sie mich.« Sehr schnell wurde deutlich, dass er die Wahl zu treffen hatte, ob er sich eher mit dem Alkohol oder eher mit einem finanziell abgesicherten Leben arrangieren wollte. Bei dieser Entscheidungsfindung nahm der Therapeut eine neutrale Haltung beiden Möglichkeiten gegenüber ein, indem sowohl die Vor- und Nachteile einer Einwilligung zur stationären Therapie als auch die Vor- und Nachteile ihrer Ablehnung durchgespielt wurden.

Die Vorteile einer Einwilligung zur stationären Therapie sah er zu diesem Zeitpunkt darin, sich der finanziellen Unterstützung sicher zu sein. Der Nachteil bestand darin, sich in eine fremde Umgebung wagen bzw. seine Gewohnheiten verändern zu müssen. Die Vorteile einer Weigerung sah er in der Verwirklichung seines Autonomiewunsches, sich nicht »verbiegen« zu lassen. Die Nachteile bestanden wiederum darin, mit dieser Entscheidung in eklatanter Weise die Entwicklungsmöglichkeiten seines Lebens einzuschränken – möglicherweise auf eine nicht mehr korrigierbare Weise.

Daraufhin wurde ihm die Interpretation angeboten, das Vorgehen der Rentenversicherung zeige ihm zwar radikal die Grenzen der sozialen Unterstützung auf, es eröffne sich ihm aber auch die Möglichkeit, sich seiner eigenen Einflussmöglichkeiten gewahr zu werden. Außerdem könne das Vorgehen der Rentenversicherung auch als Ausdruck ihrer Fürsorge für ihre Versicherten verstanden werden.

Er bat zum Ende dieser Sitzung um erneute Bedenkzeit sowie um einen neuen Gesprächstermin. Im Rahmen der Terminvereinbarungsprozedur wurde über die Zeitspanne reflektiert, die er für eine Entscheidung brauche und die vonseiten der Rentenversicherung und des Arbeitsamtes vermutlich toleriert werde. Das Risiko einer Fehleinschätzung, falls er die Zeitspanne für seine Entscheidung als zu groß gewählt haben sollte, liege jedoch ganz bei ihm. Er entschied sich für eine Woche Bedenkzeit. Dies schien, von außen gesehen, eine zu lange Zeit zu sein. Seine Entscheidung wurde vom Therapeuten dennoch kommentarlos akzeptiert.

Nach einer Woche zeigte er sich in der fünften Sitzung zwar noch immer ambivalent, präsentierte jedoch die Entscheidung, eine stationäre Therapie anzutreten. Und dies, obwohl er mehrere Kumpels hatte, die alle bereits als Patienten in dieser Fachklinik gewesen waren und nach Herrn Meiers Aussagen heute mehr tränken als früher. Er kenne nur einen, der nach zwei stationären Behandlungen nichts mehr trinke. Er erklärte, trotz dieser wenig überzeugenden Bilanz kaum eine andere Wahl treffen zu können. Allerdings räumte er ein, es könne von diesem Schritt, neben der finanziellen Sicherung, möglicherweise noch etwas anderes Sinnvolles ausgehen. Dies überblicke er jedoch noch nicht.

Im übernächsten, dem siebten, Gespräch wurde v. a. darauf fokussiert, ob er nun die Entscheidung zur stationären Entwöhnungsbehandlung getroffen habe, um sich finanziell abzusichern, oder ob es noch andere Beweggründe gebe. Herr Meier antwortete daraufhin, er wolle nun auch die zwei Gläschen Wein abends weglassen. Das sei besser für ihn und billiger. Damit war zwar noch immer unklar, wie hoch sein Alkoholkonsum zu Beginn des ambulanten Kontaktes war – aber er hatte eine Abstinenzentscheidung getroffen.

(Fortsetzung folgt.)

Die Entwicklung von Herrn Meier macht auf *zwei* therapeutische Notwendigkeiten aufmerksam, die häufig zu wenig beachtet werden: *Einerseits* kann die Tatsache eines Zwangskontextes von Klienten wie eine freiwillige Maßnahme genutzt werden, wenn sie entsprechend hinterfragt wird. Wenn eine Zwangsmaßnahme von Klienten als für sie nützlich angesehen wird, verliert sie in deren Erleben den Zwangscharakter. Eine Voraussetzung für eine solche Entwicklung besteht darin, dass Therapeuten davon absehen, selber für die Androhung des Zwanges oder gar für seine Durchsetzung zu sorgen. Stattdessen ist es günstig, auf das Zustandekommen und die Konsequenzen des Zwangskontextes zu fokussieren. Die Fragen zielen dabei auf das Beziehungsgefüge zwischen den relevanten Teilnehmern des Zwangskontextes. Auf diese Weise vermeiden Therapeuten den Verlust der therapeutischen Beziehung. Folgende Fragen können dabei hilfreich sein:

- Wie kommt der Sachbearbeiter des Arbeitsamtes auf die Idee, für Sie könnte eine Entwöhnungsbehandlung von Vorteil sein?
- Was hat die Ärzte des medizinischen Dienstes dazu bewogen, Sie als behandlungsbedürftig einzuschätzen?
- Warum spricht Ihr Arbeitgeber eine Therapieauflage aus, statt Ihnen bei der nächsten alkoholbedingten Auffälligkeit zu kündigen?
- Welche Konsequenzen könnte es für Sie haben, wenn Sie die Auflage nicht erfüllen?
- Warum bleiben Sie Mitglied eines Systems, das Ihnen so viel abverlangt?
- Was müssten Sie tun, und mit welchen Konsequenzen müssten Sie rechnen, wenn Sie aus dem System aussteigen?
- Warum tun Sie das nicht?
- Könnten Sie von einer solchen Maßnahme irgendwie profitieren, obwohl Sie sie im Moment als reine Zumutung erleben?
- Glauben Sie, es geht nur darum, Ihnen Druck zu machen, oder drückt sich in diesem Vorgehen möglicherweise auch eine gewisse Sorge um Sie aus?
- Wenn ja, welche Sorge könnte das sein?
- Warum sorgt sich irgendwer um Sie?

Zum anderen verfolgt eine Behandlung in einer Fachklinik für Abhängige immer das Ziel einer Abstinenz. Dass sie nicht immer gelingt, steht auf einem anderen Blatt. Das Ziel der Abstinenz bleibt dennoch bestehen. Insofern ist es längerfristig sinnvoll, Klienten erst dann in eine stationäre Maßnahme zu überweisen, wenn sie eine Abstinenzentscheidung für sich bereits getroffen haben. Eine zu frühe Überweisung führt sonst dazu, dass über größere Strecken der stationären Therapie zunächst noch am Abstinenzziel gearbeitet werden muss und damit viel Zeit für die Bearbeitung individuell relevanter Themen verloren geht.

10.11 They never come back? – Wenn Klienten Termine nicht wahrnehmen

In der Arbeit mit süchtig trinkenden Menschen kommt es immer wieder vor, dass vereinbarte Termine nicht eingehalten werden. Meist steht dies im Zusammenhang mit einem erneuten, manchmal auch exzessiven Trinken. Dies aktiviert die ohnehin vorhandenen Selbstvorwürfe der Klienten und führt oftmals auch zu Schuld- und Schamgefühlen gegenüber den Therapeuten. Klienten vermeiden daraufhin eine erneute Kontaktaufnahme, und die Therapie droht an solchen Entwicklungspunkten zu scheitern.

Nun ist im Rahmen der Therapie mit abhängigen Trinkerinnen und Trinkern erneutes bzw. exzessives Trinken – ein sogenannter Rückfall – ein zu erwartendes Phänomen. Dies wurde auch so im Rahmen des bisherigen Therapieprozesses benannt. Dennoch kann es in einzelnen Fällen zu einem Fernbleiben, zu einem Rückzug und zu einem Therapieabbruch durch die Klienten kommen. Zunächst ist dies das gute Recht der Klienten und sollte prinzipiell akzeptiert werden.

Allerdings bedeutet ein Fernbleiben nicht in allen Fällen, dass die Klienten ihre Motivation zur Veränderung verloren haben und die Therapie beenden möchten. Hypothetisch kann man davon ausgehen, dass sie vielmehr versuchen, einen fantasierten Gesichtsverlust zu vermeiden. Nicht selten sind sie zusätzlich mit der Bewältigung der Folgen des Trinkens beschäftigt. Die Kombination hieraus verhindert dann die Fortführung der Therapie.

Da man aber nur Vermutungen anstellen und nicht wissen kann, welche Gründe zum Versäumen der Termine geführt haben, sollte in solchen Situationen von therapeutischer Seite der Kontakt zu den Klienten aktiv gesucht werden. Die therapeutische Intention besteht dann darin, Klienten in ihrer schambedingten und ihrer selbst praktizierten Exkommunikationsdynamik zu erreichen. Immerhin haben Klienten in aller Regel solche Exkommunikationsmuster in ihren bisherigen Biografien zu Genüge kennengelernt und sind darin »geübt«, auszuhalten bzw. erträglichzutrinken. Der therapeutische Versuch einer Wiedereinführung in die Kommunikation zielt auf eine Musteränderung ab.

Eine solche Einladung zur Kommunikation kann z. B. über telefonische Kontaktaufnahme geschehen. Wenn dies nicht gelingt, kann die Kontaktaufnahme auch durch Brief oder E-Mail erfolgen. Auch dabei ist es möglich, dass der Therapeut den Text genau überlegt und individuell variiert. Klienten haben hingegen Zeit, sich mit den Inhalten des Textes auseinanderzusetzen. Folgender Text illustriert beispielhaft den Stil eines solchen Briefes:

> Sehr geehrte Frau/Sehr geehrter Herr ...,
> leider haben Sie den letzten gemeinsamen Termin versäumt. Meine Versuche, Sie telefonisch zu erreichen, waren erfolglos. Ich habe mich daraufhin gefragt, was mögliche Gründe sein könnten, dass der Kontakt zwischen uns derzeit unterbrochen ist. Mir gingen verschieden Ideen durch den Kopf, die ich Ihnen gerne mitteilen möchte:
>
> Es könnte sein, dass Sie im Moment eine Therapiepause benötigen und sich deshalb entschlossen haben, den Termin verstreichen zu lassen. Dann wäre Ihr Fernbleiben eine für mich nachvollziehbare Entscheidung. Gerne können Sie sich zu einem späteren Zeitpunkt erneut an mich wenden, falls Sie möchten.
>
> Es könnte aber auch sein, dass Sie die bisherige Zusammenarbeit als wenig nützlich erlebt haben und daher auf weitere Termine verzichten möchten. Auch das könnte ich gut verstehen. Allerdings wäre es für mich sehr interessant zu erfahren, was Sie in der bisherigen Zusammenarbeit als nicht passend erlebt haben. Vielleicht sind das wertvolle Hinweise, und vielleicht ließe sich daran etwas ändern.
>
> Und es könnte sein, dass Sie in der Zwischenzeit erneut getrunken haben, obwohl Sie sich ein anderes Ziel gesetzt hatten. Das ist dann für Sie möglicherweise alles andere als einfach. Vielleicht sind Sie ärgerlich oder wütend auf sich oder auch von sich enttäuscht. Vielleicht haben Sie sogar den Eindruck, ich könnte von Ihnen enttäuscht sein.
>
> Dann könnte ich Ihr Fernbleiben zwar verstehen. Allerdings versäumen wir dann die Chance, die Situationen, die zum Trinken geführt haben, in Ruhe zu besprechen. Wir könnten z. B. prüfen, ob es zukünftig andere Umgangsformen für Sie gibt.
>
> Wie auch immer die Zusammenhänge sein sollten (vielleicht gibt es ja auch ganz andere Erklärungen), würde ich mich freuen, wenn Sie sich erneut melden. Meine Bereitschaft zur Zusammenarbeit besteht nach wie vor. Gerne spreche ich mit Ihnen über die möglichen Zusammenhänge.
>
> Nun bin ich gespannt, wie Sie sich entscheiden werden.
>
> Mit freundlichen Grüßen

Herr Hans, der Handwerksmeister (7. Teil)

Der Klient war bei der Reduzierung seines süchtigen Trinkens prinzipiell erfolgreich, trank aber in speziellen Auslösesituationen immer wieder erheblich mehr, als er sich selber zum Ziel gesetzt hatte. So erschien er mehrfach in angetrunkenem Zustand, war dann aber noch in der Lage, dem Gespräch zu folgen und für sich neue Ideen herauszuziehen.

Allerdings kam es auch in der ersten Phase der Therapie dazu, dass er zu einem Gespräch nicht erschien. Zunächst wurde nach einer gewissen Wartezeit ein erfolgloser telefonischer Kontakt versucht. Es meldete sich lediglich die Mailbox. Ein erbetener Rückruf blieb aus. Am nächsten Tag wurde ein erneuter Telefonversuch unternommen – wiederum erfolglos. Herr Hans schien »untergetaucht« zu sein.

Daraufhin wurde ihm ein Brief geschrieben, in dem die Frage aufgeworfen wurde, ob er eine Therapiepause benötige, die Therapie möglicherweise als nutzlos einschätze oder er vielleicht wieder mehr trinke, als er wolle, und sich nun scheue, sich erneut zu melden. Nach etwa vier Tagen rief er an, entschuldigte sich für sein Fehlen und begründete dieses mit einer erneuten exzessiven Trinkepisode. Er wolle die Therapie dennoch – oder gerade deswegen – fortsetzen und bat um einen neuen Termin.

In der Folge versäumte er keinen Termin mehr. Allerdings trank er einmal am Vortag eines Therapietermins so viel, dass er im Therapiegespräch Entzugserscheinungen wie Schweißausbrüche, Zittern, körperliche Unruhe und Konzentrationsstörungen zeigte. Das Gespräch musste vorzeitig nach etwa 20 Minuten abgebrochen werden. Der Abbruch wurde gemeinsam vereinbart und folgte der Idee, Herr Hans brauche derzeit seine gesamte Energie, um mit den Entzugserscheinungen klarzukommen. Ein Therapiegespräch sei derzeit nicht von Nutzen – es nehme ihm eher Energie, als ihm welche zu geben. Herr Hans wurde mit dem Hinweis verabschiedet, er möge sich melden, falls er die Entzugserscheinungen nicht mehr selber regulieren könne. In diesem Falle sei eine medizinische Unterstützung unumgänglich.

Herr Hans bewältigte die Entzugserscheinungen ohne fremde Unterstützung und setzte sich in den Folgegesprächen mit der Frage auseinander, welche Auslösesituationen ihn jeweils »einluden«, vermehrt an den Konsum von Alkohol zu denken.

(Fortsetzung folgt.)

10.12 Nichtveränderung: Was nun?

Das bisher beschriebene Vorgehen hat natürlich auch die Konsequenz, dass sich Klienten nach reiflicher Überlegung oder auch nach mehrfachen und als erfolglos eingestuften Veränderungsversuchen zu einem Weitertrinken entscheiden. Sie haben möglicherweise die Erfahrung gemacht, dass eine vorübergehende Reduzierung des Trinkens nicht die erwarteten positiven Effekte erbrachte. Weder hat sich die Beziehungsdynamik in der Familie noch die Beziehung zu sich selbst verbessert. Schlimmer: Das Problemerleben hat sogar zugenommen, und/oder die eigenen Fähigkeiten werden als noch unzureichender eingeschätzt denn zuvor.

In solchen Entwicklungen ist es zunächst sinnvoll, geduldig den Prozess des Zweifels und die Suche nach einer passenderen Lösung zu begleiten. Auch kann man Pausen in der gemeinsamen Arbeit vereinbaren, um mit einer gewissen zeitlichen Distanz und den dann gemachten Erfahrungen einen neuen Anlauf zu nehmen. Schließlich kann darüber nachgedacht werden, ob statt einer ambulanten Therapie eher eine stationäre Maßnahme in einer Fachklinik in Erwägung gezogen werden sollte, wobei dieser Schritt natürlich das Therapieziel einer Abstinenz voraussetzt.

Aber selbst nach Ausschöpfung dieser Varianten kann es bei der Entscheidung der Klienten bleiben. Eine Therapiebeendigung durch die Klienten ist dann ein nachvollziehbarer und von therapeutischer Seite zu akzeptierender Schritt.

Allerdings wirft diese Entscheidung gegen eine Therapie und damit gegen eine Änderung Fragen auf. Dann nämlich, wenn es Angehörige gibt, Partner und Kinder, die direkt von einer solchen Entscheidung betroffen, möglicherweise sogar bedroht sind.

Aufseiten der Therapeuten stellt sich dann die Frage, wer wie viel und welche Art der Verantwortung für die Konsequenzen dieser Klientenentscheidung zu übernehmen hat. Wenn die Möglichkeit besteht, mit den Klienten ihre Entscheidung zu besprechen, ist aus therapeutischer Sicht eine neugierige und respektlose (Cecchin, Lane u. Ray 1993) Befragung der Kontexte wünschenswert, die durch die Entscheidung berührt werden.

Diese kontextuellen Bedingungen betreffen die Beziehung der Klienten sowohl zu sich selbst als auch zu relevanten Personen wie Partnern und Kindern. Diese Befragung garantiert natürlich noch nicht die Wiederaufnahme oder Fortsetzung der Therapie, macht aber die Verantwortlichkeiten, die aus dieser Entscheidung resultieren, klar und kann sie auf diese Art zu reflektieren helfen. Folgende Fragen eignen sich dazu:

- Wenn Sie sich für ein Weitertrinken entscheiden, gehen Sie dann so mit sich um, wie Sie das möchten?
  - Gehen Sie dann mit Ihrem Körper so um, wie er es braucht?
  - Wie wird Ihr Körper darauf reagieren?
  - Wie wird sich Ihre Beziehung zu sich selber entwickeln?
  - Sind Sie dann der, der Sie sein wollen?
- Gehen Sie dann so mit Ihren Angehörigen um, wie Sie sich das vorgenommen haben?
  - Sind Sie dann der Partner, der Sie sein wollen?
  - Gehen Sie dann so mit Ihrem Partner um, wie er es verdient hat?
  - Hat Ihr Partner dann den Partner, den er sich wünscht?
  - Wie wird Ihr Partner reagieren?
  - Wie geht es vermutlich mit der Ehe weiter?
- Gehen Sie dann so mit Ihren Kindern um, wie sie es verdient haben?
  - Wie werden die Kinder darauf reagieren?
  - Wie werden die Kinder sich weiterentwickeln?
  - Haben Ihre Kinder dann die Eltern, die sie brauchen?
  - Sind Sie dann der Elternteil, der Sie sein wollen?
  - Wie sollte der andere Elternteil seine Beziehung zu den Kindern gestalten?
- Um welches dieser Themen machen Sie sich am meisten Gedanken?
- Welche Konsequenzen ziehen Sie daraus?

Nachdem nun einige therapeutische Haltungen und methodische Vorgehensweisen dargestellt wurden, mit denen die erste Phase im Rahmen einer ambulanten Therapie gestaltet werden kann, soll im folgenden Kapitel das Augenmerk auf die biografisch relevanten Themen gerichtet werden.

11 Die zweite Phase

In der ersten Phase wurden die Grundlagen für eine die Stagnation dynamisierende Entwicklung gelegt. Wahlfreiheit bezüglich einer eigenen Zieldefinition wurde ermöglicht. Dann wurden die Klienten neugierig auf sich und entdeckten das Interesse an sich selbst. Ziel war eine Verbesserung der Selbstregulationsfähigkeit. Ein möglicher »Rückfall« wurde zu einer spezifischen Art eines Kooperationsangebots, mit dem Klienten auf bisher noch übersehene Schwierigkeiten hinwiesen.

Das Ziel der ersten Phase bestand in einer Selbstbeeinflussung des eigenen Trinkverhaltens durch eine Erweiterung der Selbstregulationskompetenzen. Dadurch wurden individuell angepasste und erreichbare Zielvisionen für den zukünftigen Umgang mit Alkohol erarbeitet und zum Teil bereits erreicht. Meist machen solche positiven Veränderungen stolz. Die gesundheitliche Situation verbessert sich, die Klienten erleben sich weit überwiegend als ausgeglichener, der Stress des vergangenen süchtigen Trinkens ist deutlich reduziert.

Berichten Klienten von solchen Effekten, geht es in der zweiten Phase der Therapie um Veränderung von Erlebensmustern. Das bedeutet, sowohl gegenwärtige als auch biografische Lebenserfahrungen zu thematisieren, die im Zusammenhang mit dem süchtigen Trinken von Bedeutung sein können. Klienten werden zu einem Nachdenken über den bisherigen und zukünftigen Lebensentwurf eingeladen, wobei sich die Ambivalenzen im Zusammenhang mit möglichen Veränderungen erneut zeigen können.

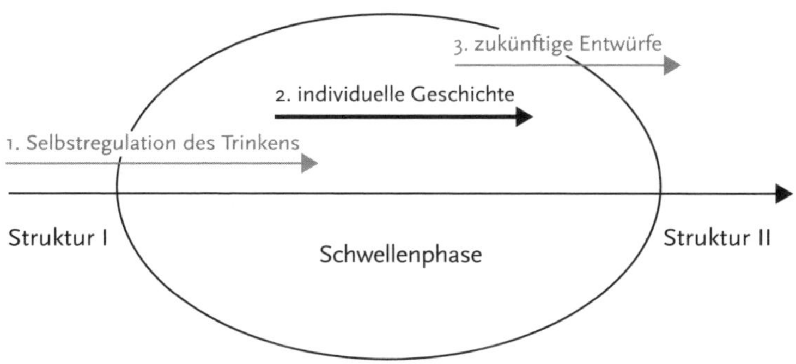

Abb. 10: Die zweite Phase

Die Auseinandersetzung mit den biografischen Erfahrungen können erhebliche Irritationen und Verunsicherungen auslösen. Insofern ist eine erneute süchtige Trinkepisode im Rahmen der Therapie nicht immer vermeidbar. Besonders dann nicht, wenn die Selbstregulationsfähigkeiten sich angesichts der biografisch bedingten Belastungen als noch unzureichend erweisen.

Dennoch ist es wichtig, das Risiko der Auseinandersetzung mit der eigenen Gewordenheit in Angriff zu nehmen. Ein erneutes und vorübergehend entgleisendes Trinken kann in dieser zweiten Phase der Therapie auf zweifache Weise gedeutet werden: Zum einen fehlen dann in der Auseinandersetzung mit biografisch relevanten Themen noch notwendige, stabilisierende Kompetenzen. Hier kann es wichtig sein, an Techniken und Fähigkeiten aus der ersten Therapiephase zu erinnern und sie gegebenenfalls erneut einzuüben. Zum anderen verweist das erneute Trinken aber auch darauf, dass die angesprochenen Themenbereiche relevant sind und sich die Therapie ihnen widmen sollte.

Auch für die zweite Phase werden im Folgenden Fokussierungen und Vorgehensweisen vorgestellt, die sowohl auf spezielle Blockaden individueller Entwicklungen hindeuten als auch Dynamisierungen stagnierender Entwicklungen anregen. Dabei ist zu berücksichtigen, dass sich therapeutische Prozesse selten linear entwickeln. Man sollte also immer wieder mit Themen und Facetten von Themen rechnen, die bereits besprochen und bearbeitet schienen und sich zu einem späteren Zeitpunkt durch irgendwelche Auslösesituationen erneut bemerkbar machen.

Diese Vorgänge sind schon deshalb zu erwarten, weil die eingespurte biopsychosoziale Choreografie des abhängigen Trinkens niemals komplett aufgelöst wird. Sie bleibt den Klienten prinzipiell zugänglich und kann immer wieder reaktiviert werden. Das lässt sich auch bei so profanen Tätigkeiten wie Fahrradfahren oder Schwimmen beobachten: Man kann auf beides verzichten und Alternativen ausprobieren – man verlernt das Fahrradfahren und Schwimmen trotzdem nicht.

11.1 Worum geht es noch? – Die erweiterte Problem-Lösungs-Balance

Die Denkfigur der einfachen Problem-Lösungs-Balance mit ihren vier Elementen wurde bereits im vorherigen Kapitel eingehend erläutert. Klienten schlagen demnach eine Suchrichtung ein, die vom Negativen des Problems zum Positiven der Lösung tendiert. Dies ist aus ihrer Sicht auch nachvollziehbar. Allerdings ist diese Bewegung therapeutisch eher weniger relevant. Viel relevanter war dort schon das Verständnis, was gute Gründe für das süchtige Trinken gegenwärtig sein mögen und welche Entwicklungsaufgaben sich daraus für die Therapie ergeben.

Die erweiterte Form eröffnet nun einen anderen und zusätzlichen Blick auf Erfordernisse im Rahmen der Therapie. Neben gegenwärtigen Themen werden nun biografische Erfahrungen berücksichtigt.

Klienten konnten in der ersten Phase der Therapie gute Gründe für das süchtige Trinken nennen: Das Trinken hat gegen Überforderungsgefühle und Versagensängste, gegen Traurigkeit, Ärger, depressive Verstimmungen, Selbstzweifel, gegen einen Mangel an Zugehörigkeit und gegen Flash-backs bei spezifischen Auslösesituationen geholfen. Und es hat auch der Verbesserung der Leistungsfähigkeit oder als Mittel, sich einer temporären Zugehörigkeit zu versichern, gedient.

Diese Auslösesituationen sind natürlich nicht dadurch verschwunden, dass nichts mehr oder anders getrunken wird. Nun kann aber eine Auseinandersetzung mit diesen Ursprungsgefühlen erfolgen. Therapeutisch wird die Frage aufgeworfen, seit wann und woher Klienten diese Gefühle kennen und wann sie zum ersten Mal aufgetaucht sind.

Man greift also in der zweiten Phase der Therapie die in der ersten Therapiephase genannten guten Gründe für das Trinken auf und versucht, sie zu vertiefen bzw. mit spezifischen Lebensereignissen in Verbindung zu bringen.

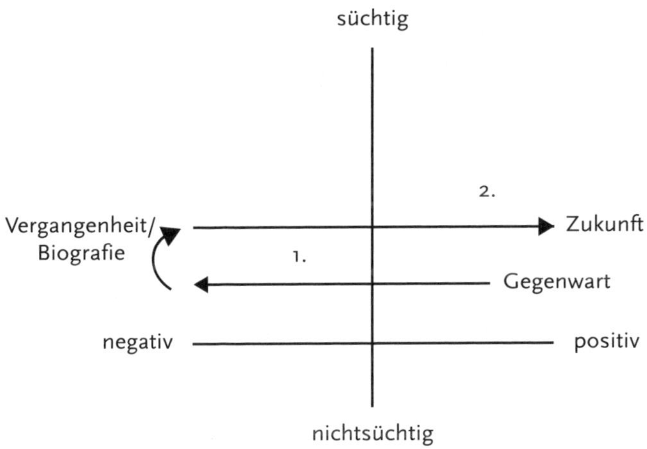

Abb. 11: Die erweiterte Problem-Lösungs-Balance

In aller Regel verweisen diese Gefühle auf Erlebnisse und Erfahrungen, die als traumatisierend eingestuft werden müssen. Bei geduldigem Nachfragen wird von einzelnen Situationen oder auch von einem familiären Klima berichtet, in dem damals kein angemessener Halt oder Trost zur Verfügung stand. Folgende Fragen eignen sich zu Annäherung an solche Erlebnisse:

- Woran erinnern Sie die Situationen, in denen Sie das Trinken bisher als hilfreich, entspannend, beruhigend etc. erlebt haben?
- Mit welchen Gefühlen kommen Sie dabei in Berührung?
- Wie alt fühlen Sie sich dann?
- Haben Sie dann noch Kontakt zu Ihrem erwachsenen Teil, oder fühlen Sie sich dann wie damals?
- Ab wann, mit wem und wie haben Sie diese Situationen oder Lebensphasen erlebt?
- Was war das Schlimme daran?
- Wie sind Sie damals damit umgegangen?
- Worin liegen die Ähnlichkeiten zwischen damals und heute?
- Worin liegen die Unterschiede?
- Wie haben Sie die damaligen Situationen ausgehalten?
- Wer und/oder was hat Ihnen dabei geholfen?
- Wann sind Sie auf die Idee gekommen, dass das Trinken hilfreich sein könnte?

Auf diese Weise lassen sich relativ leicht hypothetische Erklärungsmodelle herausarbeiten, die nicht nur die gegenwärtigen Auslösebedingungen fokussieren. Beim Einsatz der einfachen Problem-Lösungs-Balance wurde in erster Linie das gegenwärtige Trinken als plausibel erklärt, indem es als kluge und nachvollziehbare Reaktion auf eine alternativ nicht zu managende Situation interpretiert wurde.

Nun entstehen andere, aus der eigenen Lebensgeschichte resultierende Zugänge. Für Klienten ist diese Erfahrung neben der Tatsache, dass sie sich an teilweise schwer auszuhaltende Erlebnisse erinnern, immer auch eine Möglichkeit, sich besser zu verstehen.

Allerdings sollte bedacht werden, dass hypothetische Erklärungen, für sich genommen, noch nicht unbedingt therapeutische Effekte erzielen – so wichtig eine Erklärung auch immer sein mag. Bleibt es »nur« bei einer Erklärung, kann sie zur Begründung eines erneuten Trinkens bzw. Weitertrinkens dienen. Klienten werden dann eingeladen, sich als Problemopfer zu begreifen und weniger an Lösungen und eigenen Weiterentwicklungen interessiert zu sein. Daher ist es wichtig, aus sinnstiftenden Hypothesen interessante und zu bewältigende Entwicklungsaufgaben für die Klienten zu kreieren. Erst der Übergang von der sinnstiftenden Hypothese zur passenden Entwicklungsherausforderung begründet Therapie.

Auf diese Weise ergibt es sich fast von selbst, den Fokus auf die negative Seite der Lösung zu legen: auf die Kosten, die die Auseinandersetzung mit der eigenen Entwicklungsaufgabe mit sich bringt. Es handelt sich um Herausforderungen, für die adäquate Lösungen oder aber Formen des Ertragens gefunden werden müssen. Folgende Fragen bieten sich an:

- Mit welchen Themen müssen Sie sich auseinandersetzen, damit es auf gute Art mit Ihnen weitergehen kann?
- Mit welchen »Kosten« müssen Sie rechnen, wenn Sie sich den Themen Ihrer Biografie nähern?
- Welche Entwicklungschancen eröffnen sich dadurch für Sie?
- Wer werden Sie dann sein?
- Wer werden Sie dann nicht mehr sein?
- Sind Sie schon bereit, sich diesen Themen und Aufgaben zu nähern?
- Wäre ein erneutes süchtiges Trinken möglicherweise eine nachvollziehbare, vielleicht sogar die bessere Lösung?
- Wenn ja, auf wen nehmen Sie dann Rücksicht, und wen vergessen Sie dann am ehesten?

Herr Hans, der Handwerksmeister (8. Teil)

Herr Hans hatte in einem über mehrere Wochen hinziehenden Prozess – immer wieder auch unterbrochen von gelegentlichen Trinkexzessen – langsam selbst den Alkohol entzogen, ohne aber völlig abstinent zu leben. Hilfreich waren dabei verschiedene Techniken zur Spannungsregulation gewesen. Nun konnte der Blick auf seine Gefühle der Überforderung, des Versagens und der Einflusslosigkeit gerichtet werden. Sie hatten eine besondere Bedeutung als Auslösereize für das Trinken.

Auf die Frage, woher er die Gefühle kenne, konnte er zunächst nur antworten, er trage sie schon lange in sich und habe sowohl anlässlich seiner Gesellen- als auch seiner späteren Meisterprüfung sehr unter Versagensängsten gelitten. Die Frage, ob es noch früher Erlebnisse gegeben habe, die sich so oder so ähnlich angefühlt hatten, erzählte er von seinen frühen Schulerfahrungen. Er habe schon als Kind Schwierigkeiten gehabt dazuzugehören, sich eher ängstlich zurückgezogen und den Schutz seiner Mutter gesucht. Als nach weiteren früheren Erfahrungen gefragt wurde, erinnerte er sich an Gewaltszenen, die er im Alter von etwa vier bis sechs Jahren erlebt hatte.

Der Vater habe damals im betrunkenen Zustand die fünfköpfige Geschwisterreihe oft in ein Zimmer gesperrt. Dort habe er als jüngstes der Geschwister mit anhören müssen, wie der Vater die Mutter im Nebenzimmer prügelte. Er höre heute noch, neben den Hilfeschreien seiner Mutter, das Kratzen seiner Fingernägel am Lack der Tür.

Er habe der Mutter helfen wollen, und gleichzeitig sei dies völlig aussichtslos gewesen. Die kindlichen Gefühle der Aussichts- und Einflusslosigkeit, gepaart mit der Angst um das Leben seiner Mutter, spüre er auch als Erwachsener, wenn er an diese Szenen denke. Er habe sich damals verlassen und schutzlos gefühlt.

(Fortsetzung folgt.)

An dieser Stelle war es therapeutisch hilfreich, mit unterschiedlichen Distanzierungstechniken zu arbeiten. Einerseits wurde der Klient immer wieder im Hier und Jetzt orientiert, indem er sich sein reales Alter und seine jetzige Situation bewusstmachte. Er wurde aber andererseits auch angehalten, die für ihn schmerzlichen Szenen zu erzählen, als ob es sich um einen Film handelt und er zusätzlich immer wieder durch Anhalten des Films Pausen einlegte. Auch wurde die Unterscheidung zwischen seinem jetzigen und seinem früheren Erleben herausgearbeitet und zur räumlichen Differenzierung je ein zusätzlicher Stuhl als Symbol für den »kleinen Jörg« und ein Stuhl für den »erwachsenen Jörg« hinzugenommen.

Wichtig ist hierbei, die in bestimmten Auslösesituationen als dominant erlebten kindlichen Gefühle des Ausgeliefertseins unbedingt als eine nachvollziehbare und plausible Reaktion zu bestätigen. Dies kann als eine Art »Gegengewicht« gegen die oft beobachtbare Reaktion der Klienten sein, den eigenen Gefühlen zu misstrauen, sie als »falsch« zu bewerten oder sich selbst für schuldig zu erklären.

Zweifellos war das damalige Kind Situationen ausgesetzt, ohne eine adäquate elterliche Reaktion erhoffen und erleben zu können.

Der Zugang zu diesen berechtigten Gefühlen kann begünstigt werden, indem danach gefragt wird, was ideale Eltern – die es in der Realität natürlich niemals geben kann – getan hätten. Da sie aber als ideale Eltern konzipiert werden, würden sie mit Sicherheit die Notlage des Kindes bemerken und perfekt reagieren. Auf diese Weise eingeladen, haben Klienten eine sehr präzise Vorstellung davon, was der kindliche Teil in ihnen benötigt hätte. Mit einem solchen Schritt wird die Grundlage dafür vorbereitet, dass Klienten metaphorisch zwei innere Erlebensformen kreieren: eine Seite, die verletzt wurde und deren Existenz berechtigt ist, und eine kompetente Seite, die genau weiß, was der verletzte Teil gebraucht hätte. Folgende Fragen bieten sich an:

- Angenommen, es gäbe ideale Eltern, die sich optimal auf das Kind, das Sie damals waren, eingestellt hätten: Wie hätten sie damals reagiert?
- Was hätten sie gesagt und getan, damit es für Sie absolut passend gewesen wäre?
- Was würden sie ganz spontan noch sagen oder tun, weil sie ja genau erkennen, was das Kind unbedingt gebraucht hätte?
- Wie fühlt sich das für Sie an?
- Fehlt noch etwas? Wenn diese ideale Mutter/dieser ideale Vater jetzt hier wäre, was würde sie/er jetzt sagen? Was würden sie tun?

In der Folge lassen sich in Form innerer Dialoge Möglichkeiten herausarbeiten, auf welche Weise Klienten mit ihrer kompetenten Seite dem erinnerten und verletzten Teil hilfreich sein können. Manchmal ist es aber auch notwendig, Klienten Ideen dafür zu liefern, welche ideale elterliche Reaktion optimal gepasst hätte. So eröffnet sich ein Zugang zu gegenwärtigen und zukünftigen Entwicklungsaufgaben.

Herr Hans, der Handwerksmeister (9. Teil)

Er berichtete weiter, dass seine Hassgefühle gegen seinen Vater damals entstanden seien, und erklärte sich mit diesen Erlebnissen auch seine Einstellung, selbst keine Kinder zu wollen. Er befürchte nämlich, seinem Vater zu ähnlich zu werden.

Schlimm sei zusätzlich, dass er mit der pflegebedürftigen Mutter und dem Vater noch immer im selben Haus lebe und es auch nicht verlassen wolle, da er keinesfalls die Mutter dem Vater anvertrauen könne. Die Bindung an seine Mutter sei so intensiv, dass er sich überhaupt nicht vorstellen könne weiterzuleben, wenn sie sterbe.

Aufgrund dieser Zusammenhänge wurde die Entwicklungsaufgabe für Herrn Hans klarer: die Auseinandersetzung mit seinen Eltern und der Versuch, von den Hassgefühlen gegenüber dem Vater einerseits und von der Identifikation mit der Mutter andererseits freier zu werden.

Nachdem er von den schlimmen Gewalterfahrungen durch den Vater hatte erzählen können und er aus der Sicht des heute Erwachsenen eine neue und distanziertere Sicht auf die damals so aussichtslos erscheinenden Erlebnisse bekommen hatte, widmete er sich zunehmend der Beziehung zu seinen Eltern. Ein wichtiger Schritt bestand darin, ihn dazu zu ermutigen, sich dem schrecklichen Verhalten des Vaters zu nähern. Zunächst wurde ihm die Frage gestellt, auf welche Weise das Leben seines Vaters verlaufen sei, dass er ein solch unverständliches Verhalten gezeigt habe. Der Klient war ob dieser Frage verblüfft und konnte sie nicht beantworten.

Mit der Frage wurde unterstellt, der Vater habe zwar ein unverzeihliches Verhalten gezeigt – dieses Verhalten sei aber möglicherweise erklärbar. Der Klient war neugierig geworden.

In einem Gespräch, das er in der Folge mit seinem Vater führte, erlebte er dessen dissoziierte, verletzliche und weiche Seite. Er erfuhr, dass der Vater mit 19 Jahren im Krieg zu einem Stoßtrupp gehört hatte, der unter Beschuss geraten war. Er hätte als Einziger, schwer verletzt mit einem Lungen- und Beindurchschuss, überlebt. Alle Kameraden wären ums Leben gekommen. Obwohl er daran nicht gestorben wäre, hätte sein Leben damals aufgehört. Er hätte sich nie von diesen Erinnerungen befreien können – außer durch das Trinken. Für Herrn Hans diente diese Geschichte einerseits als Erklärung für das exzessive Trinken des Vaters. Wichtiger aber war andererseits, dass er nicht etwa von einem gefühllosen »Monster« abstammte, sondern von einem sensiblen Menschen, dessen gefühlvolle Seite früh abgespalten worden war.

Ein weiterer Schritt bestand darin, sich von der Identifikation mit dem Schicksal seiner Mutter und der Idee zu distanzieren, sein Leben könne nach ihrem Tod, und damit ohne sie, nicht weitergehen. Dieser Prozess war fast schwieriger als die Klärung mit seinem Vater, da sich die Mutter in ihrem komatösen Zustand nicht mehr verständlich machen konnte und auch unklar war, ob sie noch Informationen verarbeiten konnte. Dennoch gelang eine Distanzierung. Sie wurde dadurch gefördert, dass er innere Dialoge mit ihr führte, in deren Rahmen er sich z. B. die Frage beantwortete, was sich seine Mutter im Falle ihres Todes für den Sohn wünschte: dass er weiterlebe und seinen Weg gehe oder sich derart mit seiner Mutter verbunden fühle und ihr in den Tod folge? Hier fand er für sich die überzeugende Antwort, seine Mutter würde sich mit Sicherheit wünschen, dass er sich seinem Leben zuwende. Unklar war aber noch, ob er sich dieses Weiterleben ebenfalls erlauben konnte.

(Fortsetzung folgt.)

Die Arbeit mit der erweiterten Problem-Lösungs-Balance fördert fast nebenbei eine emotionale Rahmung des therapeutischen Prozesses, der für Klienten mit solch verunsichernden biografischen Hintergründen als Voraussetzung für eine intensive Auseinandersetzung mit sich und der eigenen Lebensgeschichte angesehen werden muss.

Für Therapeuten ist es in solchen Prozessen fast unmöglich, keinen Respekt für diese Menschen aufzubringen, da man manchmal über Monate ihr Bemühen um Veränderung miterlebt und in die teilweise erschütternden Lebensläufe Einblick erhält.

11.2 Verborgene Schätze: Der Blick auf Resilienzen

So schwer die Lebensgeschichte auch immer gewesen sein mag, so ist es doch auch eine Tatsache, dass die uns gegenübersitzenden Klienten all diese Ereignisse irgendwie überlebt haben. Zwar kann mit Recht behauptet werden, die biografischen Ereignisse hätten dazu beigetragen, dass das Trinken zunächst als Bewältigungsstrategie diente und sich später zum süchtigen Trinken entwickelte. Dennoch kann man immer wieder feststellen, dass Klienten trotz oder gerade wegen der schwierigen familiären Verhältnisse bereits früh auch selbstständiges Verhalten lernen, sich in Verantwortung üben und eine besondere

Form sozialer Kompetenz entwickeln konnten. Solche resilienten Entwicklungen basieren häufig darauf, dass es für die damaligen Kinder relevante und stützende bzw. förderliche Beziehungsfiguren gab wie z. B. Verwandte, Lehrer, Trainer, Nachbarn, Eltern von Freunden usw. Hier gibt es oft überraschende, lange verborgene Erinnerungen, die sofort eine andere emotionale Stimmung bei den Klienten abrufen.

Auch imponieren die Klienten durch ein untrügliches Gefühl für die Unterscheidung von Gut und Böse sowie durch eine hohe Sensibilität für zwischenmenschliche Themen. Manchmal blitzen gerade wegen vieler Entbehrungen auch Sehnsüchte und Hoffnungen auf, die sich therapeutisch nutzen lassen.

Solche Fähigkeiten sollten im Zusammenhang unbedingt im therapeutischen Rahmen berücksichtigt werden. So sind Fragen nach den das Überleben ermöglichenden, sicherheit- und freudespendenden Erfahrungen immer auch als stabilisierende Faktoren nutzbar.

Herr Meier, der arbeitslose Hilfsarbeiter (8. Teil)

Herr Meier trat die stationäre Entwöhnungstherapie an und blieb die vereinbarten vier Monate dort. An seinem Abstinenzziel hielt er fest. Nach etwa sechs Wochen rief der behandelnde Therapeut an und berichtete, er könne mit dem Klienten kaum etwas arbeiten. Herr Meier sei sehr ordentlich und stets freundlich. Er sitze aber schweigend in der Gruppentherapie, nutze die einzeltherapeutischen Angebote nicht und sei aufgrund seiner vielfältigen körperlichen Einschränkungen von den meisten Therapien befreit. Man könne nur beobachten, dass er zum morgendlichen Wassertreten gehe und offensichtlich aufgrund seines guten Appetits an Gewicht zunehme.

Nach etwa acht Wochen rief die Mutter des Klienten an, erzählte, dass die Familie wieder Kontakt mit dem Sohn bzw. Bruder aufgenommen habe. Sie fragte in diesem Telefonat, ob es ratsam sei, dass ein Neffe dem Klienten die Wohnung neu streiche. Den Hinweis, Herrn Meier am besten selber zu fragen, nahm sie dankbar an. Nach weiteren vier Wochen erfolgte wieder ein Anruf durch die Mutter. Sie fragte, ob sie Herrn Meier einen neuen Schrank und ein neues Bett kaufen sollten. Auch dieses Mal wurde auf den direkten Kontakt mit dem Klienten verwiesen.

Nach Abschluss der stationären Therapie nahm Herr Meier erneut Kontakt auf. Im ersten Gespräch erzählte er nicht ohne einen gewissen Stolz, dass er inzwischen 50 Jahre alt geworden sei. An seinem Geburtstag habe er an das erste gemeinsame Gespräch denken müssen, in dem es um seine Lebenserwartung und den frühen Tod seines Bruders gegangen sei. Auch wurde klar, dass Herr Meier der Renovierung und dem Kauf eines Schranks zugestimmt hatte. Das Bett habe er sich aber selber gekauft.

Den stationären Aufenthalt hatte Herr Meier möglicherweise nicht so genutzt, wie der behandelnde Therapeut es sich gewünscht hätte. Herr Meier hatte aber eine deutliche Stabilisierung seiner Abstinenz geschafft. In der Folge war eines der Hauptthemen der ambulanten Behandlung sein negatives Selbstbild.

Sein Lebensentwurf war in weiten Teilen gescheitert, und die Enttäuschung darüber hatte Herr Meier über Jahre weggetrunken. Allerdings wurde schnell deutlich, dass das negative Selbstbild nicht erst durch das Scheitern im Erwachsenenalter, sondern sich schon früh durch verschiedene Einflussfaktoren entwickelt hatte: durch die Tatsache, das siebte von elf Kindern zu sein, durch das Leben im sozialen Brennpunkt, durch die Gewalttätigkeiten seitens der Mutter, durch Infragestellung seiner Zugehörigkeit in der Schule, durch die Unmöglichkeit einer eigenen Berufsausbildung und letztlich durch finanzielle Engpässe.

Im Zusammenhang mit diesen Themen wurde er gefragt, wie er diese vielfältigen Belastungen ausgehalten und überlebt hatte. Immerhin weise sein bisheriges Leben auf einen gewissen Überlebenswillen hin. Wenn dies nicht so wäre, hätte er sich – seinem Bruder ähnlich – auch zu Tode trinken können.

Herr Meier erinnerte sich daraufhin an Situationen, die »irgendwie« anders gewesen seien. So habe es im sozialen Brennpunkt viele Kinder gegeben. Sie hätten kleine Banden gebildet. Jede Bande habe einen anderen Namen gehabt, und die jeweiligen Bandenmitglieder hätten sich entsprechende Ausweise gemalt. In seiner Bande habe er sich als Kind sicher und zugehörig gefühlt. Sie hätten viel miteinander gespielt, und das Beste sei

Folgendes gewesen: Ab und zu seien sie mit ihrer Bande in die Stadt gegangen und hätten dort die Stadtkinder aufgesucht – und gefunden. Sie hätten Streit angezettelt, und es habe kleine Kämpfe gegeben. Und mit Stolz in den Augen verkündete er: »Und wir haben immer gewonnen!«

In der Folge wurde die Suche nach weiteren Erfolgen und positiven Erfahrungen aufgenommen. Er erzählte von seiner Zeit als Fußballtorwart und als Ringer.

Gegenwärtige Erfolgserlebnisse komplettierten seine Erfahrungen. So war es für ihn wichtig, immer wieder von trinkenden Bekannten zu erzählen, die kürzlich eine Behandlung in einer Fachklinik für Alkoholabhängige absolviert hätten. Er zählte mindestens acht Bekannte im Laufe von einem halben Jahr auf, die alle wieder zu trinken begonnen hätten – und zwar mehr als vorher. Mit diesen vergangenen und gegenwärtigen Erzählungen war es möglich, an einer Seite anzudocken, die zwar vorhanden und dennoch über lange Strecken nicht zugänglich gewesen war: seinem Stolz.

(Fortsetzung folgt.)

11.3 Da war doch was? – Erfragen bisheriger Veränderungen

Klienten, die sich in der zweiten Therapiephase befinden, haben bereits einen Teil ihres Veränderungsweges beschritten, ohne zu wissen, ob dieser Weg für sie in gewünschter Art weitergehen wird. Dennoch haben sie sich bewiesen, Einfluss auf das eigene Trinkverhalten zu haben und mit bisher schwierigen gegenwärtigen Herausforderungen besser umzugehen. Diese Entwicklungen sollten stets auch in die Arbeit mit einbezogen werden. Immerhin eröffnen sie den Zugang zu einer positiven Selbstwirksamkeitserfahrung. Damit können sie als Quelle für Stolz, Neugierde und Interesse an sich und der weiteren Entwicklung dienen. Folgende Fragen eignen sich dafür:

- Gibt es Erfahrungen, für die sich die Änderung des Trinkverhaltens bereits jetzt gelohnt hat?
- Sind diese positiven Erfahrungen eher körperlicher, seelischer oder sozialer Art?

- Gehen Sie inzwischen so mit sich um, wie Sie es wollen?
- Was klappt noch gut?
- Was sollte so bleiben, wie es jetzt ist?
- Was müsste sich noch ändern, damit Sie diesem Ziel näher kommen?
- Erwarten Sie noch andere zukünftige Vorteile?
- Wie denken relevante Dritte darüber?

Allerdings sollte man daran denken und damit rechnen, dass der Wegfall des Trinkens nicht immer eine positive Wirkung nach sich zieht. Klienten berichten von depressiven Verstimmungen, suizidalen Ideen, sie fühlen sich überfordert, einsam, und gelegentlich mündet eine solche Phase in ein erneutes süchtiges Trinken.

Die Veränderung des Trinkens – und das zeigt sich hier besonders – ist eben immer auch als Verlust zu interpretieren und sollte nicht mit einer platten Ressourcenorientierung schöngeredet werden. Folgende Fragen bieten sich an:

- Wie erklären Sie sich, dass die von Ihnen angestrebte und bis jetzt erreichte Veränderung des Trinkens keine bzw. kaum positive Veränderungen mit sich bringt?
- Hätten Sie damit gerechnet?
- Worauf könnte Sie diese Erfahrung, so schwer sie auch immer zu ertragen ist, aufmerksam machen?
- Gibt es einen Teil in Ihnen, der bereit ist und ausreichend Geduld hat, auf die Suche nach dem möglichen Sinn dieser Reaktionen zu gehen?
- Ähnelt dieses Erleben einer Situation, die Sie von früher kennen?
- Was hat Ihnen damals geholfen?
- Welche Entscheidung wünschen Sie sich für Ihre unmittelbare Zukunft: dass Sie sich eher zum erneuten Trinken bzw. Weitertrinken oder zum reduzierten Trinken bzw. zur Abstinenz entscheiden?

So unverständlich solche als »Blockierungen« (Bohne 2008, 2010) zu bezeichnenden Dynamiken auch immer erscheinen mögen: Sie sind bei genauerem Hinsehen plausibel und nachvollziehbar und stellen interessante Herausforderungen für den therapeutischen Prozess dar.

Im Folgenden werden Hypothesen zu verschiedenen Blockierungen dargestellt und therapeutische Umgangsformen dafür präsentiert.

11.4 Fluch oder Chance? – Die Arbeit mit Loyalitäten

Eine Stagnation in der Entwicklung süchtig trinkender Menschen kann durch Loyalitäten erklärt werden. Darunter werden Dynamiken verstanden, bei denen sich Klienten mit bedeutsamen noch lebenden oder auch verstorbenen Personen, ihren Schicksalen, Überzeugungen und Lebensentwürfen in einer für ihre Entwicklung unguten Art verbunden fühlen. Meist handelt es sich dabei um familiäre Beziehungen.

Die besondere Herausforderung besteht vordergründig in der Erarbeitung eines alternativen Umgangs mit sich und anderen. Dieser Fokus betrifft dann zukünftige Lebensentwürfe in Abgrenzung zu den bisherigen bzw. den vergangenen Choreografien.

Die Voraussetzung für einen solchen zukunftsorientierten Schritt ist aber die Frage, wer man nicht mehr ist, wenn man ein anderer wird. Oder: Wem werden Klienten unähnlicher, wenn sie sich für eine Veränderung entscheiden? Dieser Fokus betrifft die Auseinandersetzung mit dem Vergangenen, sucht nach Möglichkeiten der Verabschiedung und Trennung von früheren inneren Orientierungen. Auch wenn diese Orientierungen selbstschädigenden Charakter hatten, handelt es sich bei einem gelingenden therapeutischen Prozess immer auch um ein Zurücklassen, um einen Verzicht. Kurz: um eine Trennung.

Diese Zusammenhänge sind manchen Klienten bereits deutlich. Häufiger ist jedoch, dass sie eine mögliche Verknüpfung zwischen den eigenen Lebensentwürfen und denen der relevanten Angehörigen noch nicht realisiert haben und sich erst langsam herauskristallisiert, dass Veränderungen beide Komponenten umfassen.

Herr Hoffmann, der Manager (7. Teil)

In dieser Phase der Therapie mit Herrn Hoffmann wurde der Frage nachgegangen, wie es möglich war, dass er sich trotz seines erfolgreich verlaufenen Lebens fast zu Tode getrunken hatte. Immerhin hatte er nur knapp die Hirnblutungen und das Platzen der Krampfadern an seiner Speiseröhre überlebt.

Sein Leben schien familiär geordnet, sein Verhältnis zu seinen inzwischen verstorbenen Eltern schilderte er als sehr gut, v. a. zum Vater. Langsam sensibilisierte er sich aber auch für einen Zusammenhang, den er bis zu diesem Zeitpunkt nicht gesehen hatte. Die bedingungslose Unterstützung durch seine Eltern war immer auch mit einem hohen Leistungsanspruch verbunden. Hier entwickelte sich das Lebensmotto: »Ich schaffe alles, wenn ich es mir vornehme – und zwar mit Bravour!«

Hohe Erwartungen an den Lebensstandard entwickelten sich dann auch innerhalb seiner Gegenwartsfamilie. Auf diese Weise schaukelte sich der Leistungsanspruch auf einen Level, den er nur noch mit einem massiven »Alkoholdoping« erreichte.

So gut das eigene Motto auch immer für seine Karriere und den familiären Wohlstand gewesen sein mag, für die Bewältigung seines abhängigen Trinkens war es untauglich. Hier entfaltete es nämlich eine Paradoxie: Wenn er weitertrinken wollte, musste er seinen frühen Tod riskieren. Wenn er länger leben wollte, musste er das Trinken einstellen. Alkoholtrinken und länger leben zu wollen waren nicht miteinander vereinbar. Nun konnte er nicht mehr alles erreichen. Herr Hoffmann musste sich somit für und zugleich gegen das eigene Motto entscheiden.

Folglich ging es in der Therapie darum, ob und auf welche Weise sich Herr Hoffmann von diesen alten Loyalitäten lösen könnte. Anfänglich hatte er ein schlechtes Gewissen den Eltern gegenüber, fühlte sich wie ein Verräter. Als aber das Gespräch darauf gelenkt wurde, was den Eltern denn lieber sei, ein Sohn, der den hohen Ansprüchen genügt, dafür aber sein Leben riskiert, oder ein Sohn, der die Ansprüche herunterschraubt und ein längeres Leben gewinnt, war die Antwort schnell klar: Die Liebe seiner Eltern schätzte er als höher ein denn die Hoffnung auf beruflichen und finanziellen Erfolg.

(Fortsetzung folgt.)

Methodisch war hier eine Art Zwiegespräch mit den toten Eltern hilfreich. Der Klient wurde eingeladen, die Eltern zu visualisieren und sich dann vorzustellen, wie er ihre Reaktionen einschätzt. Auf die Frage, wie der Vater reagiert, wenn der auf ihn schaut und sieht, wie sich sein Sohn zu einer stabilen Abstinenz entwickelt, bekam Herr Hoffmann Tränen in die Augen und meinte: »Er ist stolz und freut sich mit mir.«

Ähnlich wie bei Herrn Hoffmann gibt es in therapeutischen Prozessen oft keine Gelegenheit, mit den Eltern oder Elternteilen in ein Gespräch einzutreten. Manchmal leben die Eltern nicht mehr, manchmal sind sie einem Gespräch nicht zugänglich. Und außerdem: Letztlich liegt es an jedem Einzelnen, ob er seine Sicht auf die eigenen Eltern, Partner, Kinder, Freunde usw. beibehält oder sie ändert. Einige Fragen zur Verflüssigung rigider Einstellungen den eigenen Eltern gegenüber sind:

- Was haben die Eltern getan, gesagt und unterlassen, was nicht zu tun, zu sagen und zu unterlassen besser gewesen wäre?
- Glauben sie eher, Ihre Eltern konnten oder wollten sich nicht anders verhalten?
- Wie erklären Sie sich, weswegen die Eltern sich so verhalten haben, wie sie es getan haben?
- Glauben Sie, dass Ihre Eltern gerne andere Eltern gewesen wären?
- Glauben Sie, Ihre Eltern konnten die Eltern sein, die sie gerne gewesen wären?
- Wenn nein: Was hat den Eltern dazu gefehlt bzw. was hat sie daran gehindert?
- Wenn die Eltern das, was ihnen gefehlt hat, gehabt hätten: Was hätten sie dann anderes getan, gesagt, unterlassen?

Mit einer solchen Arbeit kann dreierlei begünstigt werden: Zum einen kann ein anderer, positiverer Bezug zu den Eltern entstehen, wenn erkannt wird, dass die Eltern aus verstehbaren Gründen waren, wie sie waren. Es können z. B. Kriegserlebnisse unterschiedlicher Art oder andere schicksalhafte Einschränkungen in ihrer Entwicklung zur Sprache kommen. Zum anderen kann deutlich werden, dass sich das Verhalten der Eltern nicht aus dem Verhalten oder dem Sosein der Klienten ergibt, sondern sich unabhängig von ihnen entwickelt hat. Oft anzutreffende Schuldgefühle und negative Selbstbilder können so eine Veränderung erfahren. Und zum Dritten wird die Berechtigung des damaligen Kindes unterstrichen, etwas anderes, Passenderes verdient gehabt zu haben.

Mit der Herkunftsfamilie kann man aber auch auf eine andere Art verbunden sein. V. a. Familien, in denen transgenerational süchtiges Verhalten gezeigt wird, wird die Zugehörigkeit nicht selten auch über und durch das eigene Suchtverhalten ausgedrückt. Sich vom süchtigen Trinken zu verabschieden, einen anderen Lebensentwurf anzustreben und ein anderer zu werden zieht dann u. U. Schuldgefühle und Ängste wegen des Verlusts der Zugehörigkeit nach sich.

Fallbeispiel

Eine 55-jährige Klientin berichtete, nachdem sich ihr Trinkverhalten deutlich reduziert hatte, von ihrer Herkunftsfamilie. Ihr älterer und einziger Bruder hatte sich vor einigen Jahren suizidiert. Die Eltern stammten jeweils aus kinderreichen Familien. Der Vater hatte zehn, die Mutter neun Geschwister. Die Mutter galt als medikamentenabhängig.

Die Geschwister der Eltern waren wiederum verheiratet und hatten unterschiedlich viele Kinder. Alle Personen aus der Generation der Klientin (Cousinen und Cousins) und alle Personen aus der Generation der Eltern (Tanten und Onkel) ergaben zusammen ca. 60 Personen.

Von diesen ca. 60 Personen hatten sich insgesamt mehr als 30 entweder suizidiert oder zumindest Suizidversuche unternommen, tranken abhängig oder waren an den Folgen der Alkoholabhängigkeit bereits verstorben.

Die Wucht dieser Dynamik wurde durch Aufmalen eines Genogramms deutlich. Der Klientin gelang es, sich im Laufe der Therapie von diesen Mustern zu lösen. Zumindest zum Teil besuchte sie Tanten, Onkel, Cousinen und Cousins bzw. traf sie auf Beerdigungen oder runden Geburtstagen. Sie schilderte diese Treffen als besondere Herausforderungen, weil die Beziehungsgestaltung in diesen Familien in erster Linie über das gemeinsame Trinken erfolgte. Die Klientin musste sich anfangs regelrecht überwinden, alkoholische Getränke abzulehnen, was ihr im Laufe der Zeit besser gelang. Letztlich entschied sie sich für die Lösung, einen eigenen Weg einzuschlagen und die Familienbeziehungen auf ein Mindestmaß zu reduzieren. Hilfreich war ihr hierbei, neben der Identifikation mit dem trinkenden und suizidalen Teil der (Groß-)Familie auch den Familienteil zu realisieren, der andere Lebensentwürfe geschafft hatte.

Es gibt noch eine weitere, häufig zu beobachtende Variante, sich loyal gegenüber früheren Erfahrungen mit den Eltern zu zeigen: auch im Erwachsenenalter einen ähnlichen Umgang mit sich selbst zu pflegen, wie er seitens der Eltern mit dem damaligen Kind praktiziert wurde.

Herr Hans, der Handwerksmeister (10. Teil)

Bei Herrn Hans lässt sich sein selbstdestruktives Verhalten gut nachvollziehen. Seine kindlichen Erfahrungen mit den unverständlichen und unberechenbaren Aggressionen seines betrunkenen Vaters haben ihn nicht nur in Berührung mit Überforderung, Angst und Aussichtslosigkeit gebracht. Es gab auch einen Teil, der sich zum Vorwurf machte, der Mutter nicht helfen zu können, und sich deshalb schuldig fühlte. Und es gab Erfahrungen, die in der Familie grundgelegt und später im Kindergarten und der Schule zusätzlich stabilisiert wurden: nichts wert zu sein und nichts Besseres verdient zu haben.

Die Kombination aus diesen drei inneren Zuständen brachte es mit sich, dass er sich auch im Erwachsenenalter schnell überfordert fühlte, sich dafür einseitig die Schuld zuschrieb und überdies dachte, er habe ohnehin kein Recht auf ein anderes Leben. So erklärten sich auch seine Versuche, möglichst allen alles recht zu machen, immer freundlich zu sein, nichts zu beanspruchen, auf Grenzziehungen zu verzichten. Für die Geschwister ein guter Bruder zu sein, für die Kunden ein guter und preiswerter Handwerker. Damit gab er seinem Erleben der eigenen Wertlosigkeit Nahrung. Seine Bewältigungsversuche wurden Teil seines Problems. Und nicht nur das: Die Strafe bei Versagen erfolgte umgehend durch Panikattacken, Suizidgedanken und letztlich auch durch ein massives und selbstzerstörerisches Trinken, v. a. hochprozentiger Getränke.

Herr Hans hatte die gesamte äußere Choreografie seiner kindlichen Erfahrungen nach innen verlagert und war auf diese Weise sowohl Opfer als auch Täter.

(Fortsetzung folgt.)

Methodisch ist es in solchen Fällen hilfreich, mit dem Konzept der Ego-States (Watkins u. Watkins 2003; Schmidt 2004; Fritzsche u. Hartmann 2010) zu arbeiten. Dabei werden die jeweiligen Bewusstseinszustände, so unterschiedlich sie auch sein mögen, benannt und als zu diesem Menschen zugehörig betrachtet. Sich widersprechendes ambivalentes oder gar polyvalentes Erleben kann dann bezeichnet und z. B. mithilfe räumlicher Metaphern bearbeitet werden.

Für Herrn Hans war es nützlich, ähnlich wie bereits bei der Arbeit mit seinem »inneren Stinkbeutel«, die Szenen, in denen er sich in ein heilloses Durcheinander hineinmanövriert hatte, zu analysieren und Möglichkeiten zu finden, alternativ damit umzugehen. Was er nämlich jeweils völlig ausblendete, war die Tatsache, dass er neben all den ihn boykottierenden inneren Teilen inzwischen auch ein erwachsener Mann war, der auf viele Kompetenzen blicken konnte und sich »eigentlich« nicht zu verstecken brauchte. Die Benennung dieser inneren Ressourcen gab ihm langsam die Möglichkeit, anders auf die jeweiligen Auslöseszenen zu schauen und alternative Umgangsformen dafür zu finden.

Herr Hans, der Handwerksmeister (11. Teil)
Im Verlauf der Therapie konnte Herr Hans unterschiedliche Facetten seiner Entwicklung und seiner Reaktionen verstehen und Alternativen dafür entwickeln. Durch die erfolgreiche Veränderung des Trinkverhaltens wurde bei ihm auch der Kontakt zu seinem inneren Stolz und seiner Würde möglich.

Er begann, höhere und damit adäquate Preise für seine Leistungen als Handwerker zu verlangen, handelte großzügigere Fristen aus und senkte so seinen Druck. Interessant für ihn war, dass dies für die neuen und zum Teil auch für die alten Kunden vollkommen in Ordnung war.

In dieser Entwicklungsphase, in der er noch immer gelegentlich Alkohol in mäßigen Mengen konsumierte, kam – zufällig oder nicht – ein für ihn krisenhaftes Ereignis hinzu: Er hatte am Wochenende Rechnungen für Kunden geschrieben und wollte sie mit dem Motorrad zur Post bringen. Während der Bürotätigkeit hatte er etwas Alkohol getrunken. Er kam auf regennasser Bahn ins Rutschen, landete im Straßengraben und wurde von zufällig vorbeifahrenden Polizisten beobachtet. Dies hatte zwei Folgen: Zum einen hatte er sich den Arm gebrochen und musste im Krankenhaus behandelt werden, und zum Zweiten wurde der Führerschein nun zum zweiten Mal entzogen. Die Blutalkoholkonzentration hatte 0,9 ‰ betragen. Beides führte dazu, dass er über Wochen wegen seiner Verletzung nicht arbeiten konnte und ohne Führerschein eine geregelte Arbeit ohnehin nicht möglich war. Er entschloss sich dazu, den Betrieb zu schließen und für eine unbestimmte Zeitspanne von seinen Rücklagen zu leben. Es bahnte sich ein grundlegendes Überdenken seines bisherigen Lebenskonzeptes an.

Gleichzeitig wurde ihm klar, dass er ein neues Ziel im Hinblick auf sein Trinken anvisieren musste: eine Abstinenz, die er relativ leicht und dauerhaft erreichen könnte.

(Fortsetzung folgt.)

Loyalitäten müssen sich allerdings nicht notwendigerweise aus vergangenen Beziehungserfahrungen ergeben. Auch gegenwärtige Loyalitäten können nachhaltig Entwicklungen hemmen.

Herr Meier, der arbeitslose Hilfsarbeiter (9. Teil)

Bei Herrn Meier spielten die Loyalitäten zu gegenwärtigen Beziehungspartnern eine bedeutende Rolle. Der Kontakt zu seiner Herkunftsfamilie war über lange Zeit bis auf Zufallstreffen unterbrochen. Die Gegenwartsfamilie existierte nicht mehr, und berufliche Beziehungen waren aufgrund seiner langjährigen Arbeitslosigkeit ebenfalls unmöglich. Insofern hatte er lediglich noch Kontakt zu seinen »Kumpels«, mit denen er im Stadtpark regelmäßig trank. Ab und zu kam ein Freund, Fritz, zu Besuch. Auch hier war das Trinken zentral für die Beziehungsgestaltung.

Nun hatte er aber das Trinken eingestellt und war einer der wenigen, die dies nach einem stationären Aufenthalt geschafft hatten. Dies führte dazu, dass er anfangs von den Kumpels beim Spaziergang zum Trinken eingeladen wurde und es regelmäßig ablehnte. Die vorher vorhandene Zugehörigkeit war damit infrage gestellt.

Auch zu Fritz änderte sich die Beziehung. Er durfte Herrn Meier zwar nach wie vor besuchen – Herr Meier verbot ihm aber das Mitbringen alkoholischer Getränke. Die Getränke mussten draußen bleiben. Fritz kam daher jeweils mit einer Dose Bier in der Hand, stellte sie für die Dauer seines Besuchs im Hausflur ab und trank sie anschließend beim Runtergehen weiter.

Für Herrn Meier kostete diese Haltung eine enorme Überwindung, weil er sich zunehmend als Sonderling zu begreifen begann. Auf Kneipenbesuche wollte er keinesfalls verzichten, wobei es eine Herausforderung für ihn war, mit den betrunkenen Gästen die Zeit zu verbringen. Anfangs konsumierte er bei diesen Kneipengängen literweise Colagetränke, Wasser oder Kaffee.

Erst im Laufe der Zeit konnte er mit zunehmendem Stolz auf seine erfolgreiche Entwicklung schauen und erfuhr in der Folge positiven Zuspruch. Er ging regelmäßig »seine Runde« durch den Stadtpark, besuchte die »Kumpels«, sprach einige Worte mit ihnen und verabschiedete sich. Die trinkenden Kumpels unterließen es inzwischen, ihn zum Trinken zu animieren, und sprachen zu Herrn Meiers Überraschung ihre Anerkennung für seine Veränderung aus.

Bei seinen gelegentlichen Besuchen in ehemaligen Stammkneipen erntete er ebenfalls Anerkennung für seine eklatante Veränderung. Für die Wirte war er durch seine Abstinenz und als Konsument der teureren Colagetränke ein attraktiverer Kunde.

(Fortsetzung folgt.)

11.5 Flüchten oder Standhalten? – Der Umgang mit regressiven Dynamiken

Nicht selten erwecken die Erzählungen und Verhaltensweisen der Klienten den Eindruck, als ob sie sich nicht ihrem realen Alter entsprechend verhielten. Sie scheinen alte Bewusstseinszustände und entsprechende Verhaltens- und Erlebenszustände abzurufen und laufen dann Gefahr, auf gegenwärtige Herausforderungen mit alten Erlebensformen zu antworten. Die Folge ist auch hierbei die Blockierung einer anstehenden Entwicklung.

Frau Müller, die Angestellte (7. Teil)

Bei Frau Müller stand, nachdem sie ihre »Kostbarkeit« gefunden hatte, die Frage im Mittelpunkt, aus welchen Gründen sie immer wieder an sich und ihren Fähigkeiten zweifelte und sich dann entsprechend wertlos und ohnmächtig fühlte. Immerhin wirkte sie als 55-jährige verwitwete Frau, Mutter von zwei Kindern und im Beruf stehend, als alles andere denn als eine an sich selbst zweifelnde Frau. Ein Blick in die Geschichte ihrer Herkunftsfamilie gab dann aber Hinweise auf diese Erlebensmuster.

Die Klientin war als ältere von zwei Töchtern in eine Familie geboren worden, in der sie die Mutter als emotional kalt erlebte, der Vater süchtig trank und phasenweise als unberechenbar galt. Eine sichere Nähe sei mit der Mutter nicht möglich gewesen.

So habe sie eher die Nähe zum Vater gesucht, sie aber auch dort nicht so gefunden, wie sie sie benötigt hätte.

Die Mutter hatte sich nach der Geburt der jüngeren Schwester mehr auf diese konzentriert, da die ältere als aufmüpfig galt und die Mutter sich unter Wahrung einer großen emotionalen Distanz ganz ihren erzieherischen Versuchen hingab.

Frau Müller wuchs daher in einem bindungsunsicheren Klima auf. Um dieses Klima zu veranschaulichen, erzählte sie folgendes Erlebnis: Sie hatte zu ihrer jüngeren Schwester eine sehr enge Beziehung. Wieder einmal habe die Mutter eine Strafe gegen die Schwester verhängt. Frau Müller, damals etwa sechs Jahre alt, konnte sich nicht mehr an den Anlass erinnern. Die Schwester habe sich aber trotz der Bestrafung ungebührlich verhalten. Die wütende Mutter sei im Rahmen dieser Auseinandersetzung in das Wohnzimmer gekommen, habe das Telefon genommen, eine Nummer gewählt und so laut mit einem Kinderheim gesprochen, dass sowohl sie als auch die Schwester das Telefonat mithören mussten. In diesem Gespräch habe die Mutter die Gesprächspartner aufgefordert, die jüngere Tochter auf der Stelle wegen ihres Ungehorsams abzuholen und im Kinderheim unterzubringen.

Frau Müller, die das Schauspiel der Mutter nicht habe durchschauen können, sei außer sich gewesen, und gleichzeitig habe sie den Eindruck gehabt, nichts dagegen tun zu können. Sie sei Zeugin und Opfer eines großen Unrechts gewesen. Sie könnte heute noch weinen, wenn sie an diese furchtbare Situation denke. Ähnliche Situationen habe es oft gegeben.

Vor diesem emotionalen Hintergrund blieb nichts anderes übrig, als sich mit all ihren emotionalen Verunsicherungen den Herausforderungen des Lebens zu stellen. Der Wahlspruch hieß zwar: »Angelika macht das schon« – allerdings war diese Einstellung mehr von Unsicherheit und Angst als von Selbstsicherheit geprägt.

Im Laufe ihres Lebens habe sie immer wieder Menschen gesucht, an denen sie sich habe orientieren können. Meist seien es Männer gewesen. V. a. ihr Ehemann habe ihr dabei geholfen und zu ihr gestanden. Das sei für sie gut und wichtig gewesen, und gleichzeitig habe es einen Preis gekostet: Sie habe es in all den

Jahren nicht geschafft, zu sich als Frau und Mutter zu stehen. Umso mehr schmerze der Verlust des Ehemannes, und umso deutlicher werde ihr die bevorstehende Entwicklungsaufgabe: dem ängstlichen und einsamen inneren Teil (dem erinnerten Kind) und ihrer »Kostbarkeit« einen Platz zu geben und zu sehen, dass das Trinken einen relativ untauglichen Versuch darstellte, den alten Schmerz zu beruhigen.

Ein wichtiger Punkt in dieser Phase der Therapie bestand darin, einen Blick auf mögliche Erklärungen dafür zu werfen, weswegen die Eltern sich so verhalten hatten. Dabei kam folgende Geschichte zutage: Die Eltern wurden ein Paar, nachdem der erste Partner der Mutter noch vor der mit ihm geplanten Heirat im Krieg gefallen war. Die Biografie der Mutter war zudem von vielen Entbehrungen gekennzeichnet. Sie war uneheliches Kind einer Haushälterin, die von ihrem damaligen Chef geschwängert worden war. Diese alleinerziehende Mutter gab das Kind (die Mutter von Frau Müller) schon als Säugling zu einer fremden Familie und nahm es erst als Jugendliche wieder zu sich.

Vor diesem Hintergrund konnte die Klientin erkennen, dass sich die emotionale Distanz der Mutter nicht gegen sie als Tochter richtete, sondern die Mutter eine dringend benötigte emotionale Unterstützung ebenfalls vermisste und eine entsprechende Überlebensstrategie wählte: Sie schützte sich vor erneuten Enttäuschungen durch emotionale Distanzierung. Die Brüche, Trennungen und Verluste ließen daher kaum emotionale Nähe zu, obwohl hinter dem distanzierten Verhalten eine Sehnsucht danach herrschte.

Auch das Verhalten des verstorbenen Vaters erschien nun in einem andern Licht: Obwohl Frau Müller von seiner Herkunftsfamilie kaum etwas wusste, konnte sie sich dennoch in ihren Vater einfühlen, der als »Nachfolger« des gefallenen ersten Mannes der Mutter, verstärkt durch ihre emotionale Distanz, eine gewisse Vereinsamung erlebt haben musste. Seine im Vergleich zur Mutter emotionale Offenheit habe sie als Kind gespürt. Aufgrund seines süchtigen Trinkens sei es aber schwer gewesen, sicheren und kontinuierlichen Zugang zu bekommen.

Frau Müller konnte sich durch diese transgenerationale Sichtweise von ihrem negativen und unsicheren Selbstbild lösen.

Darüber hinaus erkannte sie, dass das Trinken einen Umgang mit sich bedeutete, der dem Umgang ihrer Eltern mit ihr glich: Sie habe sich damals emotional nicht verwurzeln können, und der Alkohol sei dafür auch kein geeigneter Dünger – die Einsamkeit bleibe.

(Fortsetzung folgt.)

Therapeutisch war es zunächst wichtig, das Muster, sich von unausweichlichen Herausforderungen überwältigt zu fühlen und sich ihnen dann auf unterschiedliche Weise zu entziehen – anfangs durch Männerbeziehungen und später durch Trinken – zu reflektieren. Im weiteren Verlauf konnte dieses Muster in vielen kleinen alltäglichen Szenen beobachtet werden, Frau Müller konnte dafür sensibilisiert werden.

Sie fand auch einen ungezwungeneren Umgang mit der noch lebenden Mutter, »schrumpfte« in den regelmäßigen Telefonaten nicht mehr zu einem Kind, betrank sich nicht mehr vor den Gesprächen und pflegte einen zunehmend ausgeglichenen Kontakt zur ihr.

Je öfter sie in unterschiedlichen Situationen anders und erwachsener reagieren konnte, umso mehr gab sie sich selbst mehr Sicherheit. Und je mehr dies gelang, desto mehr fand sie sich in ihrem Leben und ihren Aufgaben zurecht. Das war kein einfacher, aber ein gangbarer Weg.

Folgende Fragen können hier zusätzlich unterstützend wirken:

- Sind Sie sich selbst eine gute Freundin?
- Wenn nein:
  - Konnten Sie oder wollten Sie bisher keine gute Freundin für sich sein?
  - Wie würde sich eine ideale Freundin auf Sie beziehen, die als ideale Freundin ja ganz genau Ihre jeweiligen Wünsche und Sehnsüchte erkennt?
  - Wie alt müsste eine solche Freundin sein?
  - Angenommen, Sie werden ihr immer ähnlicher, bleibt sie dann eine gute Freundin für Sie, oder verlieren Sie sie aus dem Auge?
  - Was würden Sie gerne entwickeln, um einer solchen Freundin ähnlicher zu werden?

- Wenn ja:
  - Wie lange waren Sie das, und wie haben Sie das damals gemacht?
  - Woran erinnern Sie sich am liebsten?
  - Gibt es heute noch solche Situationen?
  - Was finden Sie dabei besonders gut?

11.6 Wenn, ja wenn ...: Der Umgang mit Erwartungen an andere

Bei süchtig Trinkenden finden sich oft unerfüllte Erwartungen an andere, die teilweise schon seit Jahren bestehen. Auf die Erfüllung dieser Erwartungen zu warten blockiert die eigenen Entwicklungsmöglichkeiten. Bei Erwartungen, die an andere gerichtet werden, hat man es mit einem Vorgang zu tun, der zur Grundlage abhängiger Muster werden kann.

Das hängt damit zusammen, dass Erwartungen an andere zwar klarmachen, was man möchte – gleichzeitig hat man jedoch keinen Einfluss darauf, ob die anderen die Erwartungen erfüllen. Man riskiert damit ein Abhängigkeitsverhältnis immer dann, wenn eigene Erwartungen größer sind, als die Adressaten sie erfüllen wollen oder können.

Solche Abhängigkeitsmuster entwickeln sich, wenn ein einzelner Mensch Erwartungen an andere richtet, aber auch, wenn sich wechselseitige Erwartungen aufbauen, wie dies in Paarbeziehungen geschehen kann.

Meist sind blockierende Erwartungen so in Fleisch und Blut übergegangen, dass sie nicht mehr reflektiert werden und sich Klienten als Opfer fühlen, obwohl sie aktiv ihre Beiträge zur Aufrechterhaltung des »Spiels« liefern.

Fallbeispiel

Ein Ehepaar, 42 und 44 Jahre alt, erschien zu einem Therapiegespräch, weil der Mann seit Jahren massiv trank, das Trinken aber in der Zwischenzeit deutlich reduziert hatte. Der Wunsch der Frau bestand darin, dass der Mann auch das gelegentliche und dann meist heimliche Trinken unterlassen sollte. Alles Bitten und Drohen hatte bislang nichts genützt.

Auf die Frage hin, weswegen es für sie so wichtig sei, dass der Mann vollkommen das Trinken einstelle, obwohl doch eine deutliche Besserung bereits erfolgt sei, verwies sie darauf, ihr Vertrauen leide darunter und sie sei überzeugt, dass sich das alte Trinkmuster ohne eine Abstinenz jederzeit wieder einspuren könne.

Der Mann widersprach seiner Frau und bestand darauf, das Trinken im Griff zu haben. Allerdings konnte er sein heimliches Trinken auch nicht erklären. Im Übrigen habe er ebenfalls Erwartungen an seine Frau, die sie nicht zu erfüllen bereit sei. Es entwickelte sich folgender Dialog: Mann: »Ich höre erst dann mit dem Trinken auf, wenn meine Frau wieder mit mir schläft.« Frau: »Ich schlafe, wenn überhaupt, erst dann mit meinem Mann, wenn er nicht mehr trinkt.«

Diese Pattsituation bestand seit etwa zwei Jahren, und es war so lange keine Bewegung zu erwarten, solange beide am eigenen Verhalten festhielten, sich im Recht fühlten und sich darauf verlassen konnten, dass keiner aus dem »Spiel« ausstieg.

Eine Bewegung lässt sich hier auf unterschiedliche Weise anregen. Sie kann, je nach Einschätzung des emotionalen Klimas, im Paar- oder im Einzelsetting erfolgen: Wenn die Partner noch oder erneut neugierig auf die Sichtweisen des anderen sind, eignet sich ein Paarsetting. Wenn eher eine kämpferische Verstrickung im Vordergrund steht, bei der die Hoffnung auf schnelle Verflüssigung gegen null geht, eignen sich, in Absprache mit dem Paar, eher Einzelsettings. Folgende Fragen bieten sich für den Mann an:

- Ist Ihr Trinkverhalten genau das, was Sie möchten?
- Leben Sie Ihr Leben auf die Art, wie Sie es leben wollen?
- Sind Sie für Ihr Trinken bereit, die Ehe zu riskieren?
- Wen lieben Sie mehr, den Alkohol oder Ihre Frau?
- Wer ist eher bereit, die Ehe zu riskieren, Sie oder Ihre Frau?
- Wie geht es weiter, wenn sich nichts ändert?
- Haben Sie die beste Ehezeit schon hinter sich oder noch vor sich?
- Wie sieht die eine und wie sieht die andere Variante aus?
- Möchten Sie dann Ihr Leben so weiterleben?

Die Ehefrau kann mit ähnlichen Fragen zur Reflexion eingeladen werden:

- Wie erklären Sie sich, dass Sie das Trinken und all das, was damit verbunden war, während der ganzen Zeit ausgehalten haben?
- Wie müssten die Bedingungen aussehen, damit Sie das Leben leben könnten, das Sie leben wollen: dass sich etwas ändert oder dass alles bleibt, wie es ist?
- Was könnten Sie zu den gewünschten Änderungen beitragen?
- Haben Sie die beste Ehezeit schon hinter sich oder noch vor sich?
- Wie sieht die eine und wie sieht die andere Variante aus?
- Was werden Sie tun, wenn sich nichts ändert?
- Leben Sie das Leben als Frau und Ehefrau, das sie leben wollen?
- Mit welchem bisherigen Leben sind Sie eher zufrieden, mit dem als Frau oder mit dem als Ehefrau?

Erwartungen können sich natürlich auch auf Zusammenhänge beziehen, die lange zurückliegen; können sich auf Beteiligte erstrecken, die schon tot sind; oder können aus anderen Gründen ins Leere laufen – wenn Klienten z. B. darauf hoffen, dass sie irgendwann die Wertschätzung von ihren Eltern bekommen, die sie aus ihrer Sicht verdient hätten. So einleuchtend die prinzipielle Erwartung auch immer sein mag – die Entwicklungsherausforderung besteht darin, sich von den unerfüllbaren Erwartungen und Hoffnungen zu verabschieden und die damit verbundenen Enttäuschungen tragen und ertragen zu lernen. Erst dadurch werden Klienten wieder frei, sich auf das eigene Leben zu konzentrieren.

11.7 Das war schon immer so: Die Arbeit mit Vorwürfen gegen sich und andere

Vorwürfe gegen sich und andere sind Dynamiken, mit denen sich Klienten einerseits in ihrer Weiterentwicklung bremsen und blockieren, sich aber auch vor den Konsequenzen einer Auseinandersetzung schützen.

Im Falle von Selbstvorwürfen klagen sich Klienten selbst an, zu viel zu trinken, schlecht mit sich umzugehen, ihrer Aufgabe im privaten oder beruflichen Bereich nicht gerecht zu werden usw.

Bei den Vorwürfen an andere werfen Klienten z. B. den Eltern vor, sich nicht ausreichend gekümmert, zu viel getrunken, geschlagen zu haben oder auf andere Art verwerflich mit ihnen umgegangen zu sein.

Selbstvorwürfe und Vorwürfe an andere liegen im Falle süchtigen Trinkens nah beisammen: Trinkende Klienten gehen mit sich in einer vernachlässigenden, gefährlichen und sich selbst attackierenden Art um. Sie praktizieren unbewusst das mit sich, was ihnen so oder so ähnlich schon früh durch andere widerfahren ist. Sie glauben, »es« nicht besser verdient zu haben, auf Besserung nicht hoffen zu dürfen, halten aber gleichzeitig die Vorwürfe an andere aufrecht.

In diesen Zusammenhängen spielt das Thema der Schuld eine wichtige Rolle. Klienten merken, dass sie sich möglicherweise schuldig gemacht haben – sich selbst und Angehörigen gegenüber. Und sie haben diese vermeintliche oder auch reale Schuld teilweise über Jahre durch Vorwürfe an andere verschleiert oder sie weggetrunken; beides schmälert natürlich nicht die Schuldgefühle bzw. Schuldvorwürfe.

Solche Dynamiken stellen wichtige Herausforderungen für die Therapie dar. Sie sollten daher nicht vorschnell durch Einsatz ressourcenorientierter Befragung, positiver Konnotationen, zirkulärer Fragetechniken oder durch Umdeutungen aufgelöst, wegerklärt und dadurch tabuisiert werden. Immerhin kann die Konfrontation mit einer eigenen oder fremden vermeintlichen Schuld auch als Anfang eines persönlichen Reifungsschritts interpretiert werden.

Die Schuldthematik sollte seitens der Therapeuten in einer nicht anklagenden und eher beschreibenden Form angesprochen werden. Dabei geht es darum, Klienten die Möglichkeiten zu geben, sich mit ihrem Verhalten und ihren Bewertungskategorien sich selbst und anderen gegenüber auseinanderzusetzen.

Hierbei ist es ratsam, zunächst die vermeintliche Schuld einer Reflexion zu unterziehen. Sie kann zum Ergebnis haben, dass nicht jede gefühlte Schuld auch weiterhin getragen werden muss.

Andererseits geht es aber auch um eine Schuld, die nicht mehr geleugnet und zu diesem Zeitpunkt der Therapie nicht mehr weggetrunken werden kann. In diesen Fällen besteht das Ziel darin, sich mit dem eigenen und fremden schuldhaften Verhalten zu konfrontieren und auseinanderzusetzen. Dies sind herausfordernde Prozesse, die sich gelegentlich über längere Zeiträume hinweg erstrecken können. Allerdings eröffnen diese Prozesse Formen für einen alternativen Umgang mit der Schuld. Solche alternativen Umgangsformen können Prozesse einer Selbst- und Fremdvergebung sein. Sie können im Falle eines Selbstvorwurfs in die Entscheidung münden, die Verantwortung für das eigene Verhalten zu tragen und von der Vorwurfshaltung abzusehen (Retzer 2004, 2009, 2012). Im Falle eines Fremdvorwurfs kann dies der Beginn sein, mit den Widerfahrnissen und Zumutungen durch andere in einer bekömmlicheren Art leben zu lernen.

Damit wird im Falle einer Selbstvergebung die Idee, unschuldig zu sein oder unschuldig bleiben zu können, als eine dem Erwachsenenleben nicht angemessene Überzeugung entlarvt. Schuld der Vergangenheit kann auf diese Weise in Verantwortung für die Zukunft verwandelt werden.

Frau Müller, die Angestellte (8. Teil)

Frau Müller warf sich bereits zu Anfang der Therapie vor, sie vernachlässige ihre Kinder, sie sei ein schlechtes Vorbild, die Familie breche sicher bald auseinander und sie sei nicht in der Lage, den Tod des Mannes zu verwinden. Die Kinder reagierten entsprechend: mit Rückzug bzw. exzessivem PC-Spielen.

Sie habe schon immer alles unter den Teppich gekehrt und sich nie mit den Dingen auseinandergesetzt, mit denen eine Auseinandersetzung notwendig gewesen wäre. Der Teppich hafte schon gar nicht mehr auf dem Boden, weil zu viel darunter liege.

Erst im Laufe der Therapie konnte sie erkennen, inwiefern die Muster der Herkunftsfamilie denen der jetzigen familiären Situation ähnelten. Und erst in diesem Zusammenhang begann sie, neben der Opferseite auch den aggressiven Umgang mit sich selbst zu bemerken. Ein Umgang, der ihr vermittelte, für diesen inneren, bedürftigen Teil gebe es keinen emotional sicheren Platz. In dem Motto der Herkunftsfamilie: »Angelika macht das schon«, sah sie nun neben dem scheinbar ausschließlich wertschätzenden Charakter auch gleichzeitig eine gewisse emotionale Zurückweisung ihrer Person und eine Nichtzuständigkeit ihrer Eltern für das Kind.

(Fortsetzung folgt.)

Entsprechend ging es in der Therapie mit Frau Müller außer um die bisherigen Themen immer wieder und über längere Strecken hinweg darum, sich für den Umgang mit sich selbst zu sensibilisieren. So konnte sich eine Chance eröffnen, das eingespurte Muster der Selbstabwertung als Folge einer früh erlebten emotionalen Unterversorgung zu interpretieren und alternative Umgangsformen dafür zu finden.

Frau Müller, die Angestellte (9. Teil)

Im Verlauf der Therapie konnte Frau Müller mehr und mehr ihre tiefe Verunsicherung aufgrund der unterschiedlichen biografischen Erfahrungen verstehen. Die Selbstvorwürfe reduzierten sich, ihre »Kostbarkeit« wurde eine gute Begleiterin, und sie entwickelte ein größeres Selbstbewusstsein. Sie nahm im Laufe der Zeit Abstand vom Abstinenzziel, da sie bemerkte, dass das exzessive Trinken nicht mehr vorkam. Sie reduzierte die Menge und Häufigkeit des Trinkens um mehr als 70 % und gab an, das Trinken von Wein, v. a. im Urlaub, sei auch ein Teil ihrer Lebensqualität, auf die sie nicht mehr verzichten wolle. Sie behielt sich aber vor, das eigene Trinkverhalten kritisch zu beobachten, ob es sich denn auch tatsächlich längerfristig stabilisieren lasse.

(Fortsetzung folgt.)

Auch bei biografischen Erfolgsgeschichten lohnt es sich, die jeweiligen familiären Botschaften und ihre impliziten Selbst- und Fremdvorwürfe zu reflektieren.

Herr Hoffmann, der Manager (8. Teil)

Bei Herrn Hoffmann schien die Herkunftsfamilie sehr förderlich zu sein. Erst die Internatsunterbringung gab diesem Bild einen Knacks. Dennoch – oder gerade deshalb – hielt er an seinem Motto »Ich schaffe alles, wenn ich es mir vornehme – und zwar mit Bravour!« fest. Im Laufe der Therapie wurde ihm die Gefährlichkeit dieses Mottos mehr und mehr bewusst. Dabei hatten über lange Strecken der Therapie das Trinken und seine riskanten Folgen im Mittelpunkt gestanden. Das Trinken wurde als eine Möglichkeit interpretiert, den Fremd- und Selbsterwartungen gerecht werden zu können.

Dann jedoch erzählte Herr Hoffmann, er habe zunehmend auch Zweifel an seinem Leistungsvermögen bekommen, habe die Angst gehabt, nicht mehr alles zu schaffen. Er begann, unzufrieden mit sich zu werden, entwickelte einen regelrechten Hass auf sich. Einerseits wies er zwar alle gut gemeinten Ratschläge von Ärzten und Psychologen zurück, andererseits stieg aber seine Verzweiflung über seinen Zustand. Das drohende Scheitern und die Erkenntnis, dem Motto nicht mehr gewachsen zu sein, führten zum einen zu einem verstärkten Trinken und zum anderen immer öfter zu der Idee, mit dem Leben »Schluss« zu machen. Ein geplanter Suizidversuch durch Erschießen scheiterte.

Seine frühe Erfahrung, nur dann sicher gebunden zu sein, wenn er den Erwartungen entsprach, und im Enttäuschungsfall die räumliche und emotionale Abschiebung zu riskieren, hatte sich auf seiner »inneren Bühne« wiederholt – mit dem Unterschied, dass es nun um Leben und Tod ging.

(Fortsetzung folgt.)

In diesem Beispiel wird deutlich, dass Herr Hoffmann immer wieder seine schöne Kindheit betont, gleichzeitig aber auch ein impliziter Vorwurf im Raum steht: Die Eltern hatten ihn abgeschoben und damit bestraft. Die Unsicherheit, ob es denn noch einmal zu einem solchen Vorfall kommen könne, hat er durch besondere Anpassung und Leistungserwartung über lange Jahre zu vermeiden versucht.

Der Zusammenbruch dieses »Erfolgsmodells« hatte dann fatale Folgen, indem er nicht etwa das Modell überprüfte, sondern die Enttäuschung über sich in Selbstvorwürfen ausdrückte. Er trank in suizidaler Weise und plante sogar, sich zu erschießen.

Herr Hoffmann, der Manager (9. Teil)

Im weiteren Verlauf stabilisierte sich seine Abstinenzentscheidung. Ihm war überdies völlig klar, dass ein erneutes Trinken aufgrund seiner Leberschädigung lebensbedrohlich wäre. Er bemerkte im Verlauf des zweiten Therapieschrittes fast nebenbei, er habe inzwischen eine so stabile Einstellung dem Trinken gegenüber und dadurch so viel an Lebensqualität gewonnen, dass die ehemaligen elterlichen Erwartungen fast bedeutungslos geworden seien. Inzwischen prüfe er, welche gegenwärtigen Erwartungen er von wem und auf welche Weise berücksichtige und welche nicht. Mehr Rücksicht auf sich zu nehmen, achtsamer und in gewisser Weise demütiger zu sein sei eine neue und bereichernde Lebenserfahrung.

(Fortsetzung folgt.)

11.8 Die volle Dröhnung: Die Kombination mehrerer Blockierungen

In der therapeutischen Praxis ist mit Kombinationen unterschiedlicher Blockierungen zu rechnen. Eine Kombination dieser Blockaden entsteht z. B. dadurch, dass Klienten in Loyalitäten verstrickt sind. Dies führt dazu, an Erwartungen und Hoffnungen festzuhalten, obwohl sie sich als völlig aussichtslos erwiesen haben. Die Folge davon ist eine regressive Opferrolle, die Klienten von ihren Potenzialen dauerhaft abhält und zu massiven Selbstvorwürfen bis hin zu suizidalen Ideen führen kann.

In den bisher beschriebenen Fallverläufen kann man verschiedene Kombinationen gut nachvollziehen. Und zwar unabhängig davon, ob man sich eher auf Herrn Hans, Herrn Meier, Herrn Hoffmann oder Frau Müller konzentriert.

Es wird aber auch nachvollziehbar, auf welche Weise eine sichere emotionale Rahmung eine Basis dafür bilden kann, solche Muster therapeutisch stützend, begleitend und irritierend zugleich zu flexibilisieren.

Zum Ende der zweiten Therapiephase haben sich im therapeutischen Prozess Stabilisierungen im Hinblick auf das Trinken und die Auseinandersetzung mit der eigenen Gewordenheit ergeben. Dazu konzentrierten sich die therapeutischen Bemühungen bisher fast ausschließlich auf die individuellen Entwicklungen der Klienten.

Affekte wie Schuld, Trauer, Wut und Angst sind als Folge der jeweiligen Biografie nachvollziehbar geworden. Die Klienten realisieren, dass sie zwar nach wie vor die Möglichkeit haben, erneut abhängig zu trinken. Sie haben aber auch realisiert, dass der Lebenszusammenhang auf herkömmliche Weise nicht mehr erhalten werden kann.

Im folgenden Kapitel wird der Fokus einerseits auf die Förderung der weiteren individuellen Entwicklung der Klienten gelegt, bei denen die Kontakte zu Angehörigen aus unterschiedlichen Gründen nicht mehr existieren, dennoch aber eine Integration in soziale Systeme erfolgen muss.

Andererseits wird beschrieben, wie die Einbeziehung der Angehörigen in die Therapie gelingen kann und damit die Basis gelegt wird, über neue Formen des Zusammenlebens zu reflektieren. Immerhin muss man davon ausgehen, dass Klienten nach der zweiten Phase der Therapie nicht mehr dieselben sind, wie sie es vor der Therapie waren. Eine wechselseitige Fremdheit v. a. zwischen den Partnern, aber auch innerhalb der gesamten Familie ist daher der zu erwartende Fall. Die Risiken und Chancen dieser Entwicklung sind Gegenstand des folgenden Kapitels.

12 Die dritte Phase

In der dritten Phase der Therapie rücken die Dynamiken des sozialen Systems in den Mittelpunkt. Es geht verstärkt um die Fokussierung der Verflechtungen mit den Herkunfts- und den Gegenwartsfamilien sowie den sozialen Agenturen.

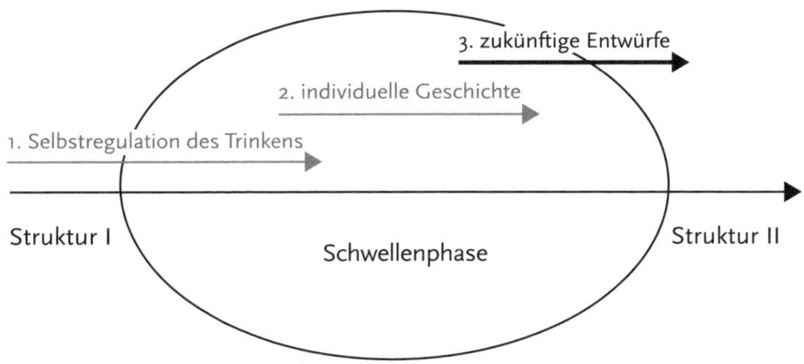

Abb. 12: Die dritte Phase

Dies kann zum einen durch Einbeziehen von Angehörigen oder Vertretern sozialer Agenturen in die Therapie geschehen und zum anderen – wenn eine Einbeziehung nicht möglich ist – durch Thematisieren sozialer Interaktionen.

Dabei werden zwei zeitliche Perspektiven miteinander verbunden: Einerseits werden die Interaktionsmuster thematisiert, die sich um das süchtige Trinken organisiert haben. Andererseits wird der Blick auf mögliche zukünftige Entwürfe gerichtet.

Können und wollen Angehörige an der Therapie teilnehmen, ist es in manchen Fällen durchaus sinnvoll, sie punktuell schon in der ersten oder zweiten Therapiephase einzubeziehen. Es sollte nicht der Eindruck entstehen, Therapeuten interessierten sich nicht für die Meinungen oder auch das Leid der Angehörigen. Auch stellen Angehörige einen nicht zu unterschätzenden motivationsfördernden Faktor für den Impuls zur und das Durchhalten der Therapie dar. Gelegentlich kann es auch ratsam sein, den Angehörigen eigene therapeutische Begleitungen zu empfehlen.

Dennoch gibt es gute Gründe, eine regelhafte Arbeit mit dem sozialen System erst in der dritten Phase der Therapie zu beginnen: Zum einen haben Versuche, Angehörige im Sinne einer familientherapeutischen Intervention zu Beginn der Therapie (während das Trinken noch unvermindert anhält) einzubeziehen, nicht selten den Effekt, dass die Trinker von ihren Angehörigen nicht »für voll« genommen werden. Eine ernsthafte Auseinandersetzung mit bedeutsamen Themen ist dann kaum möglich. Die wechselseitig exkommunizierende Entwertungsdynamik blüht dann auch im therapeutischen Kontext, was zu Therapieabbrüchen führen kann.

Zum anderen kann der Kontakt mit Partnern, Eltern oder Geschwistern destabilisierende bzw. retraumatisierende Effekte haben. V. a. dann, wenn sich in der bisherigen therapeutischen Arbeit eine familiäre Geschichte gezeigt hat, die von Gewalt und/oder sexuellen Übergriffen geprägt war. Je nach Art dieser Erfahrungen und je nach Möglichkeit der individuellen Verarbeitung kann eine zu frühe oder unbedachte Konfrontation mit den sogenannten Tätern Therapieabbrüche, suizidale Handlungen oder auch ein erneutes süchtiges Trinken zur Folge haben. Es stellt sich in diesen Fällen die prinzipielle Frage, ob eine Weiterentwicklung der Klienten eher mit oder eher ohne den partnerschaftlichen oder familiären Kontakt erfolgversprechend ist. Dies berührt dann auch die zukünftige Lebensplanung der Klienten.

Die Überlegung, wer zu welchem Zeitpunkt in die Therapie integriert wird, sollte sich immer am Therapieverlauf bzw. an den individuell unterschiedlichen Erfordernissen orientieren. So bietet die Unterscheidung der beiden Muster, wie sie in Kapitel 7 (»Zwei Musterbeschreibungen«) vorgenommen wurde, Hinweise: In dem Falle, dass Struktur I sich bereits aufgelöst hat, existieren in aller Regel kaum noch Kontakte zu Angehörigen, die in die Therapie einbezogen werden könnten. Hier kann es aber sinnvoll sein, relevante andere wie z. B. Vertreter von Hilfeorganisationen in den Gesprächen zu berücksichtigen. Manchmal reorganisiert sich aber auch das familiäre System während des therapeutischen Verlaufs, sodass Angehörige für das Gelingen der Therapie wieder wichtig werden können.

Im Falle einer noch vorhandenen, jedoch nicht mehr passenden Struktur I muss regelhaft an die Einbeziehung Angehöriger gedacht werden. Dies lässt sich in der Praxis nicht immer umsetzen. Manchmal möchten die Angehörigen den Kontakt zur Therapie vermeiden, weil sie das Trinken ausschließlich als Problem der Klienten sehen. Manchmal wollen es die Klienten nicht, weil sie sich unsicher sind, ob eine gemeinsame Arbeit überhaupt noch einen Effekt erzielen kann. In diesen Fällen sollte dennoch, besser: deswegen eine Einladung über und durch die Klienten angeregt werden. Wenn eine Kooperation trotzdem misslingt, können die anstehenden Themen natürlich auch ohne die Familienmitglieder erörtert werden. Es fehlen dann aber ihre Perspektiven und Einschätzungen.

Ob nun Angehörige oder Vertreter sozialer Agenturen zur Therapie erscheinen oder nicht – eines bleibt klar: Eine partielle, manchmal auch eine radikale Umorganisation des sozialen Systems ist innerhalb oder als Folge dieser Therapiephase zu erwarten.

Und diese Herausforderungen zur Umorganisation können auch in der dritten Therapiephase zu Verunsicherungen der Klienten führen, auf die sie gelegentlich mit süchtigen Trinkepisoden reagieren. Dieses Trinken liefert dann Hinweise auf Ängste vor den noch anstehenden Entwicklungsaufgaben oder auch auf eine gewisse Trauer darüber, dass das Leben nicht in der gewohnten Art weitergehen kann und u. U. auch Trennungen anstehen. Solche Trinkepisoden können insofern als Einladungen gedeutet werden, sich vorübergehend Themen aus der zweiten Therapiephase zu widmen. Dort wurden bereits unterschiedliche Blockaden mit den dazugehörenden Affekten und ihren biografischen Hintergründen thematisiert. Nun kann ein erneutes Trinken als ein Rückgriff auf diese alten Erlebensmuster gedeutet und so recht gut bearbeitet werden.

Die Umorganisation des bisherigen Lebenszusammenhangs wird v. a. durch drei übergreifende Fragestellungen angestoßen bzw. begünstigt, die im Folgenden näher ausgeführt werden. Sie sind meist miteinander verbunden, werden aber der gedanklichen Klarheit wegen getrennt dargestellt.

12.1 Bleiben oder Gehen?

Ein Ziel bei der Einbeziehung von Angehörigen besteht in der wechselseitigen Prüfung, ob eine Zukunft für das Paar bzw. die Familie denk- und lebbar sein wird oder nicht. Denn: Die bisherige Beziehung ist definitiv an ein Ende gekommen. Wenn sie eine Zukunft haben soll, dann nur mit einer neu zu reflektierenden Entscheidung für einen Neubeginn.

Dabei muss berücksichtigt werden, dass nun mindestens zwei Parteien in Kontakt kommen, von denen sich zumindest die eine Partei, die trinkende Person, verändert hat – und zwar sowohl im Hinblick auf das Trinken als auch im Hinblick auf die Beziehung zu sich selbst. Die ehemals süchtig Trinkenden haben inzwischen nicht nur ihr Trinkverhalten massiv verändert, sie sind auch gereift, da sie im Rahmen der Therapie einen anderen Blick auf ihr bisheriges und gegenwärtiges Leben geworfen haben.

Sie haben dabei eine andere Beziehung zu sich selbst aufgebaut, die wertschätzender ist und die eine Stabilisierung ihres Selbstbewusstseins nach sich zieht. Ihre kommunikativen Beiträge können nun nicht mehr mit einem Hinweis auf ihre suchtbedingte Unzurechnungsfähigkeit abgewertet werden. Dadurch ergeben sich notwendig Unterschiede zwischen den Partnern und Familienangehörigen, die als Grundlage für die Erörterung der Frage dienen, ob das soziale System bestehen bleiben kann und welche Bedingungen dafür notwendig sind, oder ob Trennungen unvermeidlich werden.

Sinnvoll ist es, zunächst auf die Suche nach Erhaltenswertem innerhalb der Paar- und Familienbeziehungen zu gehen. Folgende Fragen bieten sich an:

- Was funktioniert noch in Ihren Beziehungen?
- Was sollte so beibehalten werden und sich nicht ändern?
- Was sollte sich öfter wiederholen?
- Wer kann auf welche Weise dazu beitragen?

Kurz: Es geht um das Herausarbeiten von nicht mehr bemerkten, aber vorhandenen Ressourcen und guten und überzeugenden Gründen, die für das Fortbestehen der Familie und Partnerschaft sprechen.

Darüber hinaus geht es bei Partnerschaften darum, was die Gründe für das bisherige Zusammenbleiben waren und ob dies so bleiben sollte. Folgende Fragen bieten sich an:

- Warum haben Sie diesen speziellen Partner und nicht einen anderen gewählt?
- Was hat Sie bei Ihrem Partner zu Beginn der Beziehung angezogen?
- Wie lässt sich der Zauber der ersten Begegnung beschreiben?
- Gab und gibt es zusätzliche Aspekte im Laufe Ihrer Beziehung, die Sie zu schätzen gelernt haben?
- Gibt es Gründe, diesen Partner nicht mehr »herzugeben«?

Und dann geht es natürlich auch um die Suche nach dem und um die Verabschiedung des nicht mehr Passenden. Immerhin ist die dritte Therapiephase auch dadurch gekennzeichnet, die bisherige Beziehung zu überdenken und zu prüfen, ob es miteinander weitergehen kann oder getrennte Wege sinnvoller erscheinen. Folgende Fragen bieten sich an:

- Woran haben Sie erkannt, dass Ihre ursprünglichen Ziele aus dem Blick geraten sind?
- Wann haben Sie angefangen zu denken, dass Ihr bis dahin bestehender Lebenszusammenhang brüchig geworden ist?
- Sind Sie sich mit Ihrem Partner einig darüber, dass Ihre Beziehung, so wie sie war, zu Ende gegangen ist?
- Welche Elemente müssen sich verändern, damit es einen neuen Anfang geben kann?
- Ist Ihr Partner der Partner, mit dem Sie noch leben wollen?
- Zu welchen Entwicklungsschritten fühlen Sie sich herausgefordert, wenn Sie zusammenbleiben?
- Wird das dann die Ehe, die Sie führen möchten?

Unabdingbar ist es in dieser Phase, sich mit den im Laufe der Suchtentwicklung erlebten wechselseitigen Zumutungen, enttäuschten Hoffnungen, zermürbenden Streitereien, Kränkungen, Beschämungen und dem wechselvollen »Spiel« von massiven Konflikten und kurzfristigen Versöhnungen auseinanderzusetzen. Ob dieser Prozess dann zur lebbaren Transformation der Ehe und der Familie führt, ist zu Beginn und meist über längere Strecken des Prozesses eine offene Frage.

Herr Hans, der Handwerksmeister (12. Teil)

Herr Hans begann, zunehmend darüber nachzudenken, ob sein berufliches und privates Leben in der bisherigen Weise weitergehen sollte und auf welche Weise eine Änderung auch innerhalb der Ehe notwendig sein könnte.

Wegen des Trinkens hatte es in der Vergangenheit zwischen Herrn Hans und seiner Ehefrau immer wieder heftige Auseinandersetzungen gegeben, die mit fürsorglicher Hilfe im Falle exzessiven Alkoholkonsums abwechselten.

Frau Hans hatte im Laufe der Jahre immer wieder mit Trennung und Auszug gedroht und war auch einmal für eine Woche zurück in ihr Elternhaus gezogen. Sie war aber wieder zurückgekommen, nachdem Herr Hans die Beendigung des Trinkens versprochen hatte und weil sie außerdem besorgt war, dass ihr Ehemann suizidale Absichten entwickeln und/oder sich im betrunkenen Zustand mit dem Pkw oder seinem Motorrad zu Tode fahren könnte.

Die Änderung des Trinkverhaltens hatte zwar vorübergehend zu einer gewissen Beruhigung beigetragen – allerdings führten der Motorradunfall und die körperlichen sowie ökonomischen Folgen bei der Frau zu erhöhtem Misstrauen und existenziellen Sorgen. Die wechselseitigen Vorwürfe steigerten sich. Daran änderte auch die inzwischen stabile Abstinenz nichts.

Parallel zu den eskalierenden Streitereien gewann das Ehepaar im Zuge der Therapie zunehmend den Eindruck, dass die Ehe fast vollkommen um die Bedürfnisse der Herkunftsfamilie herum organisiert war. Herr Hans öffnete sich daraufhin dem seitens seiner Frau lange gehegten Kinderwunsch. Tatsächlich wurde die Frau im Laufe von sechs Monaten zweimal schwanger und hatte beide Male eine Fehlgeburt.

Dennoch oder gerade deshalb nahmen die Auseinandersetzungen innerhalb der Ehe deutlich zu. Die bisherigen ehelichen Interaktionsmuster passten aufgrund der anhaltenden Stabilisierung des Mannes und der gleichzeitig unveränderten Vorstellungen von der gegenwärtigen und zukünftigen ehelichen Beziehung der Frau immer weniger zusammen. Und zusätzlich zerschlugen sich neue Ziele auf traurige Art.

Die gesamte Ambivalenz zeigte sich im Fortgang der Therapie dann auch bei dem Thema »Kinderwunsch«. Während Frau Hans mit medizinischer Unterstützung und großem Druck auf den Mann nach wie vor daran festzuhalten versuchte, boykottierte Herr Hans diesen Prozess komplett.

Ungefähr zu dieser Zeit starb überraschend seine Mutter. Herr Hans spürte neben der Veränderung seines Trinkverhaltens auch seine persönliche Reifung in der Art, wie er den Tod seiner Mutter erlebte und mit diesem Verlust umgehen konnte. Er erzählte, er habe sich lange neben die tote Mutter gesetzt, sei ganz ruhig gewesen und gemerkt, dass er dem Verlauf des Schicksals zustimmen konnte und der Gedanke an einen möglichen Suizid keine Rolle mehr gespielt habe.

Obwohl nun durch den Wegfall der Pflegeorganisation erneut alte Ziele hätten aktualisiert werden können, driftete das Paar mehr und mehr auseinander.
(Fortsetzung folgt.)

Das langsame Sichauseinanderleben der Paare während der Zeit des süchtigen Trinkens kann auch von gewalttätigen Episoden begleitet sein, die im therapeutischen Verlauf erfragt und entsprechend berücksichtigt werden sollten.

Fallbeispiel
So trank eine 48-jährige Frau immer wieder so exzessiv, dass sie vom Ehemann mehrfach im Jahr zur Entgiftung gebracht werden musste. Da sie sich nicht freiwillig nach Beginn des erneuten Trinkens ins Krankenhaus bringen ließ, musste der 55-jährige Ehemann warten, bis die Frau ohne Kontrolle über ihre Ausscheidungen bewusstlos im Bett liegen blieb. Erst dann konnte er sie per Rettungswagen abtransportieren lassen. Nachdem die Frau während der Entgiftung wieder zu sich gekommen war, stellte sie regelmäßig Hämatome im Gesicht, am Oberkörper und an den Beinen fest. Der Ehemann erklärte, diese Verletzungen rührten von Treppenstürzen und von Stößen gegen Schränke im betrunkenen Zustand her.

Nachdem die Frau ihr Trinkverhalten auf niedrigem Niveau hatte stabilisieren können, wurde der Ehemann zur Therapie eingeladen. Hier konnte er nach langem Zögern zum ersten Mal erzählen, dass er seine Frau massiv schlug, wenn sie bewusstlos war. Die Frau war ob dieser »Beichte« schockiert und fand sich bestätigt zugleich: schockiert über das Verhalten ihres Mannes und bestätigt, weil sie diese Vermutung schon lange gehegt hatte.

Der Hauptfokus innerhalb dieser Therapie lag auf der Hilflosigkeit, die die Partner sich wechselseitig zumuteten: der Mann seiner Frau, weil er über Jahre den Beruf und seine Hobbys zum Zentrum seines Lebens gemacht und die partnerschaftlichen und familiären Beziehungen vernachlässigt hatte; die Frau ihrem Mann, indem sie durch das Trinken nicht nur biografische Themen »abarbeitete«, sondern den Ehemann in eine Situation manövrierte, in der er sich kümmern musste, sich aber gleichzeitig nicht kümmern konnte und zudem unsicher war, ob der Zustand seiner Frau nicht jederzeit in einen unkontrollierten und damit lebensbedrohlichen Status wechseln konnte.

In der Therapie mit den beiden war entscheidend, dass sie nach einer Phase gegenseitiger Vorwürfe in der Lage waren, im Verhalten des jeweils anderen neben der beklagenswerten Seite auch die Not zu sehen, die bis dato keine adäquate Ausdrucksform gefunden hatte.

Es stellt sicher eine der schwierigsten Herausforderungen für alle an einer Therapie Beteiligten dar, wie mit offenen oder auch verdeckten Vorwürfen an andere – so berechtigt sie auch immer sein mögen – alternativ umgegangen werden kann. Hier erhebt sich die Frage, ob es Partnern gelingt, trotz schlimmer gemeinsamer Erfahrungen die Neugierde am anderen und das Besinnen auf den Wert der Beziehung wiederzugewinnen. Dies gelingt natürlich nicht immer. Und es muss auch bedacht werden, dass nicht in allen Therapien die Partner ihre Bereitschaft zur Zusammenarbeit zeigen.

Herr Hoffmann, der Manager (10. Teil)

Die familiären Beziehungen waren in der Therapie mit Herrn Hoffmann immer wieder ein Thema. Allerdings schienen sich die früheren Auseinandersetzungen mit seiner Frau über sein damaliges massives Trinken vollständig gelegt zu haben. Es schien sogar, dass es seine Frau überhaupt nicht interessierte, ob es ihm gelang, abstinent zu sein. Er war sich aber nicht sicher, inwiefern dies ein Zeichen von Resignation oder eher von Desinteresse war. Welche Interpretation ihm lieber war, konnte er nicht beantworten. Das Thema wurde zwischen dem Paar einfach nicht angesprochen. Allerdings war er sicher, dass ein erneutes Trinken sofort zu Auseinandersetzungen führen würde.

Der Vorschlag zur Einbeziehung der Ehefrau wurde zunächst von ihm skeptisch bewertet und dann im Folgegespräch auch von seiner Frau abschlägig beschieden.

Dennoch wurde die Paardynamik mit ihm thematisiert. So schilderte er, die Paarbeziehung sei von Anfang an als Dreieck konzipiert gewesen. Anfangs seien seine Schwiegereltern für die Ehefrau und seine Eltern für ihn wichtig gewesen. Später hätten die Kinder im Mittelpunkt der Aufmerksamkeit der Frau gestanden. Parallel hatten der Beruf, später seine Hobbys und dann »natürlich« das Trinken für Dreiecksbeziehungen gesorgt. Eine Zweierbeziehung hätten sie nie gehabt. Sie könne sich erst jetzt konstellieren, da die beiden Söhne aus dem Haus seien, der Beruf keine Rolle mehr spiele, er nicht mehr trinke und die Schwiegereltern ebenfalls weniger wichtig seien. Über lange Strecken der Paarbeziehung habe er hin und wieder an Trennung gedacht, dann aber davon abgesehen, da er sich mit seinen Hobbys und dem Trinken habe ablenken können.

Es wurden ihm u. a. folgende Fragen gestellt: Konnten Sie der Partner sein, der Sie gerne gewesen wären? Konnten Sie der Partner sein, den Ihre Frau verdient hat? War Ihre Frau die Partnerin, die sie sein wollte? Konnte Ihre Frau die Partnerin sein, die Sie gebraucht hätten? Er reflektierte diese Fragen sehr intensiv und kam zu dem Ergebnis, dass beide Partner über lange Strecken sicher nicht die Partner sein konnten, die sie verdient gehabt hätten. Es sei geradezu eine Herausforderung, zu prüfen, ob sie das jetzt füreinander werden könnten, und er wolle es mit seiner Frau besprechen. Insgesamt glaube er aber, sie seien »quitt«. Sie hätten sich beide wechselseitig das Leben nicht gerade leicht gemacht, und sie müssten sich deshalb weder etwas verzeihen noch vergeben. Immerhin habe es auch immer wieder schöne Zeiten gegeben.

Im weiteren Verlauf erzählte er, er habe mit seiner Frau mehr geredet, mache sich vermehrt Gedanken, wie er ihr eine Freude machen könne, plane Urlaube und sei auch insgesamt ein »guter Ehemann« geworden. Seine Frau kommentiere das zwar nicht explizit, registriere aber wohlwollend seine Entwicklung. Er sei sich sicher, dass sie zusammenbleiben werden und nach vorne schauen wollen.

Ungefähr zu dieser Zeit erfuhren die Eheleute, dass der ältere Sohn Vater und sie damit Großeltern werden. Die Freude war riesengroß, und der Entschluss, noch möglichst lange leben zu wollen, um das Enkelkind aufwachsen zu sehen, wurde zu einer zusätzlichen Motivation zur Abstinenz.

(Fortsetzung folgt.)

In dieser Therapiephase haben sich Fragen als nützlich erwiesen, die sowohl im einzeltherapeutischen als auch im paartherapeutischen Setting gestellt werden können. Sie laden zur Förderung individueller und paarorientierter Auseinandersetzungen ein:

- Konnten Sie der Partner sein, der Sie gerne gewesen wären?
- Wenn ja:
  - Wie lange waren Sie das?
- Wenn nein:
  - Seit wann nicht mehr?
  - Wie erklären Sie sich diese Entwicklung?
  - Was hätten Sie – von heute aus betrachtet – anders machen sollen?
  - Wollten Sie oder konnten Sie damals nicht anders?
  - Wie erklären Sie sich das?
  - Welche Konsequenzen bieten sich aus dieser Erkenntnis an?
  - Können Sie sich Ihr damaliges Verhalten verzeihen/vergeben?
- Waren Sie der Partner, den sich Ihr Partner gewünscht hat?
- Waren Sie der Partner, den Ihr Partner gebraucht hat?
- Waren Sie der Partner, den Ihr Partner verdient hat?
- Wenn nein:
  - Wollten Sie oder konnten Sie damals nicht anders?
  - Wie erklären Sie sich das?
  - Glauben Sie, Ihr Partner kann es Ihnen verzeihen/vergeben?
  - Sehen Sie eine Chance, zukünftig der Partner zu werden, der Sie sein wollen?
  - Wer von Ihnen glaubt das mehr?

Paare können in diesen therapeutischen Phasen oft nicht mehr zureichend einschätzen, ob ihnen der Übergang zu einem Neuanfang gelingen kann oder letztlich eine Trennung unvermeidlich ist. Auch realisieren sie, dass für den Beginn der Partnerschaft die Entscheidung beider Partner gebraucht würde. Für das Ende hingegen reicht die Entscheidung eines Partners. Das macht die wechselseitige Abhängigkeit für ein Gelingen zukünftiger Pläne deutlich und weist gleichzeitig auf die wechselseitigen Risiken dieses Unterfangens hin.

Dieses Schweben zwischen Neuanfang und Ende, zwischen Hoffen und Bangen und der Gewissheit, ein Gelingen nicht einseitig herstellen zu können, erhöht den Stress für beide Beziehungspartner. Und dies kann Konsequenzen haben. Zum einen kann sich das ehemals süchtige Trinken i. S. eines Rückfalls wieder einstellen und so das ehemalige Interaktionsmuster reaktivieren. Zum anderen kann es zur Aufnahme von Außenbeziehungen kommen. In beiden Fällen wird ein »dritter Faktor« in die Interaktion eingeführt. Beides kann das Ende der Beziehung bedeuten oder neue Auseinandersetzungen und neue Optionen eröffnen. Immerhin liefern solche Vorkommnisse neben unvermeidlichen Kränkungen auch Hinweise auf Sehnsüchtiges und nicht Gelebtes, die prinzipiell auch für Neuanfänge genutzt werden können.

Fallbeispiel

Bei einem Ehepaar, Eltern von zwei Kindern, trank der 44-jährige Ehemann seit Jahren in mehrwöchigen Abständen massiv und tauchte in diesen Trinkphasen tagelang nicht zu Hause auf. Die 43-jährige Ehefrau war in diesen Zeiten extrem beunruhigt, weil sie mit dem Schlimmsten rechnete. Immerhin war er mit dem Auto unterwegs und wurde schon öfter völlig betrunken irgendwo aufgelesen. Nach solchen Phasen half sie ihrem Ehemann, sich selbst zu entgiften, versorgte ihn dann mit Medikamenten, ausreichend Tee und kleinen Speisen.

Die Ehe war auch aus anderen Gründen nicht gerade einfach: Der Mann hatte immer wieder außereheliche Beziehungen und ging somit nicht nur mit dem Alkohol, sondern auch mit Frauen fremd. Die Ehefrau schien dies über die Jahre hin zu dulden.

Der Mann erreichte im Rahmen der ambulanten Therapie, in die die Ehefrau anfangs in größeren Abständen punktuell und später regelmäßig einbezogen war, eine stabile Abstinenz. Ein wichtiger Punkt in der Therapie hatte darin bestanden, das Muster zu reflektieren, bei dem die Ehefrau die fürsorgliche und verantwortliche Seite für das Wohlergehen des Mannes übernommen und er sich hatte versorgen lassen. Eine Art Mutter-Kind-Beziehung hatte die Paarbeziehung gekennzeichnet.

Die Abstinenz des Ehemannes und die vermehrte Verantwortungsübernahme für sich selbst waren für die Ehefrau anfangs schwer zu ertragen. Sie war sich unsicher, ob er »es« denn richtig mache oder sich überschätze.

Die Frage, ob sie die Entwicklung zur Unabhängigkeit des Ehemannes eher mit Versorgung unterstützen könne oder eher mit dem Mut zum Risiko, erbrachte die Einsicht, sie müsse ihn wohl oder übel gewähren lassen. Der Ehemann hingegen erlebte diese Antwort als befreiend und ängstigend zugleich. Er war sich teilweise selber unsicher, ob er ausreichend gut für sich sorgen könne.

Parallel zu diesem neuen Differenzierungsprozess entdeckten beide auch ein neues Hobby: Laufen. Sie trainierten täglich gemeinsam, schlossen sich einem Laufverein an und fühlten sich wieder gut miteinander. Nach einiger Zeit stellten sich beim Ehemann Achillessehnenprobleme ein, die längere Laufpausen notwendig machten. Die Ehefrau trainierte weiter, wurde leistungsfähiger als ihr Mann, der immer wieder verletzungsbedingt pausieren musste.

Faszinierend war, wie sich die äußere Erscheinung der beiden veränderte: Er wurde schlanker und erlebte sich trotz der Trainingspausen als fit. Sie wurde attraktiver, legte sich eine neue Frisur zu, kleidete sich farbenfroher. Alles schien »okay«.

Irgendwann wurde deutlich, dass die Frau mit einem Laufkollegen eine außereheliche Beziehung eingegangen war, und für beide war plötzlich unklar, ob die Ehe diese Krise überstehen könnte. Die Rollen hatten sich umgekehrt. Während der Mann früher mit außerehelichen Beziehungen und dem Alkohol für Beziehungsdreiecke gesorgt hatte, war dies nun von der Frau übernommen worden. Der Ehemann begann noch einmal, für einige Tage zu trinken, und stellte das danach wieder ein, weil es letztlich auch keinen positiven Effekt brachte. Im Gegenteil: Früher hatte sich die Frau über ihre versorgend-fürsorgliche Seite an den Mann gebunden gefühlt und ihn nach Alkoholexzessen versorgt. Nun aber fand eine neue Begegnung zwischen zwei Menschen statt, die im Laufe der Therapie andere geworden waren. Ihm war klar, dass er seine Frau auf diese Art nicht mehr binden konnte. Im Gegenteil. Ihr war klar, dass sie mit dem trinkenden Mann nicht mehr zusammenbleiben wollte und sich auch ein Leben ohne ihn vorstellen konnte.

Nach intensiver gemeinsamer Arbeit beendete sie die außereheliche Beziehung, und beide entschlossen sich, die Ehe weiterzuführen. Auf andere Art.

Nun findet die Frage nach Trennen oder Bleiben nicht nur in der Auseinandersetzung mit lebenden Partnern statt. Auch bei inzwischen verstorbenen Partnern kann dies eine bedeutsame Frage darstellen. Dann nämlich, wenn die Treue zum verstorbenen Partner neue Entwicklungen bremst und dies einen Beitrag zur Stagnation und damit zum süchtigen Trinken liefert. Hier bieten szenische Verfahren gute Möglichkeiten, sich dieser Thematik zu nähern.

Frau Müller, die Angestellte (10. Teil)

Mit Frau Müller wurde der Tod ihres Mannes immer wieder thematisiert, da sie sich v. a. bei der Rückkehr von der Arbeit in das gemeinsame Haus und dann abends traurig und alleine fühlte. Auch tauchten noch immer Flash-backs der Situation auf, in der sie den toten Ehemann morgens in seinem Bett fand.

Das Trinken hatte in der Vergangenheit eine Art Trost dargestellt und nun wollte sie sich ihm nicht weiterhin hingeben, was ihr seit geraumer Zeit besser gelang. Sie sprach über die Dinge, die sie ihrem Mann noch gerne gesagt hätte. Themen, über die eine Auseinandersetzung nicht bzw. nicht mehr hatte erfolgen können. Und sie redete darüber, was sie gerne noch von ihrem Mann gehört und was sie sich von ihm gewünscht hätte. In diesem Prozess kam sie zu dem Ergebnis, beide Partner würden, wenn sie die Partnerschaft noch einmal wiederholen könnten, mehr Verständnis füreinander aufbringen.

Frau Müller nahm in dieser Zeit an mehreren Sitzungen im Rahmen einer Patientengruppe teil. Dort wurde ausschließlich mit szenischen Aufstellungen gearbeitet. Zwischen den Aufstellungen erfolgten weitere Therapiegespräche, in denen u. a. immer auch die Erfahrungen beim Zuschauen reflektiert wurden.

Anfangs hatte sie als Beobachterin dabeigesessen. Später wurde sie als Stellvertreterin in Aufstellungen anderer Klienten gewählt. Interessanterweise stand sie mehrfach in Aufstellungen, in denen sich Elternteile, Geschwister oder auch Kinder der Aufstellenden suizidiert hatten. Bei einer Aufstellung wurde sie sogar als Vertreterin der Ehefrau eines Mannes aufgestellt, der sich suizidiert hatte. In dieser fremden Aufstellung ging es v. a. um das erneute Erleben der Nähe zwischen den Ehepartnern, um die Zustimmung zu dem, was passiert war, und um das Verabschieden des Toten. Frau Müller reagierte in ihrer Rolle sehr bewegt und traurig und schien auf diese Weise an ihrem Thema zu arbeiten.

Nach dieser letzten Aufstellungserfahrung erfolgte ein weiteres Einzelgespräch, in dem sie sich als deutlich stabilisierter beschrieb. Die Flash-backs betreffend ihren toten Mann seien vollständig verschwunden.

Sie habe die früheren Aufstellungen schon als heftig erlebt. Die letzte Aufstellung habe aber ihr eigenes Thema derart genau repräsentiert und all die Gefühle wachgerufen, die sie mit ihrem Mann verbunden hatte: Gefühle von tiefer Liebe, Wut, Verzweiflung, Trauer und, zum Schluss, einer Art Ruhe, fast Frieden.

Frau Müllers Stabilisierungsprozess entwickelte sich positiv weiter. Ob er nun mit dem Aufstellungsgeschehen alleine zu erklären ist, sei offengelassen. Sie hatte in der ganzen Zeit niemals selber aufgestellt und nahm in der Folge nicht mehr an diesen Veranstaltungen teil. Sie war überzeugt, dass sie nicht noch mehr profitieren konnte.

Einige Wochen später begann sie, im Internet zu surfen, und lernte dort einen etwa gleichaltrigen Mann kennen. Anfangs hatten Sie nur Mail-Kontakte miteinander. Nach weiteren Wochen trafen sie sich zum ersten Mal. All dies verheimlichte sie vorerst vor ihren Kindern.

(Fortsetzung folgt.)

Kommt es während der Therapie zu konflikthaften Auseinandersetzungen, zu Umstrukturierungen bis hin zu vollzogenen Trennungen, sind dies – so ungewöhnlich es erscheinen mag – oft äußere Zeichen eines positiven therapeutischen Verlaufs. Ihm gehen meist individuelle Reifungsprozesse bei den Partnern voraus, die sich als ein Loslassen abgelebter Hoffnungen sowie traumatisch wirkender Erfahrungen beschreiben lassen und neue Zukunftsoptionen eröffnen helfen.

12.2 Misstrauen oder Vertrauen?

Eines der Hauptthemen in der dritten Therapiephase betrifft das Vertrauen und Misstrauen. Das ist auch nicht weiter verwunderlich. Immerhin können Familienmitglieder über große Zeitspannen hinweg auf immer wiederkehrende und nicht eingehaltene Veränderungsversprechungen der Trinker hinweisen. Warum sollte es also »dieses Mal« funktionieren? Umgekehrt können die Trinkenden auf Androhungen von Konsequenzen wie Trennungen verweisen, ohne dass sie je realisiert wurden. Warum sollte es »jetzt« anders sein?

Dabei lassen sich zwei Interaktionsmuster unterscheiden: Beim ersten Muster sind den Angehörigen die früheren Enttäuschungen sehr präsent, sie sind misstrauisch und verlangen Sicherheitsgarantien für eine zuverlässige Veränderung. Die Trinkenden fühlen sich hingegen ob des Misstrauens schlecht behandelt und erwarten für ihre Bemühungen zur Veränderung einen zuverlässigen Vertrauensvorschuss.

Beim zweiten Muster dissoziieren die Angehörigen die jahrelangen Enttäuschungen, sind immer wieder bereit, sich für einen Neuanfang zu engagieren und voller Hoffnung, dass dieses Mal eine Veränderung gelingen wird. Die Trinker registrieren die Hoffnung der Angehörigen, versprechen eine Änderung, dissoziieren aber die Wucht der süchtigen Dynamik und meiden die konsequente Auseinandersetzung damit.

Während man es beim ersten Muster mit einem maximalisierten Misstrauen zu tun hat, steht beim zweiten Muster die maximalisierte Hoffnung im Vordergrund. Beide Muster, so unterschiedlich sie auch erscheinen mögen, führen zu gleichen Effekten. Bei beiden Mustern werden alternative Entwürfe eliminiert: Das maximalisierte Misstrauen schließt jegliche Hoffnung, die maximalisierte Hoffnung schließt jegliche Enttäuschung aus.

Darüber hinaus zielen sowohl beim ersten als auch beim zweiten Muster beide Partner darauf ab, durch den jeweils anderen Partner Sicherheit in einer prinzipiell unberechenbaren und unsicheren Situation zu bekommen. Beide machen damit das eigene Wohlergehen vom Verhalten des jeweils anderen abhängig. Das Risiko einer erneuten wechselseitigen Enttäuschung steigt.

Aufgrund dieser unvermeidlichen wechselseitigen Uneinschätzbarkeit kann man immer wieder in der therapeutischen Arbeit untaugliche Versuche der Klienten beobachten, Misstrauen gegen vermeintliche Sicherheit einzutauschen.

Fallbeispiel

Bei einer 34-jährigen Frau entwickelte sich ein abhängiger Alkoholkonsum nach der Geburt des ersten Kindes mit der sich daran anschließenden Berufsaufgabe und zunehmender Isolation in einem dörflichen Umfeld. Parallel zum exzessiven Trinken der Frau

> baute der 36-jährige Ehemann sehr ausgeklügelte und heimliche Kontrollmechanismen auf, die nach seinen Aussagen zunächst erfolgreich zu sein schienen, dann jedoch lediglich noch kreativere Versteckspiele der Ehefrau nach sich zogen.
>
> Da der Ehemann berufstätig war und das Kontrollieren aus seiner Sicht die einzige Beeinflussungsmöglichkeit zu sein schien, wurde seine mit im Haus wohnende verwitwete Mutter als »Hilfssheriff« in die Kontrollen einbezogen. Die ohnehin bereits emotional enge Beziehung zwischen Sohn und Mutter intensivierte sich und bildete eine enge Koalition gegen die Ehefrau, die sich zunehmend ausgeschlossen fühlte. Die symmetrischen Eskalationen nahmen ein Ausmaß an, das es der Ehefrau nicht mehr möglich machten das Trinkverhalten zu verändern, ohne sich als Verliererin im häuslichen Machtkampf zu fühlen.
>
> Eine aufgrund des exzessiven Trinkens dringend angezeigte Krankenhausbehandlung mit einer körperlichen Entgiftung führte zu einer Überweisung zur ambulanten Behandlung. Anfangs verliefen die Therapiegespräche unauffällig. Die Klientin lebte abstinent, das innerfamiliäre Vertrauen wurde wieder aufgebaut, zumal das Thema Verstecken und Kontrollieren und die damit zusammenhängenden Koalitionen nun nicht mehr wesentlicher Bestandteil der gemeinsamen Gespräche waren. Nach etwa sechs bis acht Monaten stabiler Abstinenz der Frau kam der Mann auf die Idee, stichprobenartig zu testen, ob die behauptete Abstinenz der Ehefrau denn »wirklich« bestand. Die Ehefrau bemerkte die Kontrollgänge des Ehemannes, reagierte derart enttäuscht, dass sie unmittelbar danach das Haus verließ, sich eine Flasche Schnaps kaufte und anschließend mit einem Alkohol-Medikamenten-Gemisch einen ernsten Suizidversuch unternahm.

Die therapeutische Aufgabe besteht in einer gemeinsamen Reflexion der Paradoxien, die sich aus Sicherheitsbedürfnissen, Hoffnungen und Misstrauen ergeben. Das Ziel ist dabei durchaus die Begünstigung eines tragfähigen Vertrauensverhältnisses. Allerdings lässt es sich nicht einseitig herstellen. Man kann sich an folgender Vorstellung orientieren: Eine Vertrauensbereitschaft fußt gerade nicht auf einer Steigerung von Sicherheit bei Reduzierung von Unsicherheit. Vertrauen entsteht vielmehr in einem Prozess, bei dem eine Steigerung tragbarer Unsicherheit auf Kosten der Sicherheit akzeptiert und reflektiert wird (Luhmann 2000). Vertrauen ist daher nicht mit Hoffnung zu verwechseln. Vertrauen reflektiert die positiven und negativen Entwicklungsmöglichkeiten einer Beziehung.

Zugespitzt formuliert, begegnen sich zwei Partner, bei denen der nichttrinkende Teil nicht vertrauen und der Partner, der früher süchtig trank, nichts garantieren kann. Die Angehörigen sind daher herausgefordert, das eigene Misstrauen zu reflektieren und zu überlegen, ob sie sich angesichts einer nicht garantierbaren Entwicklung für die Beziehung engagieren wollen oder nicht. Für die trinkenden Partner bedeutet es, die nicht garantierbare dauerhafte Trinkveränderung zu reflektieren und zu überlegen, ob sie sich angesichts des Misstrauens der Partner für die Beziehung engagieren wollen oder nicht. Beide Reflexionen beziehen somit die positiven und negativen Entwicklungsmöglichkeiten ein.

Das Risiko für ein Misslingen ist jedoch von jedem Partner individuell zu tragen, und es hilft wenig, ein etwaiges Scheitern dem jeweils anderen zur Last zu legen. Im Gegenteil: Die Schuldzuweisung verhindert geradezu die individuelle Reifung und die anstehenden Differenzierungsprozesse des Paares.

D. h., beide Partner haben die Aufgabe, vor dem Hintergrund einer nicht vorhersagbaren Entwicklung eine Entscheidung für oder gegen die Beziehung zu treffen. Und jede dieser Entscheidungen kann sich im Nachhinein als falsch oder auch als richtig erweisen. Diese Unkalkulierbarkeit ist unvermeidlich.

Allerdings reflektieren nicht alle Paare das Thema des Vertrauens auf diese Weise, v. a. dann nicht, wenn parallel zur Therapie durch andere Helfer interveniert wird.

Fallbeispiel

Ein Ehepaar, 46 und 43 Jahre alt, Eltern von drei Kindern, nahm Kontakt auf, weil die Ehefrau das Trinkverhalten des Ehemannes als nicht mehr tolerabel ansah. Es zeigte sich, dass der Ehemann gelegentlich betrunken von seiner Nachtschicht nach Hause kam, wenn einer der Kollegen Geburtstag gefeiert und eine Kiste Bier ausgegeben hatte. Sonntags war er morgens als aktives Vereinsmitglied eines Musikvereins unterwegs und kam öfter angetrunken von der Probe, sodass die Sonntage zunächst durch einen Ernüchterungsschlaf und anschließend durch konflikthafte Gespräche »verdorben« waren. Die Ehefrau sorgte sich um den familiären

Frieden und die familiäre Harmonie und fürchtete darüber hinaus, das Trinken könnte sich körperlich und beruflich bei ihrem Mann auswirken.

Der Ehemann zeigte Verständnis für die Sorgen seiner Frau, bewertete sein Trinken jedoch als unproblematisch, zumal er nur in Ausnahmefällen betrunken von der Arbeit kam, am Sonntag die Musikprobe als seine persönliche Entspannungs- und Hobbyzeit ansah und nicht mehr trank »als andere auch«. Außerdem »bewies« er sich und seiner Frau durch fast völlige Abstinenz während der sechswöchigen Fastenzeit seine Souveränität gegenüber dem Alkohol.

Mit beiden wurden mehrere Gespräche vereinbart. Dabei wurde zunächst der Schwerpunkt auf tolerable und ausbaufähige Formen des Umgangs mit dem Alkohol gelegt, damit eine gemeinsame Lösung anvisiert werden konnte.

Zwischen zwei Sitzungen besuchte die Frau wegen einer Bronchitis ihren Hausarzt und deutete in einem Nebengespräch ihre Sorgen bezüglich des Trinkens an. Daraufhin »diagnostizierte« der Hausarzt eine Alkoholabhängigkeit. Bestätigt wurde die Diagnose v. a. durch die von der Ehefrau erwähnte sechswöchige Trinkpause, da solche Abstinenzzeiten ein typisches Verhalten von Alkoholikern seien. Er empfahl zunächst eine stationäre Entgiftung mit einer sich anschließenden mehrmonatigen stationären Entwöhnungstherapie. Das Therapieziel sei eine völlige Abstinenz. Sollte der Ehemann auf die Forderungen der Ehefrau nicht eingehen, zeige dies seine Verleugnungstendenz und damit seine Abhängigkeit. Im Falle einer Verweigerung komme nur noch die Trennung aus Schutzgründen für die Frau infrage.

In der nächsten Paarsitzung, die etwa zwei Wochen nach der ärztlichen Konsultation stattfand, konfrontierte die Frau ihren Mann erstmals mit ihren Forderungen und drohte mit Trennung. Der Ehemann zeigte sich ob der Beschleunigung irritiert, lehnte eine stationäre Behandlung rigoros ab, stimmte aber der Abstinenzforderung der Ehefrau zu und ließ drei Tage später über die verzweifelt wirkende Ehefrau telefonisch mitteilen, dass er an einer Fortführung der ambulanten Gespräche nicht mehr interessiert sei. Im selben Gespräch nahm er Abstand von seiner Einwilligung zur völligen Abstinenz.

Aus therapeutischer Sicht ist die Hoffnung auf Veränderung trotz jahrelanger gegenteiliger Erfahrung immer wieder erstaunlich und erklärungsbedürftig. Bei genauerem Hinsehen lassen sich aber biografische Hinweise dafür finden, aus welchen Gründen manche Partner seit Jahren Entwicklungen aushalten, die sie immer wieder an den Rand ihrer Möglichkeiten bringen.

Herr Hans, der Handwerksmeister (13. Teil)
Nach dem Tod der Mutter und Schwiegermutter entwickelten sich die Partner in unterschiedliche Richtungen: Während Herr Hans wegen seines Führerscheinentzugs den Betrieb einstellte, engagierte sich die Ehefrau in ihrem Beruf und bekam eine leitende Position. Gegensätzlicher konnten die Entwicklungen kaum sein, was zunehmende Streitereien über die finanzielle Situation des Paares nach sich zog.

Zufällig oder auch nicht wurde bei Herrn Hans in dieser Phase der Therapie eine Bandscheibenproblematik festgestellt, für deren Behandlung der Kontakt zu einem Rehabilitations- und Fitness-Center notwendig wurde. Er trainierte eifrig, nahm ca. 10 kg ab, wirkte nach einiger Zeit deutlich jünger und attraktiver und verliebte sich in eine andere Frau.

Eine sich daraus entwickelnde nächtliche Abwesenheit »erklärte« er seiner Frau zunächst mit einem »tierischen« Rückfall, der gar nicht stattgefunden hatte. Interessanterweise ließ sich Frau Hans durch diese »Erklärung« beruhigen. Dennoch war die Affäre nach einiger Zeit nicht mehr zu verbergen.

In einem der paartherapeutischen Gespräche, in dem es darum ging, ob die Beziehung des Ehepaares angesichts der außerehelichen Beziehung noch eine gemeinsame Zukunft haben könnte, wurde auch die Frage aufgeworfen, wieso sich die Frau durch den Hinweis auf ein rückfälliges süchtiges Trinken habe beruhigen können.

Sie sagte daraufhin, es sei für sie eine beruhigendere Erklärung gewesen als die Tatsache, dass es eine andere Frau geben könnte. Daraufhin wurde auch die Frage gestellt, wie sie sich erklärt, dass sie über Jahre bereit war, auf die gemeinsamen Ziele vom Anfang ihrer Ehe zu verzichten, die Trinkeskapaden des Mannes zu dulden und erst relativ spät mit Trennung und

Auszug zu drohen, ohne diese Konsequenz jedoch zu ziehen. Sie erzählte daraufhin, dass sie Einzelkind eines Elternpaares war, bei dem die Mutter als alkoholabhängig galt; sie habe als Kind schon früh Verantwortung für die Mutter übernommen und zugleich eine gewisse klaglose Unterordnung gelernt. Eine Einstellung, die ihr damals einerseits die Illusion gab, Einfluss auf das Trinken der Mutter zu haben, und gleichzeitig die Hoffnung nährte, irgendwann doch noch gesehen zu werden. Die Mutter trinke noch immer, und dies sei auch ein Grund, weswegen sie es nach einer vorübergehenden Trennung von ihrem Mann sehr schnell wieder zu ihm zurückgezogen habe. Sie kenne derzeit keine Alternative und habe die duldsame Einstellung und das Hoffen auf bessere Zeiten wohl bis ins heutige Erwachsenenleben konserviert.

So nachvollziehbar nun die Interaktionen des Paares auch waren, im Verlauf eines weiteren Gesprächs zeigte sich das gesamte Ausmaß der Ambivalenz angesichts einer chancenreichen und zugleich bedrohlichen Entwicklung. Frau Hans sagte zunächst: »Mein Mann ist im Grunde ein guter Mensch. Er hat nie Geld verspielt, und er hat mich auch nie geschlagen.« Im weiteren Verlauf der Sitzung meinte sie: »Er ist krank. Wenn ich nicht bei ihm bleibe, landet er irgendwann in der Gosse.« Und als die außereheliche Beziehung zur Sprache kam, sagte Herr Hans zu seiner Frau: »Dir wäre es lieber gewesen, wenn ich tatsächlich wieder getrunken hätte und alles beim Alten geblieben wäre, statt mich zu verändern und diese Frau kennenzulernen.« Woraufhin sie antwortete: »Ja, das stimmt.« Im weiteren Verlauf der Therapie wurden die Unterschiede zwischen den Lebensentwürfen beider Partner so deutlich, dass das Paar kaum eine Chance sah, sich einer neuen Zukunft gemeinsam zu stellen. Die beiden trennten sich schließlich.

(Fortsetzung folgt.)

Das Thema »Vertrauen und Misstrauen« spielt auch in der Arbeit mit Angehörigen eine Rolle, wenn sich die trinkenden Partner entweder gar nicht einbeziehen lassen oder sie die Therapie abbrechen, die nichttrinkenden Partner aber an einer weiteren Zusammenarbeit interessiert sind. Im einen wie im anderen Fall können die Einstellungen therapeutisch relevante Hinweise liefern.

Fallbeispiel

Eine 38-jährige verheiratete Frau mit drei Kindern erzählte, dass ihr Mann seit Jahren massiv trinke, bereits mehrere Alkoholentziehungen und drei Entwöhnungstherapien absolviert habe. Nach mehr oder weniger langen abstinenten Phasen begann er erneut mit dem Trinken, anfangs heimlich und im Laufe der Zeit offen. Bis heute hoffe sie, dass der nächste Behandlungsversuch den Durchbruch bringe, und sei jeweils zutiefst enttäuscht, wenn sie wieder eine »Fahne« rieche. Dann durchsuche sie das Haus, werfe Flaschen weg, ohne damit irgendeine Veränderung zu erzielen.

Sie hat bereits Gewaltanwendungen durch ihren Mann erlebt und oft Angst um sich und die Kinder gehabt. Schuldgefühle wegen der Kinder plagen sie schon seit Jahren. An eine Trennung habe sie schon öfter gedacht und sie auch mehrmals angedroht, dann jedoch davon Abstand genommen, weil der Ehemann nach den Behandlungen für eine gewisse Zeit wieder »der Alte« sei und sie dann die Zeit mit ihm genieße. Er sei immer ihr »Traummann« gewesen. Inzwischen glaube er nicht mehr daran, dass sie einen Trennungsschritt machen werde.

In den guten Phasen merke sie auch, dass die Kinder, v. a. die beiden jüngeren Söhne, den Vater lieben. Eine Trennung komme daher kaum infrage, zumal sie nicht einschätzen könne, ob der Ehemann eine Trennung überlebe. Er habe schon einmal einen Suizidversuch mit einem Gemisch aus Alkohol und Medikamenten verübt. Gelegentlich habe sie sogar den Eindruck, er könnte im Falle einer Trennung auch für sie und die Kinder gefährlich werden.

V. a. die älteste Tochter hat inzwischen die Hoffnung auf eine dauerhafte Veränderung des Vaters aufgegeben und fragt immer öfter, warum sie, die Mutter, sich nicht von ihm trennt.

Bisher habe sie außerhalb der Familie nur mit einer Freundin darüber gesprochen. Diese rate ihr schon lange zur Trennung. Inzwischen schäme sie sich vor der Freundin und befürchte, diese könne die Beziehung wegen ihrer Unentschiedenheit beenden.

An diesem Punkt wurden folgende Fragen für sie relevant: Wieso habe ich das so lange mitgemacht? Woher kenne ich das? Wo habe ich das Nichtbemerken gelernt? Sie berichtete, dass sie aus einer Familie stammt, in der der Vater schon vor ihrer Geburt getrunken hat und letztlich an einer Leberzirrhose starb. Beim Tod des Vaters war die Klientin 20 Jahre alt. Sie habe als älteres von zwei Kindern schon früh die Aufgabe verspürt, ihrer Mutter beizustehen, die Eskapaden und Unberechenbarkeiten des Ehemannes auszuhalten. Sie sei die beste Freundin ihrer Mutter gewesen. Dies habe zu einer Art doppelten Loyalität geführt: Sie sei immer auf der Seite der Mutter gewesen und habe ihre Enttäuschungen und auch ihre Wut auf den Vater sehr gut verstehen können. Gleichzeitig habe ihr der Vater leidgetan, weil er sich mit dem Trinken in gefährliche Zustände getrunken habe, niemals aggressiv gewesen und dennoch unerreichbar geblieben sei.

Die Mutter trennte sich vom Vater, als die Klientin 16 Jahre alt war. Danach habe sie, die Klientin, sich auch um den Vater gekümmert, ihn oft besucht, erfolglos an eine Veränderung appelliert und ihn bis zu seinem Tod begleitet.

Im weiteren therapeutischen Verlauf konnten die Musterähnlichkeiten zwischen ihrer frühen parentifizierten Rolle in ihrer Herkunftsfamilie und ihrem jetzigen Verhalten in der Gegenwartsfamilie gesehen werden. Außerdem gab die Tatsache, dass sie zum ersten Mal therapeutischen Kontakt aufnahm, erste Hinweise auf einen Teil in ihr, der bereit war, an sich zu denken und in der vermeintlichen Loyalität und Sorge um ihren Mann auch ihre Angst vor dem Alleinsein zu spüren.

Folgende Fragen schienen sie in besonderer Weise anzuregen, über sich und ihre familiäre Situation nachzudenken: Wie hoch ist Ihr Vertrauen in die Veränderungen Ihres trinkenden Partners auf einer Skala von 0 bis 10? Wie schätzt Ihr trinkender Partner ein, wie viel Vertrauen seine Veränderungen »verdient« haben? Halten Sie eher mehr Vertrauen oder eher mehr Misstrauen für wünschenswert? Sehen Sie Ihr Misstrauen eher als eine Form des eigenen Schutzes, eher als eine die Beziehung stützende oder eher als eine realistische Einschätzung an?

In der Folge suchte sie das Gespräch mit ihrem Ehemann und ließ ihn von ihren Wünschen und Sehnsüchten bezüglich ihres bisherigen und zukünftigen gemeinsamen und individuellen Lebens wissen. Sie erreichte ihn aber nicht mehr. Er zog sich eher mehr von ihr zurück und lehnte die Einbeziehung in eine gemeinsame therapeutische Arbeit ab. Nach etwa zwei Jahren fühlte sie sich autonom und mutig genug, um sich von ihrem Mann zu trennen. Seither lebt sie mit den Kindern in einem andern Ort.

Für die Arbeit mit Paaren lassen sich Fragen formulieren, die das Thema »Vertrauen und Misstrauen« in besonderer Weise fokussieren. Darin spiegelt sich die Idee, dass Themen des Vertrauens und Misstrauens immer auch Reifungschancen individueller, partnerschaftlicher und familiärer Art beinhalten.

Fragen an den nichttrinkenden Partner:

- Wie hoch ist Ihr Vertrauen in die Veränderungen Ihres trinkenden Partners im Verhältnis zum Anfang der Therapie auf einer Skala von 0 bis 10?
- Jetzt, wo Sie wissen, dass Ihr Partner keine Sicherheit für die zukünftige Entwicklung des Trinkverhaltens garantieren kann, ist er dann noch der Partner, den Sie haben möchten?
- Wenn Sie dennoch die Partnerschaft aufrechterhalten, sind Sie dann der Partner, der Sie sein wollen?
- Leben Sie dann die Partnerschaft, die Sie leben wollten?
- Wie schätzt Ihr trinkender Partner ein, wie viel Vertrauen sein Verhalten verdient hätte?
- Halten Sie eher mehr Hoffnung oder eher mehr Misstrauen für wünschenswert?
- Warum denken Sie so?
- Sehen Sie Ihr Vertrauen eher als eine Art Blauäugigkeit oder eher als eine passende Einschätzung an?
- Wie schätzt das Ihr Partner ein?
- Sehen Sie Ihr Misstrauen eher als eine Form des eigenen Schutzes, eher als eine die Beziehung stützende oder eher als eine realistische Einschätzung an?
- Fall eine Art »blinder« Hoffnung existieren sollte: Wo und unter welchen Bedingungen haben Sie diese Art von Hoffnung gelernt?
- Was befürchten Sie, wenn Ihre Hoffnungen nicht erfüllt werden?
- Wie erklären Sie sich, dass Sie eine unsichere Situation schon so lange aushalten?
- Woher kennen Sie das?
- Wie geht Ihr trinkender Partner mit Ihren Einstellungen und Einschätzungen um?

An den Partner, der früher süchtig getrunken hatte:

- Was ist für die zukünftige eheliche Entwicklung förderlicher: eher eine vertrauensvoll-zumutende oder eher eine hoffnungsvoll-schonende Haltung?
- Warum und wie kommen Sie auf diese Idee?
- Was tun Sie, wenn sich trotz aller Anstrengungen nichts ändert?
- Jetzt, wo Sie wissen, dass Ihr Partner misstrauisch ist und es auch keine Sicherheit für die zukünftige Entwicklung diesbezüglich geben kann, ist er dann noch der Partner, den Sie haben möchten?
- Wenn Sie dennoch die Partnerschaft aufrechterhalten, sind Sie dann der Partner, der Sie sein wollen?
- Ist es dann die Partnerschaft, die Sie leben wollen?
- Wer kommt im Falle einer Trennung besser damit zurecht?
- Werden Sie – falls überhaupt – eher im Falle des Zusammenbleibens ohne Änderungen wieder zu trinken beginnen oder eher im Falle einer Trennung?

An beide Partner:

- Es sieht so aus, als seien Sie in einer misslichen Situation: Sie (ehemals süchtiger Partner) können keine Sicherheit garantieren, und Sie (nichtsüchtiger Partner) können nicht vertrauen und damit keinen Vertrauensvorschuss geben. Was machen Sie jetzt?
- Glauben Sie, dass Ihre Beziehung gerade deshalb noch eine Entwicklungschance hat, oder glauben Sie eher, dass die Beziehung an ein Ende gekommen ist?
- Warum sollte in Ihrer Situation Vertrauen besser sein als Misstrauen?
- Welche Vorzüge könnte ein gewisses Misstrauen haben?
- Wer reagiert wie auf zu viel Vertrauen?
- Wer reagiert wie auf zu viel Misstrauen?
- Was wäre für Sie die zu erwartende Entwicklungsaufgabe: mit Vertrauen oder mit Misstrauen umgehen zu lernen?
- Wer kann auf welche Weise für die eine oder andere Entwicklung sorgen?
- Angenommen, Misstrauen nistet sich ein, welche Vorteile könnte das haben?
- Angenommen, Vertrauen stellt sich ein, welche Nachteile könnte das haben?

Im Rahmen der Therapie kann eine erneute Beziehungsanbahnung erfolgen, wenn mögliche Enttäuschungen einkalkuliert und ausgehalten werden. Dies setzt eine gewisse Unabhängigkeit und Autonomie aller Beteiligten voraus. Auf dieser autonomen Grundlage ist dann auch ein Vertrauensvorschuss möglich. Es kann danach geprüft werden, ob damit angemessen umgegangen wird oder nicht und welche Konsequenzen dies im einen wie im anderen Fall hat. Umgekehrt kann derjenige, dem das Vertrauen entgegengebracht wird, überlegen, auf welche Weise dieser Vertrauensaufbau durch eigene Beiträge gestützt und auf welche Art er unterlaufen werden kann.

Herr Meier, der arbeitslose Hilfsarbeiter (10. Teil)

Herr Meier hatte inzwischen eine stabile Abstinenz erreicht und achtete sehr auf sein Äußeres. Bereits während der stationären Therapie hatte es erste Kontakte mit seiner Herkunftsfamilie gegeben, nachdem sie den Kontakt mit ihm aufgrund seines Trinkens fast komplett abgebrochen hatte. Der einzige Kontakt hatte über eine gewisse Zeitspanne hinweg zu seinem inzwischen verstorbenen jüngeren Bruder bestanden. Nun konnte Herr Meier mit einem Abstand von fast einem Jahr auch erzählen, dass der Bruder mit 45 Jahren an einer Leberzirrhose aufgrund seines abhängigen Trinkens verstorben war.

Dank seiner guten Entwicklung intensivierte sich nun der Kontakt zu seiner Herkunftsfamilie zusehends: Eine jüngere Schwester putzte in der Nähe seiner Wohnung vor Geschäftsbeginn in einem Obstgeschäft. Dabei begegneten sich die beiden gelegentlich und begannen, sich auszutauschen. Er lud sie zu einer Tasse Kaffee ein, und daraus ergab sich ein morgendliches geschwisterliches Frühstück. Er zog dazu kurz vorher los, kaufte ihr ein süßes Teilchen, kochte Kaffee und deckte den Tisch.

Nach einiger Zeit wurde ein Bruder arbeitslos, hatte dadurch morgens Zeit und gesellte sich zum gemeinsamen Frühstück. Nach weiteren Monaten erlitt seine Mutter plötzlich einen Schlaganfall und konnte aufgrund ihres Übergewichts nicht zu Hause gepflegt werden. Sie kam in ein Pflegeheim und wurde dort vom Vater des Klienten täglich besucht. Allerdings war nun der Vater morgens alleine. Kurzerhand beteiligte er sich auch am Familienfrühstück.

Da Herr Meier sehr sparsam war, verfügte er trotz seines Hartz-IV-Bezugs über eine geringe Menge an Erspartem. Er wurde immer wieder von Geschwistern angesprochen, ob er ihnen vorübergehend Geld leihen könne, um unvorhergesehene finanzielle Engpässe auszugleichen. Dies tat er gerne und war sicher, das Geld jeweils wieder zurückzubekommen. Eine vertrauensvolle Beziehung auf unterschiedlichen Ebenen hatte sich entwickelt.

(Fortsetzung folgt.)

12.3 Eltern sein!?

In der dritten Phase der Therapie stellt sich auch die Frage, wie es mit den familiären Beziehungen weitergehen kann, nachdem über Jahre hinweg die elterlichen Pflichten zumindest teilweise vernachlässigt wurden. Diese Erfahrungen führen sowohl bei den Elternteilen, die früher süchtig getrunken hatten, als auch bei ihren Partnern zu Schuldgefühlen und einer gewissen Ratlosigkeit bei der Frage, wie ein gegenwärtiger und zukünftiger Umgang mit der familiären Vergangenheit möglich sein kann.

Bei einem anderen Teil der Eltern kann man erstaunliche Fähigkeiten beobachten, das Erleben und die Erfahrungen der Kinder in einem durch süchtiges Trinken geprägten familiären Klima zu verharmlosen. Zum Beispiel durch Hinweise auf das gegenwärtige oder damalige junge Alter der Kinder, in dem sie nichts von den Auseinandersetzungen, Streitereien und Gewalthandlungen mitbekämen oder mitbekommen hätten.

Unabhängig davon, ob sich die Eltern schuldig fühlen oder die Folgen ihres Verhaltens nicht realisieren – sie bleiben mehr oder weniger mit der unveränderbaren Vergangenheit verbunden.

Das Ziel in der Arbeit mit Eltern, die einen großen Teil ihrer Therapie bereits hinter sich haben, sollte zum einen darin liegen, ihre Kinder in ihrem damaligen und gegenwärtigen Erleben ernst zu nehmen. Zum andern besteht das Ziel, sich der eigenen Verantwortung als Eltern zu stellen. Und zum Dritten gibt es das Ziel, einen Blick auf gegenwärtige und zukünftige Alternativen zu richten.

Natürlich ist es wünschenswert, dass im Rahmen der Therapie Gespräche zwischen den Kindern und ihren Eltern stattfinden können, bei denen es um das An- und Aussprechen der Erlebnisse der Kinder geht. Als problematisch sind hingegen Vorgehensweisen zu bewerten, bei denen die Eltern von sich selbst oder Helfer bzw. Angehörige von den Eltern irgendwelche Versprechen im Hinblick auf zukünftige Veränderungen verlangen. Versprechen, die letztlich nicht garantiert werden und im Falle eines Versagens die Enttäuschung, Scham und Schuld in der Familie ins Unermessliche steigern können.

Fallbeispiel

In einer Familie mit zwei zehn- und 14-jährigen Söhnen war der 42-jährige Vater seit Jahren abhängig vom Alkohol. Er hatte bereits zwei stationäre Entwöhnungstherapien und eine ambulante Therapie absolviert und jeweils wieder zu trinken begonnen. Zwischen der ersten und der zweiten Therapie war es zu einer ersten vorübergehenden Trennung der Partner gekommen. Aufgrund erneuten Trinkens trennte sich die Ehefrau vor der dritten Therapie abermals von ihrem Mann. Vorausgegangen war neben den langjährigen Alkoholexzessen auch eine außereheliche Beziehung des Ehemannes.

Der ältere Sohn, Peter, hatte sich seit geraumer Zeit vom Vater zurückgezogen, weil der im betrunkenen Zustand unberechenbar war und sich in abstinenten Phasen zum Mittelpunkt der Familie zu erklären versuchte. Anfangs hatte sich Peter noch auf den Vater einlassen können und hatte gehofft, dass die Behandlungen irgendwann einen sicheren Erfolg erbringen würden. Im Laufe der Zeit hatte er die Hoffnung aufgegeben und attackierte seine Mutter, weil sie dieses »Theater« immer wieder mitmachte.

Der jüngere Sohn, Tim, war noch sehr mit seinem Vater verbunden, reagierte zwar enttäuscht, wenn der nicht wie angekündigt nach Hause kam, wollte aber seinem Vater immer nah sein, sobald er anwesend war.

Während Peter den Trennungsschritt der Mutter positiv einschätzte und dennoch insgeheim auf Besserung beim Vater hoffte, war Tim enttäuscht und wartete immer am Wochenende darauf, dass der Vater ihn abholen sollte. Manchmal war der Vater zuverlässig, manchmal nicht.

Während der stationären Therapie fand ein Angehörigenseminar statt, zu dem auch die Frau eingeladen wurde. Dort fanden die Eheleute wieder zueinander und verabredeten sich zu einem Neuanfang. Der Mann zog wieder in die gemeinsame Wohnung ein und beide meldeten sich zur ambulanten Nachsorge an.

Im Rahmen dieser Sitzungen erzählten beide Partner, der Ehemann habe, wie auch nach den früheren Trennungen, verstärkt den Kontakt zu den Söhnen gesucht und v. a. dem skeptischen Peter versprochen, nun werde alles wieder gut. Er werde weiterhin abstinent bleiben, und damit werde das gemeinsame Leben wieder schön. Auch habe er deutlich gemacht, dass es ihm leidtue, was alles passiert sei. Peter habe daraufhin zunächst mit Vorwürfen reagiert, dann aber die hinter seiner Wut versteckte traurige Seite gezeigt und geweint. Er habe sich sogar vom Vater in den Arm nehmen lassen. Tim habe sich gefreut, dass der Vater endlich wieder zu Hause war und nun alles wieder gut sei.

Nachdem die Familie einige Wochen eine positive Zeit miteinander hatte und sie an den Wochenenden gemeinsame Aktionen unternommen hatten wie Zelten, Wandern, Angeln usw., nahm die Ehefrau nach etwa drei Monaten zum ersten Mal wieder eine Alkoholausdünstung bei ihrem Mann wahr. Zunächst leugnete er, getrunken zu haben, blieb dann aber über mehrere Tage verschwunden. Die Angst der Ehefrau, der Mann könnte sich suizidiert haben, bewahrheitete sich nicht. Das erneute süchtige Trinken beendete dann aber sowohl bei ihr als auch bei Peter alle Illusionen. Tim schien sehr getroffen und fragte immer wieder, wann denn Papa wieder nach Hause komme.

Die Partner sind inzwischen getrennt. Die Mutter hat nach längerer Zeit einen neuen Partner gefunden. Die Kinder leben bei ihr.

In ähnlichen Fällen wie dem beschriebenen fühlen sich die Kinder von beiden Elternteilen alleingelassen. Vom Vater durch sein nicht eingehaltenes Versprechen und von der Mutter, die es immer wieder zu den beschriebenen Szenen hatte kommen lassen.

Auch tauchen in Eltern- oder Familiengesprächen immer wieder elterliche Wünsche nach Entschuldigung des früheren Trinkens durch die Kinder auf. So nachvollziehbar der Wunsch nach Entschuldung des früheren Trinkens und der Wunsch nach einer funktionierenden Familie auch sein mag – die Last für die Entschuldung und für die nicht eingehaltenen Versprechen haben v. a. die Kinder zu tragen.

Therapeutisch kann alternativ folgendes Vorgehen angeboten und gefördert werden: Die Eltern können mit ihren Kindern darüber sprechen, was passiert ist. Sie können und sollten auch betonen, dass das Geschehene nicht richtig war. Auch ist es ratsam, dass die Eltern äußern, dass es ihnen leidtut, was passiert ist, und dass die Verantwortung bei ihnen liegt. Sie sollten aber auch mitteilen, alles dafür zu tun, um zukünftig ähnliche Vorkommnisse zu vermeiden. Wichtig ist dann aber auf jeden Fall der Hinweis, dass es keine Garantien für einen Erfolg geben kann und dass man daher auch Verständnis für eine gewisse Skepsis und Zurückhaltung der Kinder aufzubringen bereit ist.

Folgende Fragen können zusätzlich helfen, über die bisherigen und zukünftigen Entwürfe als Eltern zu reflektieren:

- Haben Sie den Eindruck, die Eltern (der Vater/die Mutter) zu sein, die Ihre Kinder zurzeit brauchen?
- Wenn ja:
  - Wie merken Sie das?
- Wenn nein:
  - Sehen Sie eine Chance, die Eltern zu werden, die Ihre Kinder brauchen?
  - Sehen Sie bereits jetzt Ansätze in diese Richtung?
  - Was könnte ein nächster Schritt sein?
- Haben Sie den Eindruck, die Eltern zu sein, die Ihre Kinder verdient haben?
- Wenn ja:
  - Wie merken Sie das?
- Wenn nein:
  - Sehen Sie eine Chance, die Eltern zu werden, die Ihre Kinder verdient haben?
  - Sehen Sie bereits jetzt Ansätze in diese Richtung?
  - Was könnte ein nächster Schritt sein?

In der Therapie mit Erwachsenen hat man es nicht selten auch mit den inzwischen erwachsenen Kindern zu tun. Manchmal sind sie selber schon Eltern. Auch hier können die oben angeführten Fragen Reflexionshilfen darstellen und positive Entwicklungen begünstigen. Dies war sowohl bei Herrn Hoffmann als auch bei Frau Müller der Fall.

Herr Hoffmann, der Manager (11. Teil)

Im Leben von Herrn Hoffmann schien sich alles in eine gute Richtung zu entwickeln. Außer bei der jüngsten Tochter. Herr Hoffmann erzählte in einem der Gespräche, dass diese Tochter,

22 Jahre alt, eine schulisch unauffällige Entwicklung genommen hatte. Zurzeit studierte sie im vierten Semester in einer ca. 350 km entfernten Stadt. Nun habe sie ihn angerufen und angekündigt, sie wolle ihr Studium abbrechen. Sie habe sich depressiv angehört, habe verwaschen gesprochen, und Herr Hoffmann sei über die Situation schockiert.

Er erzählte weiter, dass die Tochter als Jugendliche »auffälliger« denn ihre beiden Geschwister war, öfter nicht nach Hause kam und mit Alkohol und Cannabis experimentiert hatte. Diese Entwicklung habe er als Vater aber nicht so genau mitbekommen, weil er beruflich stark eingespannt war und damals bereits abhängig trank. Zu dieser Tochter habe er aber eine besonders enge Beziehung, während die beiden anderen Kinder eher zur Mutter tendierten. Warum sich diese Konstellation ergeben hatte, wusste er auch nicht. Vermutlich, weil diese Tochter die Jüngste war.

Im Folgegespräch berichtete er von einem Besuch bei der Tochter. Dort hatte er feststellen müssen, dass sie seit geraumer Zeit nicht mehr studierte, offensichtlich massiv Drogen konsumierte und die Wohnung in einem katastrophalen Zustand war. Er fand Spritzenbesteck, und die Tochter war anfangs teilweise nicht ansprechbar. Sie erzählte ihm dann, sie sei seit Jahren abhängig von Heroin und konsumiere auch Kokain. Dennoch sei es ihr möglich gewesen, über weite Strecken ein ordentliches Bild von sich aufrechtzuerhalten. Herr Hoffmann nahm sie daraufhin mit ins elterliche Haus, damit sie dort zur Ruhe kommen könne. Eine Entgiftung lehnte sie ab.

Am nächsten Tag habe sie unter dem Vorwand, eine alte Freundin zu besuchen, das Auto geliehen und sei über Nacht verschwunden. Am nächsten Tag sei sie in ähnlichem Zustand wie am Studienort wieder aufgetaucht und sei nicht ansprechbar gewesen. Die Ehefrau sei völlig außer sich gewesen, habe ihr das Versprechen abgenommen, dass sie »damit« aufhöre, und sei zwei Tage später tief enttäuscht gewesen, nachdem sie im Badezimmer eine blutige Kanüle und Reste einer schwarz verbrannten Alufolie gefunden hatte.

Für Herrn Hoffmann war dies eine weitere Konfrontation mit seiner Vergangenheit. Er fühlte sich schuldig, durch seine

Abhängigkeit die Entwicklung der Tochter negativ beeinflusst zu haben. Mehr noch: Er erinnerte sich an eigene depressive Episoden, in denen er kurz vor einem Suizid stand. Diese depressiven Phasen hätten die Kinder sicher genauso realisiert wie sein abhängiges Trinken.

Einmal sei er an einem Wochenende alleine zu Hause gewesen und habe wieder einmal eine depressive Phase erlebt. Er habe – wie immer – eine große Menge Cognac und Wein zu sich genommen, seine Waffen, die er in einem speziellen Schrank aufbewahre, ins Bett getragen. Dort habe er die Waffen um sich herumgelegt, sie alle geladen und sich erschießen wollen. Dann sei ihm die Idee gekommen, noch einen Abschiedsbrief an seine Kinder zu schreiben. Da er aber zu betrunken gewesen sei und einen Brief nicht habe formulieren können, habe er vom Suizid vorerst abgesehen.

Nun fragte er sich, ob die Tochter eine ähnliche Entwicklung nehme wie er und ob sie eine solche Entwicklung überleben werde. Es gehe nun darum, was er für die Tochter tun könne und was für sie eine passende Hilfestellung sei. Ihm wurden u. a. folgende Fragen gestellt: Konnten Sie der Vater für Ihre Tochter sein, der Sie gerne gewesen wären? Wie lange konnten Sie der Vater sein, der Sie sein wollten? Sehen sie eine Chance, heute und zukünftig der Vater zu sein, der Sie sein wollen? Glauben Sie, Sie können dann der Vater sein, den Ihre Tochter braucht?

(Fortsetzung folgt.)

Frau Müller, die Angestellte (11. Teil)

Frau Müller eröffnete nach einiger Zeit ihren Kindern, dass sie eine Bekanntschaft mit einem Mann, Klaus, eingegangen war. Sie hatte ein schlechtes Gewissen, weil die Kinder nicht nur den Verlust ihres Vaters zu verkraften hatten, sie hatten die letzten Jahre auch noch mit einer täglich betrunkenen Mutter klarkommen müssen. Dies hatte aus Frau Müllers Sicht dazu geführt, dass der Sohn nur noch vor dem PC gesessen und die Tochter sich in einem Dauerrückzug befunden hatte. Überraschenderweise freuten sich die Kinder über diese Nachricht von Klaus. Sie hatten den Eindruck, die Mutter sei wieder »aufgewacht«.

Diese Entwicklung schien auch die Kinder aus einer Art »Dornröschenschlaf« geweckt zu haben: Der inzwischen 19-jährige Sohn begann, sich auf die Schule zu konzentrieren, da er zum Ende des Schuljahres das Abitur machen wollte. Die Tochter begann, sich wieder zu verabreden, und trat in einen Sportverein ein.

Die Beziehung mit Klaus verlief wechselhaft. Sie waren zwar ineinander verliebt, und Frau Müller wollte die Beziehung auch aufrechterhalten. Gleichzeitig konnte sie nicht glauben, dass die Beziehung halten sollte und die Kinder sie tatsächlich akzeptierten. Nach wechselvollen Zeiten mit kurzen Beziehungsabbrüchen und Versöhnungen verbrachten sie gemeinsam mit den Kindern einen schönen Urlaub im Ausland.

Nach bestandenem Abitur begann der Sohn ein Studium im Ausland, wechselte nach drei Semestern das Fach und fühlte sich wohl. Er sei erwachsen geworden und für seine Schwester ein guter Gesprächspartner. Um die Entwicklung der Tochter machte sie sich wieder etwas mehr Sorgen. Die hatte ihr eröffnet, dass sie ab und zu in ihrer Clique kiffe. Im Übrigen sei die Tochter aber in guter Verfassung, sei nach wie vor offen und versuche, die Mutter ob deren Sorgen zu beruhigen.

Dennoch meldeten sich die Selbstvorwürfe erneut, weil sie sich schuldig fühlte und sich fragte, was sie als Mutter falsch gemacht hatte und was sie nun überhaupt noch tun könne. Ihr wurden folgende Fragen gestellt: Glauben Sie, Sie können die Vergangenheit verändern? Wenn nein: Was müssen Sie tun, um die Mutter zu sein, die Sie sein wollen? Wenn Sie sich so verhalten, wie Sie das für richtig halten, ist das dann ein Verhalten, das für Ihre Tochter passt und das sie sich wünscht? Wenn nicht: Orientieren Sie sich dann an den Wünschen der Tochter oder an den Vorstellungen, die Sie für richtig halten?

Frau Müller begann zunehmend, sich und ihre Ideen ernster und wichtiger zu nehmen und auf diese Weise ihrer Tochter zwar nah zu sein, ihr aber auch ihre Einstellung und Meinung zuzumuten. Sie erzählte in einer der Folgesitzungen, ihr sei völlig klar geworden, dass sie die Tochter nicht mehr erziehen könne. Auch sei die Vergangenheit nicht mehr änderbar. Sehr wohl könne sie aber gegenwärtig und zukünftig eine gute Mutter sein und darauf achten, wie sich diese Mutter im Laufe der Zeit ändert.

(Fortsetzung folgt.)

Natürlich lassen sich die Entwicklungen der Eltern in der Beziehung zu ihren Kindern nicht beliebig verändern. Das Ziel der therapeutischen Arbeit besteht dennoch darin, Eltern Hilfen anzubieten, die Eltern zu werden, die sie sein wollen. Damit wird ihnen – wenn schon nicht für die Vergangenheit, so doch für die Zukunft – eine Elternschaft mit weniger Schuldgefühlen, dafür aber mit mehr Verantwortung ermöglicht. Denn: Welche Kinder wollen schon Eltern mit Schuldgefühlen?

Bei diesem Vorgehen wird implizit ein Gedanke mitgeliefert, der auf den ersten Blick ungewöhnlich erscheinen mag: Es geht nicht darum, die Eltern zu werden, die die Kinder wollen. Es geht vielmehr darum, die Eltern zu sein, die die Eltern sein möchten, bzw. die Eltern zu sein, die die Kinder aus der Sicht der Eltern verdient haben. Dieser Gedanke fußt auf der Idee, dass Erziehung keinen planbaren Vorgang darstellt und die Entwicklung der Kinder niemals voraussagbar ist. Daher kann sich das erzieherische Verhalten auch nicht ausschließlich an den Wünschen der Kinder, an den Zielen der Eltern oder an irgendwelchen ideologisch-pädagogischen Vorstellungen orientieren. Eltern haben für ihr erzieherisches Verhalten die Verantwortung zu übernehmen, und zwar dafür, was sie für richtig oder falsch halten. Das beschriebene Vorgehen lädt Eltern dazu ein, sich über das eigene erzieherische Verhalten Rechenschaft abzulegen und sich mit den eigenen ethischen Prinzipien auseinanderzusetzen.

Folgende Fragen können dabei hilfreich sein:

- Konnten Sie die Eltern (der Vater/die Mutter) sein, die Sie gerne gewesen wären?
  - Wenn ja: Wie lange konnten Sie das sein?
  - Wenn nein: seit wann nicht mehr?
  - Wie erklären Sie sich das?
  - Was hätten Sie anderes von sich erwartet?
  - Wollten oder konnten Sie nicht anders?
- Sehen Sie eine Chance, die Eltern (der Vater/die Mutter) zu werden, die Sie sein wollen?
- Ist das, was Sie für eine geglückte Vater-/Mutterbeziehung zum Kind halten, das, was Ihr Kind sich wünscht?
- Ist das, was Ihr Kind sich wünscht, das, was Sie als nützlich ansehen?
- Lassen sich Ihre Vorstellungen von geglückter Elternschaft und die Wünsche des Kindes kombinieren?
- Wenn nein: Was machen Sie dann?

Herr Hoffmann, der Manager (12. Teil)
Herr Hoffmann nahm in der Folge eine sehr klare Position gegenüber der Tochter ein: Er bot ihr in Absprache mit seiner Frau alle Hilfe an, die sie brauche, um eine stationäre Therapie zu absolvieren. Er versprach ihr seine Unterstützung im Rahmen des Studiums und war mit einem vorübergehenden Einzug der Tochter in das elterliche Haus einverstanden. Voraussetzung für Letzteres: eine stationäre Entgiftung und das Akzeptieren, dass im elterlichen Haus der Drogenkonsum verboten sei.

Die Tochter willigte in eine Entgiftung ein, stimmte dort einer Überweisung in eine Drogenklinik zu und wohnte zum Übergang drogenfrei bei den Eltern. In der Übergangszeit ergaben sich mehrere Gespräche zwischen Tochter und Vater, wovon er in den Einzelsitzungen, teilweise sehr bewegt, erzählte.

Zwei Punkte schienen dabei wichtig gewesen zu sein: Zum einen hatte die Tochter realisiert, dass der Vater seine Alkoholabhängigkeit erfolgreich bewältigt hatte und selbst die Drogenabhängigkeit der Tochter ihn nicht hat rückfällig werden lassen. Sie konnte sehen, dass eine Therapie bezüglich Abhängigkeit erfolgreich sein kann, und gab ihm zu verstehen, dass sie ihm eine solche Entwicklung nach diesen vielen Jahren nicht zugetraut hatte.

Zum anderen konnte sie den Umgang ihres Vaters mit dem inzwischen geborenen Enkel beobachten. Sie sah einen liebevollen Vater, der in der Rolle des Großvaters aufging und dieses Kind bedingungslos liebte. Sie fragte ihn einmal unvermittelt: »Hast du mich auch so auf dem Arm getragen, wie du deinen Enkel auf dem Arm trägst?« Dies war der Startschuss zu mehreren Gesprächen, in denen die beiden über die jeweilige Bedeutung füreinander sprechen konnten.

Die Tochter absolvierte in der Folge die stationäre Behandlung. Herr Hoffmann hielt telefonisch und persönlich Kontakt und begleitete sie, so gut er konnte, und so, wie er es für richtig hielt. Inzwischen ist die Tochter seit mehr als einem Jahr entlassen, hat ihr Studium wiederaufgenommen und lebt seither drogenfrei.

(Fortsetzung folgt.)

Allerdings laufen nicht alle Prozesse mit Eltern erfolgreich. Man sollte immer auch daran denken, dass es abhängig trinkende Eltern gibt, die entweder wenig Zugang zu ihren elterlichen Gefühlen haben oder so unter ihren Schuldgefühlen leiden, dass elterliche Gefühle dissoziiert werden. In solchen Fällen ist eine Elternarbeit nur schwer möglich. Diesen Eltern kann unterstellt werden, dass sie auf eine spezifische Art wissen, in der Vergangenheit nicht die Eltern gewesen zu sein, die ihre Kinder gebraucht hätten. Ob sie das nicht anders konnten oder nicht anders wollten, bleibt manchmal unklar. Und sie wissen, dass sie es weder gegenwärtig sind noch zukünftig werden. Diese Einschätzung sich und anderen einzugestehen riskiert einen Gesichtsverlust, der durch vermehrtes Trinken oder auch durch Therapieabbrüche vermieden wird.

Meist handelt es sich dabei um Eltern, deren Trinkverhalten sich über Jahre hin kaum positiv veränderte und bei denen auch mehrere Therapieversuche bislang kaum nachhaltige Effekte erzielten. Bei diesen Klienten sollte man daran denken, dass im süchtigen Trinken die verklausulierte Selbsteinschätzung enthalten sein könnte, für ihre Kinder keine geeigneten Eltern zu sein.

Diese Thematik kann zunächst vorsichtig angesprochen werden. Falls damit ein Zugang möglich wird, lassen sich alternative Hilfen organisieren; dabei müssen etwa ambulante sozialpädagogische Familienhilfen, teilstationäre Unterstützungen wie Tagesgruppen oder auch stationäre Unterbringungen in Pflegefamilien auf freiwilliger Basis in Erwägung gezogen werden.

Falls damit kein Zugang zur verantwortlichen Seite der Eltern möglich ist, muss daran gedacht werden, den Kindern geeignete und ausreichende Schutzmöglichkeiten zur Verfügung zu stellen. Hierbei wird z. B. die Aufnahme des Kontakts mit der erweiterten Familie oder zu den Jugendämtern unvermeidlich sein.

12.4 Ein neuer Anfang?!

An diesem Punkt neigt sich die Therapie dem Ende zu. Es ist bis dahin ein langer Weg, der in der überwiegenden Zahl der Fälle zwischen 25 und 50 Sitzungen über einen Zeitraum von eineinhalb bis vier Jahren umfasst. In diesen Zeiträumen ist man als Therapeut Besucher im Leben der Klienten. Man nimmt teil am Schicksal dieser Menschen und ihrer Angehörigen. Und man lernt, diejenigen zu achten und zu respektieren, die angesichts ihrer Biografie und gegenwärtigen Lebensbedingungen den Sprung hin zu einem Neuanfang (noch) nicht wagen bzw. während dieser Bewegung innehalten und sich erneut dem Trinken zuwenden. Aus welchen Gründen auch immer.

Und man lernt, diejenigen zu schätzen und zu bewundern, die sich ihrem Schicksal stellen, es angehen, den Marsch durch gebirgiges Gebiet wagen, schwere und bewegende Momente aushalten, Rückschläge einstecken, tolerieren und dennoch weitergehen.

Vier therapeutische Verläufe sehr unterschiedlicher Menschen wurden dargestellt und der Versuch unternommen, ihnen, ihrem Leben und ihren Veränderungen gerecht zu werden.

Nun ist es an der Zeit, darzustellen, wie es mit diesen vier Klienten weiterging.

Herr Meier, der arbeitslose Hilfsarbeiter (11. und letzter Teil)

Herr Meier lebt noch immer in der gleichen Wohnung wie zu Beginn der Therapie. Bei seinem Vater wurde Blasenkrebs festgestellt, woran er nach etwa neun Monaten starb. Die Mutter hatte noch zwei Jahre im Pflegeheim verbracht, wo Herr Meier sie regelmäßig besuchte und sie mit dem Rollstuhl spazieren fuhr. Inzwischen verstarb auch sie. Die Geschwistertreffen finden immer noch statt – aber unregelmäßiger.

Er hatte innerhalb der letzten Jahre viel Pech mit seinem Knie. Es wurde inzwischen viermal operiert, dabei wurden ihm nacheinander zwei Prothesen implantiert, die sich jeweils lockerten. Bei einer Operation setzte sich ein Krankenhauskeim in der Wunde fest, und es war lange unklar, ob das Bein amputiert werden muss. Die Amputation konnte zwar vermieden werden – aber nur durch Versteifung des Beines.

So schwer auch immer diese Zeiten für ihn waren, behielt er doch eine gewisse Zuversicht: »Ein steifes Bein ist besser als gar kein Bein.« Eine kurzfristige Beziehung zu einer Frau, die er im Rahmen einer orthopädischen Rehabilitationsbehandlung kennengelernt hatte, ist inzwischen beendet. Herr Meier nimmt sich einmal im Jahr einen Termin, um über das vergangene Jahr zu resümieren. Für ihn habe ein neues Leben begonnen und er sei vorher niemals so stolz auf sich und so kompetent im Umgang mit den Dingen des Lebens gewesen. Er lebt bis heute abstinent.

Herr Hans, der Handwerksmeister (14. und letzter Teil)

Herr Hans forderte nach der Trennung von seiner Frau und dem Tod der Mutter zuerst alle Hausschlüssel von seinen Geschwistern zurück und zog damit eine klare Grenze innerhalb der Familie.

Nachdem er den Führerschein nach einem Jahr und einer medizinisch-psychologischen Untersuchung (MPU) wieder zurückbekommen hatte, eröffnete er seinen Betrieb erneut. Er achtet darauf, nur Aufträge anzunehmen, die er gerne ausführt, verlangt angemessene Preise und kann so sein Leben finanzieren, ohne unter »schlechten« Stress zu geraten.

Seine Freundin ist bei ihm eingezogen. Er fühlt sich wohl mit ihr. Die Beziehung zu seinem Vater beschreibt er als ausgeglichen. Der trinke zwar noch von Zeit zu Zeit, vertrage aber nicht mehr so viel wie früher. Er hole seinen Vater dann, meist sonntags, aus der Kneipe ab und bringe ihn nach Haus, wo er seinen Rausch ausschlafe. Überwiegend sei er aber nüchtern. In einem Gespräch habe er ihm etwas mitgeteilt, was Herr Hans nicht für möglich gehalten hatte: Der Vater vermisse seine tote Frau und sehne sich nach ihr.

Ein Jahr nach Abschluss der Therapie erfolgte ein Katamnesegespräch, in dem er berichtete, dass er inzwischen geschieden sei. Die Schulden, die er bei seiner Frau nach der Trennung gehabt hatte, habe er sukzessive zurückgezahlt. Die letzte Rate hatte er zufällig eine Woche vor diesem Katamnesegespräch beglichen. Er sei regelrecht befreit von diesen letzten Bindungen an seine frühere Frau und froh, dass es nun vorbei sei. Allerdings sei er sich nicht sicher, ob seine Frau das auch so erlebt oder nicht doch noch hoffe, er komme wieder zurück. Herr Hans lebt abstinent.

Auf die Frage, was ihm besonders hilfreich in der Therapie gewesen war, antwortete er, das sei die Geduld und Gelassenheit gewesen, mit der seine unterschiedlichen Entwicklungsphasen begleitet worden seien. Und auf die Frage, was er sich anders gewünscht hätte, meinte er: »Ab und zu eine Tasse Kaffee.«

Herr Hoffmann, der Manager (13. und letzter Teil)

Herr Hoffmann hat sich in seinem neuen Leben als Rentner gut eingerichtet. Die Ehe habe sich positiv entwickelt. Beide Partner machen oft Urlaub, gemeinsam mit einem befreundeten Paar. Pro Jahr verbringen sie einen gemeinsamen Urlaub mit den Kindern und den jeweiligen Partnern. In einem der letzten Gespräche meinte er: »Letztlich habe ich den Eindruck, die Ehefrau gefunden zu haben, mit der ich immer leben wollte.« Und dann: »Trotz oder gerade wegen unserer schwierigen Ehephasen habe ich die Frau, mit der ich auch weiterhin zusammenleben möchte. Diese Art von Liebeserklärung habe ich meiner Frau gegenüber aber noch nicht gemacht.«

Inzwischen ist ein zweites Enkelkind geboren worden. Die Rolle als Großvater genießt er sehr.

Die Tochter lebt noch immer drogenfrei, hat inzwischen ihr Studium beendet und eine Stelle in einem größeren Betrieb angetreten. Allerdings bleibe bei ihm eine gewisse Besorgnis, weil die Tochter in der Vergangenheit unter Stress ihre Leistungsfähigkeit mithilfe von Kokain gepuscht habe. Ob sie es unter dem in diesem Betrieb herrschenden Leistungsdruck ohne Drogen schaffen wird, ist für Herrn Hoffmann eine offene Frage. Er bleibe aber ihr gegenüber bei seiner liebevoll unterstützenden und dennoch klar positionierten Haltung als Vater. Mehr könne er ohnehin nicht machen. Er wünsche sich sehnlichst, dass die Tochter es ebenso schafft wie er. Sein Einfluss sei aber höchst begrenzt. Wichtig sei für ihn, dass er inzwischen der Ehemann, der Vater und der Großvater ist, der er immer sein wollte.

Ihm sei nach wie vor klar, dass er nur eine Überlebenschance durch eine abstinente Haltung hat. Mitgliedschaften in Vereinen, in denen das Trinken von Alkohol dazugehört, hat er inzwischen gekündigt. Herr Hoffmann erscheint in großen Abständen zu einzelnen Gesprächen. Er lebt abstinent.

Frau Müller, die Angestellte (12. und letzter Teil)

Frau Müller hat sich inzwischen in den Vorruhestand versetzen lassen, weil sie ihre restliche Lebenszeit nicht überwiegend mit Arbeit verbringen will. Finanziell ist das kein Problem, da die Kinder durch eine Halbwaisenrente zusätzlich abgesichert sind.

Sie verbringt die Zeit mit körperlicher Betätigung und treffe sich regelmäßig mit ihrem Freund Klaus. Beide leben bewusst nicht zusammen, da jeder seine Freiheit behalten möchte und diese Lebensform Gemeinsames und Individuelles am ehesten ermöglicht.

Der ältere Sohn befindet sich im letzten Drittel seines Studiums, die Tochter vor der Abiturprüfung. Obwohl es für die Tochter schwieriger werden wird, als es für den Bruder war, ist Frau Müller zuversichtlich, dass sie das Abitur besteht. Die weitere Planung ist noch offen. Die Tochter kiffe noch gelegentlich, und Frau Müller hat ihr mitgeteilt, dass sie das alles andere als gut findet, daran aber nichts ändern könne. Außerdem habe sie der Tochter gesagt, sie wünsche ihr einen besseren Umgang mit »ihrer« Droge, als die Mutter es früher mit ihrer Droge Alkohol geschafft hatte. Als positiv schätzt Frau Müller die Tatsache ein, dass die Tochter weiterhin zugänglich ist und sich nicht zurückzieht, wie dies nach dem Tod des Vaters und während der Trinkzeit der Mutter der Fall gewesen war.

Mit beiden Kindern sei es auch inzwischen möglich gewesen, über den Tod und v. a. die Todesart des Vaters zu sprechen, da der Suizid ein tabuisiertes Thema gewesen war. Alle hätten von der Todesart des Vaters vermutlich gewusst, niemand habe jedoch mit anderen Familienmitgliedern darüber gesprochen.

Frau Müller lebt nicht abstinent. Sie trinkt in Gesellschaft von Klaus und zum Essen etwas Wein, hat ihre Trinkmenge aber um mehr als 80 % reduziert und fühle sich wohl dabei. Über ihr ursprüngliches Ziel einer Abstinenz denke sie zwar von Zeit zu Zeit noch nach, habe sich aber davon distanziert, weil sie den Eindruck habe, auch so gut mit dem Alkohol und mit sich umzugehen.

Etwa ein Jahr nach Abschluss der Therapie nahm sie erneut Kontakt auf, da sie den Eindruck hatte, wieder mehr zu trinken, als sie sich vorgenommen hatte. Dieses vermehrte Trinken spurte sich ein, nachdem die Tochter das Abitur geschafft hatte, der Auszug zum Studienort bevorstand und Frau Müller mit der Frage konfrontiert war, was sie nun mit der zusätzlichen Zeit anfangen solle. Inzwischen hat sie die Trinkmenge wieder reduziert und legt von Zeit zu Zeit selbst auferlegte abstinente Phasen ein.

So unterschiedlich die Ausgangsbedingungen der vier Klienten auch waren, so interessant sind die individuellen Entwicklungen. Manche Impulse dazu gingen sicher von den therapeutischen Begegnungen aus. Manche kamen seitens der Familie oder des erweiterten sozialen Systems. Manche ergaben sich zufällig. Und manche bleiben unerklärlich und rätselhaft.

Eines ist allerdings auffällig: Die Therapieziele haben sich z. T. erheblich verändert. Während Herr Meier anfangs trotz seiner erheblichen Entzugserscheinungen keinerlei Notwendigkeit zur Veränderung sah und ein Therapieziel daher auch nicht definiert werden konnte, war für Herrn Hans klar, dass er keinesfalls abstinent werden wollte. Frau Müller hingegen wollte unbedingt abstinent werden und sah keine andere Chance für sich.

Letztlich leben aber Herr Meier und Herr Hans abstinent, und Frau Müller erlaubt sich geringe Mengen Alkohol in Gesellschaft ihres Freundes. Herr Hoffmann ist der Einzige, der von Anfang an ein klares Ziel hatte, die Abstinenz, und es praktiziert. Diese Erfahrungen stellen ein klares Plädoyer für eine individuelle, therapiebegleitende Zielgestaltung dar.

13 Schluss

Trotz der langjährigen Auseinandersetzung mit dem Thema der Alkoholabhängigkeit und der nun vorliegenden Ergebnisse muss ich anmahnen, solche Ansätze wie die hier vorgestellten nur als vorläufig und damit als weiter ausbaubar anzusehen.

Gerade wenn man zu glauben beginnt, einiges von der Dynamik der Alkoholabhängigkeit verstanden zu haben, ist eine kritische Distanz den eigenen Konzepten und Erfindungen gegenüber wünschenswert.

Allzu leicht läuft man nämlich Gefahr, den eigenen Sichtweisen einen Wahrheitscharakter zu unterstellen. Das Risiko, zu einem Fundamentalisten zu mutieren, ist dann nicht fern.

Philip Roth, der in diesem Buch mehrfach zitierte Autor, hat nicht nur auf grandiose Art süchtige Dynamiken beschrieben. Er hat sich auch in einer kurzen Passage seines Romans *Der menschliche Makel* (2002) mit dem Thema des Wissens und der Gewissheit auseinandergesetzt. Ihm gebührt das letzte Wort (S. 235):

> »Mit ›Jeder weiß‹ ruft man das Klischee an und beginnt mit der Banalisierung der Erfahrung, und das eigentlich Unerträgliche sind die Feierlichkeit und das Gefühl der Autorität, mit der die Leute das Klischee aussprechen. Wir wissen nur, dass auf individuelle Weise niemand irgendetwas weiß. Man kann gar nichts wissen. Die Dinge, von denen man weiß, dass man sie nicht weiß. Absicht? Motiv? Folge? Bedeutung? Was wir nicht wissen, ist erstaunlich. Noch erstaunlicher ist, was wir als Wissen betrachten.«

Literatur

Ameisen, O. (2009): Das Ende meiner Sucht. München (Kunstmann).

Arend, H. (1994): Alkoholismus – Ambulante Therapie und Rückfallprophylaxe. Weinheim (Beltz).

Ausländer, R. (1992): Gelassen atmet der Tag. Frankfurt a. M. (Fischer).

Bateson, G. (1971): Die Kybernetik des »Selbst«: Eine Theorie des Alkoholismus. In: G. Bateson: Ökologie des Geistes (1983). Frankfurt a. M.: 400–435.

Beck, U. (1986): Risikogesellschaft. Auf dem Weg in eine andere Moderne. Frankfurt a. M. (Suhrkamp).

Berg, I. K. u. S. D. Miller (1993): Kurzzeittherapie bei Alkoholproblemen. Ein lösungsorientierter Ansatz. Heidelberg (Carl-Auer), 7. Aufl. 2009.

Bilitza, K. W. (2008a): Psychodynamik der Sucht. Göttingen (Vandenhoeck & Rupprecht).

Bilitza, K. W. (2008b): Psychotherapie der Sucht. Göttingen (Vandenhoeck & Rupprecht).

Bischoff, G. u. H.-J. Rumpf (2011): Selbstheilung bei Suchterkrankungen – Der vorherrschende Weg. Was können Behandler aus den entsprechenden Studien lernen? Verfügbar unter: http://webcache.googleusercontent.com/search?q=cache:CU1g0X48bPMJ:www.konturen.de/NEU_pages/archiv/2011/0411/0411_leseprobe.php+Bischoff,+G.+u.+H.-J.+Rumpf+(2011):+Selbstheilung+bei+Suchterkrankungen&cd=1&hl=de&ct=clnk&gl=de [16.9.2013].

Bohne, M. (2008): Einführung in die Praxis der Energetischen Psychotherapie. Heidelberg (Carl-Auer), 2., überarb. Aufl. 2010.

Bohne, M. (2010): Klopfen mit PEP. Prozessorientierte Energetische Psychologie in Therapie und Coaching. Heidelberg (Carl-Auer).

Böning, J. (2007): Wie lernt das menschliche Gehirn seine Sucht? In: Schriftenreihe Gesamtverband für Suchtkrankenhilfe: 50 Jahre GVS, S. 42–68. Verfügbar unter: http://www.sucht.org/fileadmin/user_upload/Service/Publikationen/Dokumentation/Doku_Symposium_07.pdf [16.9.2013].

Brentrup, M. (1990): Alkohol- und Medikamentenabhängigkeit aus systemischer Sicht. *Familiendynamik* 15 (4): 346–361.

Cecchin, G., G. Lane u. W. Ray (1993): Respektlosigkeit. Eine Überlebensstrategie für Therapeuten. Heidelberg (Carl-Auer), 5. Aufl. 2010 [ab der 3. Aufl.: Respektlosigkeit. Provokative Strategien für Therapeuten.].

Ciompi, L. (1999): Die emotionalen Grundlagen des Denkens. Göttingen (Vandenhoeck & Ruprecht).

Conen, M.-L. (2002): Wo keine Hoffnung ist, muss man sie erfinden. Aufsuchende Familientherapie. Heidelberg (Carl-Auer), 5. Aufl. 2011.

Damasio, A. R. (1997): Descartes' Irrtum. München (DTV).
DHS – Deutsche Hauptstelle für Suchtfragen e. V. (2011): Jahrbuch Sucht 2011. Lengerich (Pabst Sciene).
Dilling, H., W. Mombour u. M. H. Schmidt (Hrsg.) (2000): Internationale Klassifikation psychischer Störungen – ICD-10, Kapitel V (F). Bern/Göttingen/Toronto/Seattle (Huber).
Drexler, D. (in Vorb.): Ressourcenorientierung in Gesundheitsförderung und Stressmanagement – Zu Chancen und Risiken eines Begriffs.
Eliade, M. (1975): Schamanismus und archaische Ekstasetechnik. Frankfurt a. M. (Suhrkamp).
Eliade, M. (1990): Das Heilige und das Profane. Frankfurt a. M. (Suhrkamp).
Engelmann, B. (2010): Reiseziel Glück. Machen Sie sich auf den Weg! Heidelberg (Carl-Auer).
Engelmann (2010): Reiseziel Glück. Machen Sie sich auf den Weg! Heidelberg (Carl-Auer).
Epoch times (2010): Reize für das Gehirn – Hoffnung für Suchtpatienten. Verfügbar unter: http://www.epochtimes.de/Hoffnung-fuer-Suchtpatienten-a591596.html (25.6.2010).
Foerster, H. von u. M. Bröcker (2002): Teil der Welt. Fraktale einer Ethik – ein Drama in drei Akten. Heidelberg (Carl-Auer), 2., korr. Aufl. 2007 [ab der 2. Aufl.: Teil der Welt. Fraktale einer Ethik – oder Heinz von Foersters Tanz mit der Welt.].
Fritzsche, K. u. W. Hartmann (2010): Einführung in die Ego-State-Therapie. Heidelberg (Carl-Auer).
Furman, B. (1999): Es ist nie zu spät, eine glückliche Kindheit zu haben. Dortmund (Borgmann).
Furman, B. (2005): Ich schaffs. Spielerisch und praktisch Lösungen mit Kindern finden – Das 15-Schritte-Programm für Eltern, Erzieher und Therapeuten. Heidelberg (Carl-Auer), 5., unveränd. Aufl. 2013.
Gennep, A. van (1986): Übergangsriten. Frankfurt a. M./New York (Campus).
Gerberding, E. (2002): Moskau. Köln (Dumont).
Grossmann, K. u. K. Grossmann (1995): Frühkindliche Bindung und Entwicklung individueller Psychodynamik über den Lebenslauf. *Familiendynamik* 2 (20): 171–192.
Grossmann, K. u. K. Grossmann (Hrsg.) (2011): Bindung und menschliche Entwicklung. John Bowlby, Mary Ainsworth und die Grundlagen der Bindungstheorie. Stuttgart (Klett-Cotta).
Gürtler, L., U. Studer u. G. Scholz (2010): Tiefensystemik. Münster (Monsenstein und Vannerdat).
Herwig-Lempp, J. (1994): Von der Sucht zur Selbstbestimmung. Dortmund (Borgmann).
Hirschhausen von, E. (2009): Glück kommt selten allein. Reinbek bei Hamburg (Rowohlt).

Hüther, G. (2001): Gebrauchsanleitung für ein menschliches Gehirn. Göttingen (Vandenhoeck & Rupprecht).

Hustvedt, S. (2003): Was ich liebte. Reinbek bei Hamburg (Rowohlt).

Isebaert, L. (1999): Suchttherapie nach dem Brügger Modell. In: H. Döring-Meijer (Hrsg.): Ressourcenorientierung – Lösungsorientierung. Göttingen (Vandenhoeck & Rupprecht), S. 140–150.

Isebaert, L. (2004): Kurzzeittherapie – Ein praktisches Handbuch. Stuttgart (Thieme).

Kannicht, A. (2012): Der Problem-Lösungs-Zirkel. In: J. V. Wirth u. H. Kleve (Hrsg.): Lexikon des systemischen Arbeitens. Grundbegriffe der systemischen Praxis, Methodik und Theorie. Heidelberg (Carl-Auer), S. 315–317.

Kierkegaard, S. (2005): Der Begriff der Angst. München (DTV).

Klein, M. (2002): Die besondere Gefährdung für Kinder aus Suchtfamilien – Präventive Ansätze. In: Gesamtverband für Suchtkrankenhilfe im Diakonischen Werk der EKD (Hrsg.). Handbuch für die Suchtkrankenhilfe. Wuppertal: Blaukreuz. Kapitel 7.2.5, S. 1 – 6. Verfügbar unter: http://80.92.48.160/addiction.de/index.php?id=11 [16.9.2013].

Klein, M. u. M. Zobel (1997): Kinder aus alkoholbelasteten Familien. Kindheit und Entwicklung. *Zeitschrift für Klinische Kinderpsychologie* 6 (3): 133–140.

Klein, R. (2002a): Berauschte Sehnsucht. Zur ambulanten systemischen Therapie süchtigen Trinkens. Heidelberg (Carl-Auer), 3. Aufl. 2009.

Klein, R. (2002b): ... Trinken hält Leib und Seele zusammen. Zur ambulanten systemischen Therapie süchtigen Trinkens. *Familiendynamik* 27 (3): 259–296.

Klein, R. (2005a): Vom Finden des Suchens. In: H. Schindler u. A. von Schlippe (Hrsg.): Anwendungsfelder systemischer Praxis. Dortmund (Borgmann), S. 71–90.

Klein R. (2005b): Entwicklungen in der suchttherapeutischen Publikationslandschaft seit 1980. *Familiendynamik* 30 (3): 294–315.

Klein, R. (2007a): Von (ohn)mächtigen Helfern und berauschten Sehnsüchten – Gedanken zum systemischen Verständnis süchtigen Trinkens. In: M.-L. Conen u. G. Cecchin (Hrsg.): Wie kann ich Ihnen helfen, mich wieder loszuwerden? Therapie und Beratung mit unmotivierten Klienten und in Zwangskontexten. Heidelberg (Carl-Auer), 3. Aufl. 2011, S. 252–273.

Klein, R. (2007b): Familie und Sucht – eine systemische Betrachtung. Verfügbar unter:: http://www.praevention.at/upload/documentbox/vortrag-klein.pdf [16.9.2013].

Klein, R. (2009): Überlegungen zur systemischen Therapie süchtigen Trinkens: Zwei Musterbeschreibungen. *Systhema* 23 (2): 135–150.

Klein, R. (2010): Überlegungen zum Verhältnis von suizidalen Handlungen und süchtigem Trinken aus systemischer Sicht. *Systhema* 24 (1): 25–42.

Klein, R. (2011): Bericht von einer Geburt. *Familiendynamik* 36 (2): 158–162.

Klein, R. (2012a): Abhängigkeit. In: J. V. Wirth u. H. Kleve (Hrsg.): Lexikon des systemischen Arbeitens. Grundbegriffe der systemischen Praxis, Methodik und Theorie. Heidelberg (Carl-Auer), S. 14–16.

Klein, R. (2012b): Wandel und Wandlungen – Zur Veränderung der Alkoholabhängigkeit, ihren Herausforderungen, Chancen und Risiken. In: H. Molter, R. Schindler u. A. von Schlippe (Hrsg.): Vom Gegenwind zum Aufwind. Göttingen (Vandenhoeck & Ruprecht), S. 256–273.

Klein, R. (2012c): Prinzipien und Merkmale einer systemischen Suchttherapie. *Psychotherapie im Dialog* 13 (4): 14–18.

Klein, R. u. A. Kannicht (2007): Einführung in die Praxis der systemischen Therapie und Beratung. Heidelberg (Carl-Auer), 3. Aufl. 2011.

Klingemann, H. et. al. (2001): Promoting Self-Change from Problem Substance Use. Verfügbar unter: http://link.springer.com/book/10.1007/978-94-010-0922-5/page/1 [16.9.2013].

König, R. (1982): Über einige ethno-soziologische Aspekte des Drogenkonsums in der Alten und der Neuen Welt. In: G. Völger u. K. von Welck (Hrsg.): Rausch und Realität. Reinbek bei Hamburg (Rowohlt), S. 26–36.

Körkel, J. (2007): Damit Alkohol nicht zur Sucht wird. Stuttgart (Trias).

Körkel, J. u. G. Lauer (1988): Der Rückfall des Suchtkranken. Berlin/Heidelberg/NewYork/London/Paris/Tokyo (Springer).

Kraus, W. (1996): Das erzählte Selbst. Pfaffenweiler (Centaurus).

Kriz, J. (1999): Systemtheorie für Psychotherapeuten, Psychologen und Mediziner. München (UTB).

Landau, J. (2011): ARISE-Intervention. *Familiendynamik* 36 (2): 132–141.

Legnaro, A. (1982): Alkoholkonsum und Verhaltenskontrolle – Bedeutungswandel zwischen Mittelalter und Neuzeit in Europa. In: G. Völger u. K. von Welck (Hrsg.): Rausch und Realität. Reinbek bei Hamburg (Rowohlt), S. 153–177.

Levine, H. G. (1982): Die Entdeckung der Sucht – Wandel der Vorstellungen über Trunkenheit in Nordamerika. In: G. Völger u. K. von Welck (Hrsg.): Rausch und Realität. Reinbek bei Hamburg (Rowohlt), S. 212–224.

Lindenmeyer, J. (2012a): Prinzipien und Merkmale einer verhaltenstherapeutischen Suchttherapie. *Psychotherapie im Dialog* 13 (4): 9–13.

Lindenmeyer, J. (2012b): Lieber schlau als blau. Eine Möglichkeit zur Motivierung von Alkoholabhängigen durch dosierte Information. *Psychotherapie im Dialog* 13 (4): 57–60.

Luckmann, T. (1972): Zwänge und Freiheiten im Wandel der Gesellschaftsstruktur. In: H.-G. Gadamer u. P. Vogler (Hrsg.): Neue Anthropologie. Bd. 3: Sozialanthropologie. Stuttgart (Thieme), S. 168–198.

Ludewig, K. (2005): Einführung in die theoretischen Grundlagen der systemischen Therapie. Heidelberg (Carl-Auer), 2., aktual. Aufl. 2009.

Ludewig, R. u. R. Wullschleger (2012): Wachstum nach Trauma? In: H. Molter, R. Schindler u. A. von Schlippe (Hrsg.): Vom Gegenwind zum Aufwind. Göttingen (Vandenhoeck & Ruprecht), S. 239–255.
Luhmann, N. (1991): Soziale Systeme. Frankfurt a. M. (Suhrkamp).
Luhmann, N. (2000): Vertrauen. Stuttgart (Lucius & Lucius).
Lütkehaus, L. (2009): Von der schweren Geburt der Geburtsphilosophie. *Familiendynamik* 2 (34): 124–135.
Maturana, H. (1985): Erkennen: Die Organisation und Verkörperung von Wirklichkeit. Braunschweig (Vieweg).
Maturana, H. u. F. Varela (1987): Der Baum der Erkenntnis. Bern (Scherz).
Miller, R. u. S. Rollnick (1999): Motivierende Gesprächsführung. Freiburg im Br. (Lambertus).
Prochaska, J. O. a. C. DiClemente (1984): The transtheoretical approach: Crossing traditional boundaries of therapy. Homewood, IL (Dow Jones-Irwin).
Retzer, A. (1994): Familie und Psychose. Stuttgart/Jena/New York (G. Fischer).
Retzer, A. (2002): Passagen. Stuttgart (Klett-Cotta).
Retzer, A. (2004): Systemische Paartherapie. Stuttgart (Klett-Cotta).
Retzer, A. (2009): Lob der Vernunftehe. Frankfurt a. M. (S. Fischer).
Retzer, A. (2012): Miese Stimmung. Frankfurt a. M. (S. Fischer).
Revenstorf, D. u. H. Metsch (1986): Lerntheoretische Grundlage der Sucht. In: W. Feuerlein (Hrsg.): Theorie der Sucht. Berlin/Heidelberg/NewYork/Tokyo (Springer), S. 121–151.
Roth, P. (1998a): Sabbaths Theater. Reinbek bei Hamburg (Rowohlt).
Roth, P. (1998b): Amerikanisches Idyll. München (Carl Hanser).
Roth, P. (2002): Der menschliche Makel. Reinbek bei Hamburg (Rowohlt).
Sadowski, P. (2007): Der mündige Trinker. Tübingen (DGTV).
Safranski, R. (2009): Ein Meister aus Deutschland. Frankfurt a. M. (S. Fischer).
Sartre, J.-P. (1962): Das Sein und das Nichts. Reinbek bei Hamburg (Rowohlt).
Schäfer, I. u. M. Krausz (2006): Trauma und Sucht. Stuttgart (Klett-Cotta).
Schmidt, G. (1987): Beziehungsmuster und Glaubenssysteme bei Kindern von Suchtpatienten – Eine systemische Betrachtung. In: J. Brakhoff (Hrsg.): Kinder von Suchtkranken. Freiburg im Br. (Lambertus), S. 25–52.
Schmidt, G. (1992): Sucht-»Krankheit« und/oder Such(t)-Kompetenzen – Lösungsorientierte systemische Therapiekonzepte für eine gleichrangig-partnerschaftliche Umgestaltung von »Sucht« in Beziehungs- und Lebensressourcen. In: K. Richelshagen (Hrsg.): Süchte und Systeme. Freiburg im Br. (Lambertus), S. 27–71.
Schmidt, G. (2000): »Wahrgebungen« aus der »inneren« und »äußeren Welt« des Therapeuten und ihre Nutzung für zieldienliche therapeutische Kooperation. *Familiendynamik* 25 (2): 177–205.

Schmidt, G. (2004): Liebesaffären zwischen Problem und Lösung. Hypnosystemisches Arbeiten in schwierigen Kontexten. Heidelberg (Carl-Auer), 5., unveränd. Aufl. 2013.

Schwertl, W. (1998): Systemische Reflexionen zur Sucht. Das Frankfurter Modell der Suchttherapie. In: Frankfurter Lehrtherapeutenteam (Hrsg.): Sucht in systemischer Perspektive. Göttingen (Vandenhoek & Ruprecht), S. 14–42.

Sebestyén, G. (1996): In: V. Klink u. S. Opitz (Hrsg.): Cotta's kulinarischer Almanach 1997/1998. Stuttgart (Klett-Cotta).

Shah, I. (1995): Das Geheimnis der Derwische. Freiburg/Basel/Wien (Herder).

Simon, F. B. u. G. Weber (1987): It's more fun to compete. *Familiendynamik* 12 (2): 176–181. Auch in: F. B. Simon u. G. Weber (2012): Vom Navigieren beim Driften. »Post aus der Werkstatt« der systemischen Therapie. Heidelberg (Carl-Auer), 4. Aufl., S. 80–90.

Sloterdijk, P. (1993): Weltfremdheit. Frankfurt a. M. (Suhrkamp).

Steinglass, P. (1983): Ein lebensgeschichtliches Modell der Alkoholismusfamilie. *Familiendynamik* 8 (1): 69–91.

Steinglass, P. (1992): Familientherapie mit Alkoholabhängigen: Ein Überblick. In: E. Kaufman u. P. Kaufmann (Hrsg.): Familientherapie bei Alkohol- und Drogenabhängigkeit. Freiburg im Br. (Lambertus), S. 165–199.

Stierlin, H. (1997): Haltsuche in Haltlosigkeit. Frankfurt a. M. (Suhrkamp).

Turner, V. (1989): Das Ritual. Frankfurt a. M./New York (Campus).

Villiez, T. von (1986): Sucht und Familie. Berlin/Heidelberg/New York/Tokyo (Springer).

Voges, J. (2012): Tiefe Hirnstimulation. Verfügbar unter: http://neuro2.med.uni-magdeburg.de/neurologie/de/klinik/tiefenhirnstimulation.php [16.9.2013].

Vogl, J. (2007): Über das Zaudern. Zürich/Berlin (Diaphanes).

Walser, M. (2006): Angstblüte. [Hörbuch.] Hamburg (Hoffmann und Campe).

Wanke, K. (1986): Definition und Nomenklatur. In: W. Feuerlein (Hrsg.): Theorie der Sucht. Berlin/Heidelberg/New York/Tokyo (Springer), S. 180–192.

Watkins, J. G. u. H. H. Watkins (2003): Ego-States – Theorie und Therapie. Ein Handbuch. Heidelberg (Carl-Auer), 3., unveränd. Aufl. 2012.

Welsch, W. (1992): Topoi der Postmoderne. In: H. R. Fischer, A. Retzer u. J. Schweitzer (Hrsg.): Das Ende der großen Entwürfe. Frankfurt a. M. (Suhrkamp), S. 35–55.

Welzer, H. (2012): Die Revolution des »Wir«. Über die Sozialität der menschlichen Lebens- und Überlebensform. In: G. Hüther u. C. Spannbauer (Hrsg.): Connectedness. Warum wir ein neues Weltbild brauchen. Bern (Huber), 61–80.

White, M. (2010): Landkarten der narrativen Therapie. Heidelberg (Carl-Auer).

White, M. u. D. Epston (1990): Die Zähmung der Monster. Der narrative Ansatz in der Familientherapie. Heidelberg (Carl-Auer), 7. Aufl. 2013.

Über den Autor

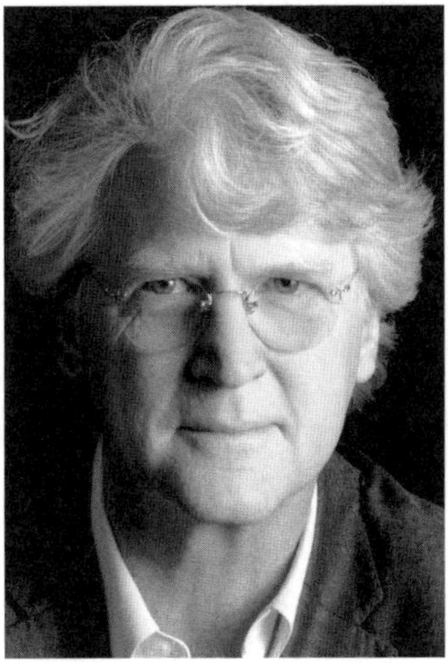

Rudolf Klein, Dr. phil., Studium der Sozialpädagogik; Tätigkeit als Gruppentherapeut in einer Klinik für Alkohol- und Medikamentenabhängige; Mitarbeiter einer ambulanten psychosozialen Beratungs- und Behandlungsstelle mit dem Schwerpunkt Sucht; Approbation als Kinder- und Jugendlichenpsychotherapeut; seit 2004 in freier Praxis tätig; Lehrtherapeut und Lehrender Supervisor der Saarländischen Gesellschaft für Systemische Therapie (SGST) und der Systemischen Gesellschaft (SG); Lehrtherapeut des Wieslocher Instituts für systemische Lösungen (wisl); Gastdozenturen in Luxemburg, Österreich, Polen, Russland, Schweiz, Ukraine.

Kontakt: rudolfm.klein@t-online.de